中毒事件处置

主　编　孙承业

副主编　黄汉林　郝凤桐

编　者
（以姓氏笔画为序）

马沛滨	中国疾病预防控制中心职业卫生与中毒控制所	张劲松	江苏省人民医院
王海石	山东省立医院	陈　良	上海市疾病预防控制中心
计　融	国家食品安全风险评估中心	金　焱	重庆市中毒控制中心
闫慧芳	中国疾病预防控制中心职业卫生与中毒控制所	周　静	中国疾病预防控制中心职业卫生与中毒控制所
孙承业	中国疾病预防控制中心职业卫生与中毒控制所	郝凤桐	首都医科大学附属北京朝阳医院
李晓军	黑龙江省第二医院	贾晓东	上海市疾病预防控制中心
何跃忠	军事医学科学院科技部	黄汉林	广东省职业病防治院
宋　维	海南省人民医院	谢剑炜	军事医学科学院毒物药物研究所

学术秘书

张宏顺　袁　媛（中国疾病预防控制中心职业卫生与中毒控制所）

人民卫生出版社

图书在版编目（CIP）数据

中毒事件处置 / 孙承业主编. —北京：人民卫生出版社，
2013

突发事件卫生应急培训教材

ISBN 978-7-117-17549-4

Ⅰ. ①中… Ⅱ. ①孙… Ⅲ. ①中毒－急救－职业培训－
教材 Ⅳ. ①R595.059.7

中国版本图书馆 CIP 数据核字（2013）第 125570 号

人卫社官网	www.pmph.com	出版物查询，在线购书
人卫医学网	www.ipmph.com	医学考试辅导，医学数据库服务，医学教育资源，大众健康资讯

突发事件卫生应急培训教材
——中毒事件处置

主　　编：孙承业
出版发行：人民卫生出版社（中继线 010-59780011）
地　　址：北京市朝阳区潘家园南里 19 号
邮　　编：100021
E - mail：pmph @ pmph.com
购书热线：010-59787592　010-59787584　010-65264830
印　　刷：北京铭成印刷有限公司
经　　销：新华书店
开　　本：787×1092　1/16　印张：11
字　　数：268 千字
版　　次：2013 年 9 月第 1 版　2017 年 8 月第 1 版第 6 次印刷
标准书号：ISBN 978-7-117-17549-4/R·17550
定　　价：38.00 元

打击盗版举报电话：010-59787491　E-mail：WQ @ pmph.com
（凡属印装质量问题请与本社市场营销中心联系退换）

序

近年来，自然灾害、事故灾难、突发公共卫生事件和社会安全事件频繁发生，已成为世界各国关注的焦点。突发公共事件具有突发性强、破坏性大、波及范围广的特点，直接影响经济社会协调发展和广大人民群众身体健康与生命安全。卫生应急作为突发公共事件应对的重要内容，一直以来受到党中央、国务院的高度重视和社会各界的高度关切。自 2003 年 SARS 疫情之后，我国加快了卫生应急体系建设，并取得了显著成效。特别是在汶川地震、玉树地震，以及甲型 H1N1 流感、人感染 H7N9 禽流感疫情等突发公共事件的应对中，充分显示出我国卫生应急能力的长足进步。

做好突发事件卫生应急工作，要求我们必须培养造就一支高素质的人才队伍。为推进全国卫生应急培训工作规范化和标准化建设，根据《医药卫生中长期人才发展规划（2011-2020年）》、《2012-2015 年全国卫生应急培训规划》、《全国卫生应急工作培训大纲（2011-2015 年）》要求，我办组织卫生应急各个领域的百余名专家，结合卫生应急工作特点和近年来突发事件卫生应急应对实践，历时一年多，编制了这套突发事件卫生应急培训系列教材。全套教材由传染病突发事件处置、紧急医学救援、中毒事件处置、核和辐射突发事件处置、卫生应急物资保障、卫生应急风险沟通等 6 个分册组成，立足卫生应急岗位需要，突出实用性，凸显科学性，提高可操作性，对各级各类卫生应急人员培训具有很强的指导作用。

希望各级卫生行政部门和各类医疗卫生机构利用好这套教材，加大投入，完善制度，强化考核，大力开展卫生应急管理和专业技术人员的培训工作，全面提高突发事件卫生应急处置能力。

各位参与教材编写的专家在本职工作比较繁忙的情况下，查阅和收集大量资料，按时、保质、保量地完成了编写工作，付出了很多心血和智慧，同时，教材编写也得到了中美新发和再发传染病合作项目（EID）的大力支持，在此一并表示衷心感谢。

由于内容多、涉及面广，此系列教材难免出现一些错误和疏漏，请给予批评指正。

国家卫生计生委卫生应急办公室

2013 年 8 月 19 日

前　言

　　突发中毒事件是最常见的突发公共卫生事件类别之一，其发生与其他类别公共事件关系密切。全国突发公共卫生事件网络直报数据表明，中毒事件发生频繁且危害大，中毒事件数约占突发公共卫生事件总数 25% 以上，中毒事件病例数约占突发公共卫生事件病例总数 15%，但中毒事件死亡病例数占突发公共卫生事件死亡病例总数 60% 以上。

　　因此，加强中毒卫生应急工作成为应对突发公共卫生事件的重中之重。而目前中毒卫生应急专业队伍和人员的专业素养尚不能满足处理复杂中毒事件的需要，依据《医药卫生中长期人才发展规划（2011—2020 年）》，编制适合中毒卫生应急专业队伍和各类中毒应急相关医疗卫生机构的专业人员培训教材迫在眉睫。

　　国家卫生计生委卫生应急办公室组织应急专家咨询委员会中毒处置组专家，并邀请部分相关专业专家，按照《中毒事件卫生应急培训大纲》要求，以规范中毒事件卫生应急工作，指导全国卫生系统中毒处置相关培训全面开展为目的，培训重点强化专业理论、方法与技能，编写了突发事件卫生应急培训教材丛书中的《中毒事件处置》。

　　本教材的完成，得益于参编专家热忱的工作精神及严谨的工作态度，同时，国家卫生计生委卫生应急办公室李正懋处长，中国疾病预防控制中心环境与健康相关产品安全所白雪涛研究员，中国疾病预防控制中心职业卫生与中毒控制所张寿林研究员，上海市疾病预防控制中心汪国权主任技师、徐景副主任技师，上海市肺科医院孙道远主任医师，浙江省疾病预防控制中心邹华，海南省人民医院欧阳艳红对书稿都提出了宝贵建议和意见，在此对这些专家的辛勤劳动深表敬意和感谢！同时，由于时间仓促，难免有疏漏不当之处，恳请广大读者提出宝贵意见和建议，使本教材得以不断完善。

编　者

2013 年 8 月

目　录

第一章　突发中毒事件卫生应急概述与相关基础理论

第二章　中毒事件卫生应急的基本方法与技能

第三章　中毒事件卫生应急处理技能

第一章 >>

突发中毒事件卫生应急概述与相关基础理论

第一节 突发中毒事件概述

一、突发公共事件与卫生应急形势及问题

自世纪之交开始，人类面临着空前的挑战。1995 年东京地铁沙林恐怖事件，2001 年美国"9•11"恐怖事件及接踵而至的肺炭疽，2003 年上半年席卷全球的 SARS 疫情，2004 年 12 月印度洋海啸，2008 年 5 月汶川地震，2011 年 3 月日本海啸引发的核电站泄漏。频现的传统、非传统灾难不期而至，造成了大量人员伤亡，给人类生存带来了巨大的威胁。人类不能仅祈求灾难不再出现，在匆忙应对的同时应该思考如何在这类生命危险因素出现时生存下去。中毒事件作为突发公共卫生事件的一部分，具有突发公共卫生事件的特征，但更多的情景是中毒事件是各类突发事件的组成部分，是这些事件最主要衍生出的对公众健康危害的场景。在部分突发事件发生、发展过程中，各方关注和主要需要应对的是毒物危害的处置，一般把此类事件称为单纯中毒事件。

突发事件具有以下特征：

（一）发生的突然性

发生突然，多数情况下都是不能预测的意外事件。如突发中毒事件，虽然对风险级别的认识有所判定，但对发生的地点、时间、规模及表现形式上难以预测。因此，突发事件发生时，公众、政府往往无思想和行动上的准备，很多反应是下意识的，故常常出现不恰当的处置行为，造成事件危害扩大，或衍生出其他公共事件。这个特征也决定建立突发事件应对组织体系和专业队伍的重要性。

（二）公共影响属性

这类事件具有公共属性。与普通社会事件、家庭事变相比，能够对更大范围的社会公众带来威胁或伤害。如东京地铁沙林中毒事件，受到危害的是地铁的乘客，这起事件造成了12 人死亡，5500 人中毒。从地铁到医院未洗消的接触沙林者还造成了数十位医师的中毒。

（三）表现复杂多样

突发事件有一因多果、一果多因的特点，故在事件原因判定、事故后果预测上难度大。而且随着事件的进展，事件的主因、环境及人群机体相互作用，会表现出不一样的特点，这些特点也体现了事件危害的改变。故处理突发事件难度大。如持续近 40 年的云南猝死虽具有

1

发病地域明确、发病时间集中等特点，但其暴露复杂性及表现多样，至今仍未能明确病因。

（四）后果的严重性

各类突发事件能够造成严重的损失，主要表现为公众健康影响、环境破坏、经济损失和社会安定。每起事件造成的影响往往偏重某一个侧面，如毒物泄漏除带来严重的环境污染外，人群健康影响往往是最为突出的后果。为减少中毒造成的危害，各国都对剧毒和高毒化学物进行严格管理，以减少严重中毒事件的发生。

（五）相互转化及共存

不同类别的突发事件在一定条件下能够相互转化。如安全生产事故如不能及时控制，污染物就会泄漏到大气、水体和土壤中造成环境污染事故，人群暴露于污染的环境会出现健康损害，就成为了公共卫生事件，以上事件如不能有效处理，会变成公共安全事件，在更大范围引起社会动荡。另一方面，一个事件中也有多个侧面，如可以从社会安全、人群健康、环境影响等多个角度看待一个事件。同一类角度也会有多种表现，如中毒事件中人群心理健康影响等。

二、突发中毒事件相关概念

（一）毒物概念及范畴

毒物是指在一定条件下（接触方式、接触途径、进入体内数量）进入人体，影响机体代谢过程，引起机体暂时或永久的器质性或功能性异常的外来物质。

从公共卫生事件和卫生应急处置的视角来看，任何物质都有毒性，也就是物质在特定条件下都能对人体带来负面影响，故从绝对意义上讲，任何物质都是毒物。毒物在概念上区别于一般物质的是，其毒性作用能够造成人体伤害。要成为毒物，生物体必须要暴露于此种物质，而且进入体内的量足够对机体造成伤害。

从物质来源分，毒物分为两大类：

1. 天然物质　其一是自然界存在的毒性较高物质，主要为特定矿物和特殊环境下的气体。如内蒙古部分地区深层地下水中的砷化合物达到很高的浓度、西南部分地区煤炭中含有高浓度的氟化合物等，在特定条件下，人群接触到这些物质都曾经引起区域性中毒性疾病。火山爆发喷出气中含有较高的硫化合物，也能够对人造成伤害。其二是存在于某些生物体内的毒性高的物质，部分动植物含有有毒的肽类、生物碱等多种类别的有毒成分，部分真菌、细菌、藻类等也含有能够对人体造成致命伤害的物质，如肉毒杆菌产生的肉毒菌素就是人类认识到的最毒的物质之一。

我国幅员辽阔，物种丰富。特别是西南地区是世界上物种最多的区域，其中有毒类别也很多。根据相关调查，我国有有毒植物约1300种，有毒动物数千种，有毒蘑菇421余种。而且每个种都包含若干亚种，其毒性也有所区别。一个种内可以包含从能够进食的到剧毒的品种。如乌头，是一个属植物的统称，生物分类学家已经发现的超过200种的此属植物，这些植物多数有毒，含有毒性较高的乌头碱等有毒物质，但此属中也有无毒的品种。

典籍和传说中的"毒物"部分经过了毒理学研究得到证实，更多没有相关结论。有毒生物在某些条件下难以用简单的方法与可食用类别相鉴别，故常常出现因误食有毒物质所致的食物中毒发生。

2. 人工合成物质　从20世纪中期开始，科学技术和社会需求推动使得新物质合成的速度加快,其中部分新的物质被应用到工业、农业和人民生活的方方面面。2011 年中国国家知识产权局受理了来自中国医学科学院药物研究所的一项具有抗病毒活性物质,2- 氨基 -1,3,4- 噻二嗪的衍生物的专利申请,美国化学文摘社给予此物质 CAS 号是 1298016-92-8,并在 5 月 24 日宣布此种潜在的抗病毒药物为全球注册的第 6000 万种物质。这个现象出现不是偶然的,其实早在 2009 年中国就成为了化学专利申请最多的国家。也就是说,将有越来越多的我们不熟悉的物质被应用到工业生产和日常生活中。现今,人类正以迅猛的速度合成新的物质,每个工作日新登记的物质数量在 1 万种以上,平均达 4~5 万种,到 2013 年 6 月累计超过 71 000 000 种。

在已经登记的化学物中,有 53 675 614 种可通过市场获得,这些物质被广泛应用于工业、农业和人们日常生活中,与生活息息相关。

繁杂的物质种类绝大多数离我们很远,一些物质存在于某些特定环境中,另外一些仅仅是科学家用于研究合成的,不会让公众接触到。人们能够接触到的物质中,只有人体暴露量达到一定程度才能成为毒物,有些"毒物"少量接触还有益于健康。所以,决定毒物危害及严重程度的是"量",如人体接触硫化氢浓度达到 1000ppm 就能够短时间死亡,而当浓度 200ppm 及以下时,人体仅表现为敏感的黏膜轻微刺激。

认识物质毒性及对人体可能的危害要同时评估人体接触方式,如金属汞蒸气能够快速通过呼吸道进入人体,产生汞中毒表现。但消化道对汞吸收率却很低,故误服金属汞一般不引起中毒。毒物暴露持续时间也影响中毒的严重程度。

(二)中毒概念

中毒为机体受毒物作用出现的疾病状态。

毒物作用于人体能够引起局部刺激反应、变态反应、急性中毒,也可通过参与人体某些代谢过程,引起某些慢性病发病增加、新生儿缺陷、肿瘤的出现,在判断毒物对人体结局时要分析毒物是通过何种毒性机制对人体造成的伤害。不能一概将这些疾病归为急性中毒。

是否引起中毒以及中毒的严重程度由毒物在机体内剂量的水平决定。

对于引起中毒的毒物,部分有明确的阈值,低于内暴露阈值的不会引起中毒。但有些毒物健康影响可无阈值。

疾病在个体是通过主诉、症状、体征、化验检查结果和其他辅助检查证据综合判定结果,包括器质性损害和精神心理损害,故不能简单地将事件中有毒物接触的人都诊断为中毒患者。低暴露剂量不会造成疾病。

接触毒物造成机体毒物内负荷增高不能一概诊断为中毒,如儿童血中铅浓度是内暴露的一个指标,大于 100μg/L 现阶段认为其体内铅负荷达到了关注水平,提示在这个水平的人群潜在的健康影响会增加,在血铅未达到轻度中毒下限时不能诊断为儿童铅中毒。多数儿童铅中毒者仅仅是一种暴露引起的高机体负荷状态,临床不能发现异常。

(三)暴露及暴露者概念

暴露指机体接触环境中的特定物质。

暴露者一般是指接触到特定毒物的个体。但在突发中毒事件应急处理中,暴露者特指在发生突发中毒事件时,在毒物存在的特定时间段内,处于毒物扩散(影响)区域范围内,接触或可能接触毒物者。既包括事件中受到毒物影响诊断为中毒者,也包括在事件发生初期,难以判定是否有明确的毒物接触史、是否有不适症状和异常体征的人员。

（四）突发中毒事件的概念

突发中毒事件是指在短时间内，毒物通过一定方式作用于特定人群造成的健康影响事件。这里所指的突发中毒事件是指毒物造成的急性群体性健康影响。不包括慢性中毒事件、放射性同位素和射线装置失控导致人员受到异常照射引起的辐射事故以及病原微生物引起的感染性和传染性疾病等。

1. 突发中毒事件成因 突发中毒事件多数是并发、继发或其他类别公共事件的衍生事件，事件主体往往是其他事件，形成的原因由以下四类突发公共事件造成：

（1）自然灾害：我国是自然灾害严重的国家，各类自然灾害都能够伴生或次生出毒物造成人体伤害事件出现，如2008年汶川地震，氮肥厂泄漏的氨气造成了近千人中毒。在火山爆发时均能够释放出有毒气体。2011年8月台风"梅花"冲垮大连化工企业堤坝，造成化学物泄漏引起周边群众暴露。因此在自然灾害的应对准备、处置中都要充分考虑区域内有毒物质，开展风险评估，并进行应急处理。

（2）事故灾难：我国发生的事故灾难主要是安全生产事故和环境事故，在这两类事故中，人群中毒防范、应对处置是最主要的目标。1999年洛阳东都商厦大火，造成的309人死亡均为有毒烟雾窒息所致。1984年印度博帕尔农药厂乙氰酸甲酯泄漏造成5500人死亡，20万人中毒。2003年开县井喷造成10 000人到医院就诊、2142人住院治疗、243人死亡。此类事件还包括突发职业危害事件，引起职业人群急性中毒发生。

（3）公共卫生事件：这类事件主要包括食品安全原因引起的突发中毒事件、药品本身及污染引起的群发事件等类型。此类事件涉及面广，除对公众健康影响外，多数伴有社会安全问题产生。如2003年发生在辽宁、吉林、贵州等地的"豆奶中毒"事件。

（4）社会安全事件：此类事件能够引起中毒事件的主要有化学恐怖事件、投毒犯罪、服毒自杀等。这类事件发生突兀，往往无明确先兆、社会危害大、影响社会安定和国家安全。如1995年东京地铁沙林事件就是恐怖分子在地铁中投放神经毒剂沙林致使12名乘客死亡，5000余人中毒。我国近年发生多起投毒犯罪也造成了严重的公众健康危害。2002年造成42人死亡、近400人严重中毒的南京特大中毒事件就是食品被投毒所致。

2. 突发中毒事件特点 突发中毒事件及应对有以下特点：

（1）事件发生突然：突发中毒事件与其他类别公共卫生事件相比出现更为突然，往往是在一次泄漏事故、爆炸事件后，或无任何明显征兆就出现人群毒物危害。毒物在常温常压下可以呈固态、液态或气态，不同状态的毒物通过环境介质、食品、饮用水等途径进入人体，引发群发性中毒。气态有毒物质能够以很快的速度扩散，毒物污染的食品在现代物流分配体系下能够短时间被运送到大范围的区域，人体的呼吸道、消化道对毒物吸收快，这些环节决定了中毒事件发生的突然性。

（2）暴露与发病关系密切：毒物对人群健康影响的规律性较强，特定毒物暴露、人体代谢、内剂量水平、剂量效应、健康结局明确，从暴露到发病的潜伏期相对较短，个体间差异小，这些特点决定了中毒事件易被发现，暴露危险因素容易识别，这也为快速有效处置突发事件提供了可能。但在有些事件中会出现混杂因素多，事件原因隐匿，病因迟迟不能确定的情况。如20世纪70年代开始出现的云南猝死持续存在了近40年，造成了400余人死亡，至今不能明确原因。

（3）毒物暴露个体的健康影响相同或相近：毒物进入机体造成健康影响往往具有器官

（组织）特征，一般把主要受到影响的器官（组织）称为靶器官。一种毒物在特定进入机体途径和量的条件下，健康影响是一定的。也就是在临床上表现出特定的症状、体征，或出现典型的综合征。这些特点是判断中毒诊断、确定严重程度和病情转归的重要观察点。但也有些毒物影响的靶器官不明显。

（4）快速响应，早期采取恰当处置措施是成功应对各类中毒事件的关键。中毒事件发生突然、事件危害进展迅速，受到伤害的个体病情进展快，多数具有自限性。故要有效地应对此类事件，必须尽早介入事件防控，切断引起健康危害的毒物与人群的接触，减少暴露人数、降低暴露剂量和暴露时间，就能够将事件危害控制到最低水平。明确高效的组织体系、响应快速的专业应急团队、强有力的保障机制是实现快速响应的基础。

（5）防范和减少公众毒物暴露是应急工作重点：从剂量-反应关系来看，毒物暴露剂量决定人群健康损害程度。所以中毒事件卫生应急成功的关键是控制公众毒物暴露，通过开展风险评估，按人群暴露情况进行分类处理。对事故核心区的中毒患者要采取有效措施转移到洁净区域，去除污染衣物，开展皮肤清洗等洗消工作；根据毒物扩散规律对周边人群疏散，并开展健康监护，早期发现问题采取相应的措施。

三、中毒事件卫生应急组织体系及职责

（一）卫生和计生行政部门

在国务院统一领导下，国务院卫生和计生行政部门负责组织、协调全国突发中毒事件的卫生应急工作，负责统一指挥、协调特别重大突发中毒事件的卫生应急处置工作。国家卫生计生委卫生应急办公室负责突发中毒事件卫生应急的日常管理工作。

各级地方卫生和计生行政部门在本级人民政府领导下，负责组织、协调本行政区域内突发中毒事件的卫生应急工作；配合相关部门，做好安全生产或环境污染等突发事件中，涉及群体中毒的卫生应急工作。按照分级处置的原则，省级、地市级、县级卫生行政部门分别负责统一指挥、协调重大、较大和一般级别的突发中毒事件的卫生应急工作。

（二）专家咨询组织

根据原卫生部《突发中毒事件卫生应急处置预案》规定，各级卫生行政部门设立突发中毒事件专家组织，其主要职责：

1. 对突发中毒事件应急准备提出咨询建议，参与制订、修订突发中毒事件相关预案和技术方案。

2. 对确定突发中毒事件预警和事件分级及采取相应的重要措施提出建议，对突发中毒事件应急处理进行技术指导，对突发中毒事件应急响应的终止、后期评估提出咨询意见。

3. 承担突发中毒事件应急指挥机构和日常管理机构交办的其他工作。

（三）专业机构的职责

各级各类医疗卫生机构是突发中毒事件卫生应急的专业技术机构，要结合本单位职责做好应对突发中毒事件的各种准备工作，加强专业技术人员能力培训，提高应对的技术水平和能力。发生突发中毒事件后，在卫生行政部门的统一领导下，开展卫生应急处理工作。

医疗卫生机构

（1）化学中毒救治基地及指定救治机构：国务院卫生行政部门及地方各级政府卫生行政部门应当确立本级化学中毒救治基地或指定救治机构，作为承担突发中毒事件卫生应急

工作的主要医疗机构。化学中毒救治基地及指定救治机构应做好以下工作。

1）国家级化学中毒救治基地要根据需要承担或统筹指导特别重大级别的突发中毒事件现场卫生应急工作和中毒病人救治工作，以及指导和支持地方救治基地卫生应急工作；全面掌握突发中毒事件卫生应急处置技术，开展中毒检测、诊断和救治技术的研究；协助国家卫生计生委制订突发中毒事件卫生应急相关技术方案；负责全国突发中毒事件的毒物检测、救治技术培训和指导，以及开展全国化学中毒信息咨询服务工作。

2）省级化学中毒救治基地开展辖区内重大突发中毒事件现场医学处理工作；负责辖区内的突发中毒事件的救治技术指导和培训；开展中毒检测、诊断和临床救治工作，以及中毒信息咨询工作等。

3）市（地）级化学中毒救治基地或指定救治机构，负责辖区内较大突发中毒事件的现场处理和临床诊治技术指导；面向辖区提供中毒信息服务；承担本辖区内中毒事件现场医学处理工作。

4）县（市）级化学中毒救治基地或指定救治机构，负责辖区内一般突发中毒事件的现场处理和临床诊治技术指导；面向辖区提供中毒信息服务；承担本辖区内中毒事件现场医学处理工作。

（2）相关医疗机构

1）开展突发中毒事件和中毒病例报告工作。

2）开展中毒病人的现场医疗救治、转运、院内诊疗工作。

3）向当地人民政府卫生行政部门报告中毒病人转归情况。

4）协助疾病预防控制机构开展中毒病人的流行病学调查，并采集有关生物样本。

（3）疾病预防控制机构

1）开展突发中毒事件的监测、报告和分析工作。

2）开展突发中毒事件的现场调查和处理，提出有针对性的现场预防控制措施建议。

3）开展突发中毒事件的现场快速鉴定和检测，按照有关技术规范采集样本，开展中毒事件样本的实验室鉴定、检验和检测工作。

4）组织开展突发中毒事件暴露人群的健康监护工作。

5）开展突发中毒事件人群健康影响评价工作。

（4）卫生监督机构

1）在卫生行政部门领导下，协助对参与突发中毒事件处置的医疗卫生机构有关卫生应急措施的落实情况开展督导、检查。

2）协助卫生行政部门依据有关法律法规，调查处理突发中毒事件卫生应急工作中的违法行为。

3）根据"三定"规定明确的职责，对突发中毒事件肇事单位和责任单位进行卫生执法监督。

（四）卫生应急专业队伍

各级卫生行政部门成立突发中毒事件卫生应急专业队伍，配备必要处置和保障装备，定期组织专业培训、演习和演练。建立管理制度及调配机制。队伍接受本级卫生行政部门调用，参与突发中毒事件应急处理工作。

四、突发中毒事件分级

按照《卫生部突发中毒事件卫生应急预案》，根据突发中毒事件危害程度和涉及范围等因素，将突发中毒事件分为特别重大（Ⅰ级）、重大（Ⅱ级）、较大（Ⅲ级）和一般（Ⅳ级）突发中毒事件四级。在《国家突发公共卫生事件应急预案》修订前，食物中毒及急性职业中毒事件按照其分级标准执行。

1. 特别重大突发中毒事件（Ⅰ级）　有下列情形之一的为特别重大突发中毒事件：

（1）一起突发中毒事件，中毒人数在100人及以上且死亡10人及以上；或死亡30人及以上。

（2）在一个县（市）级行政区域24小时内出现2起及以上可能存在联系的同类中毒事件时，累计中毒人数100人及以上且死亡10人及以上；或累计死亡30人及以上。

（3）全国2个及以上省（自治区、直辖市）发生同类重大突发中毒事件（Ⅱ级），并有证据表明这些事件原因存在明确联系。

（4）国务院及其卫生行政部门认定的其他情形。

2. 重大突发中毒事件（Ⅱ级）　有下列情形之一的为重大突发中毒事件：

（1）一起突发中毒事件暴露人数2000人及以上。

（2）一起突发中毒事件，中毒人数在100人及以上且死亡2～9人；或死亡10～29人。

（3）在一个县（市）级行政区域24小时内出现2起及以上可能存在联系的同类中毒事件时，累计中毒人数100人及以上且死亡2～9人；或累计死亡10～29人。

（4）全省2个及以上市（地）级区域内发生同类较大突发中毒事件（Ⅲ级），并有证据表明这些事件原因存在明确联系。

（5）省级及以上人民政府及其卫生行政部门认定的其他情形。

3. 较大突发中毒事件（Ⅲ级）　有下列情形之一的为较大突发中毒事件：

（1）一起突发中毒事件暴露人数1000～1999人。

（2）一起突发中毒事件，中毒人数在100人及以上且死亡1人；或死亡3～9人。

（3）在一个县（市）级行政区域24小时内出现2起及以上可能存在联系的同类中毒事件时，累计中毒人数100人及以上且死亡1人；或累计死亡3～9人。

（4）全市（地）2个及以上县（市）区发生同类一般突发中毒事件（Ⅳ级），并有证据表明这些事件原因存在明确联系。

（5）市（地）级及以上人民政府及其卫生行政部门认定的其他情形。

4. 一般突发中毒事件（Ⅳ级）　有下列情形之一的为一般突发中毒事件：

（1）一起突发中毒事件暴露人数在50～999人。

（2）一起突发中毒事件，中毒人数在10人及以上且无人员死亡；或死亡1～2人。

（3）在一个县（市）级行政区域24小时内出现2起及以上可能存在联系的同类中毒事件时，累计中毒人数10人及以上且无人员死亡；或死亡1～2人。

（4）县（市）级及以上人民政府及其卫生行政部门认定的其他情形。

此分级是用于突发中毒事件的卫生应急，对于事件原因是食品安全、职业安全、环境灾难等，整体应急工作按照相应预案分级。

五、中毒事件卫生应急处置的基本任务

1. 应急响应原则 发生突发中毒事件时,各级卫生行政部门在本级人民政府领导下和上一级卫生行政部门技术指导下按照属地管理、分级响应的原则,迅速成立中毒现场卫生应急救援组织领导机构,组织专家制定相关医学处置方案,积极开展卫生应急工作。

2. 分级响应

Ⅰ级响应:国务院卫生行政部门组织有关专家对事件进行分析论证,向国务院和全国突发公共事件应急指挥部提出Ⅰ级应急响应的建议。

Ⅱ级响应:由省级人民政府卫生行政部门组织有关专家对事件进行调查分析论证,向本级人民政府和国务院卫生行政部门提出Ⅱ级应急响应的建议。

Ⅲ级响应:由市(地)级人民政府卫生行政部门组织有关专家对事件进行分析论证,向本级人民政府和上一级卫生行政部门提出Ⅲ级应急响应的建议。

Ⅳ级响应:由县(市)级人民政府卫生行政部门组织有关专家对事件进行分析论证,向本级人民政府和上一级卫生行政部门提出Ⅳ级应急响应的建议。

3. 分级响应的实施

(1)各级人民政府卫生行政部门:各级人民政府卫生行政部门在本级人民政府或本级突发中毒事件应急指挥部的统一领导,以及上一级人民政府卫生行政部门的业务指导下,调集卫生应急专业队伍和相关资源,开展突发中毒事件卫生应急救援工作。

(2)各级医疗卫生机构:按职责分工实施应急响应工作。

(3)非事件发生地区应急响应的实施:可能受突发中毒事件影响的毗邻地区,应根据突发中毒事件的性质、特点、发展趋势等情况,分析本地区受波及的可能性和程度,重点做好以下工作:

1)密切关注事件进展,及时获取相关信息。

2)加强重点环节的监测,必要时可发布本地区预警信息,并采取必要的控制措施,如暂停可疑水源、可疑食品或其他物品的供应。

3)组织做好本行政区域的应急处理所需的人员与物资准备。

4)开展中毒预防控制知识宣传和健康教育,指导公众识别和停止接触可疑有毒物质,提高公众自我保护意识和能力。

(4)现场处置:具备有效防护能力、正确处置知识和技能的医疗卫生应急人员承担突发中毒事件卫生应急现场处置工作,并详细记录现场处置相关内容,按流程后送以及做好交接工作。

1)脱离接触:卫生部门积极配合公安消防、安全生产监督管理、环境保护等部门控制中毒现场的危害源,搜救中毒人员,封锁危险区域以及封存相关物品,防止其他人员继续接触有毒物质。

2)现场分区和警示标识:存在毒物扩散趋势的中毒事件现场,应根据危害源的性质和扩散趋势、气象条件等情况进行现场分区,危害源周围核心区域为热区,用红色警示线隔离;红色警示线外设立温区,用黄色警示线隔离;黄色警示线外设立冷区,用绿色警示线隔离。除警示线外,可在相应区域同时设置警示标识。

医疗救援区设立在冷区,可结合现场救援工作需要,在医疗救援区内设立洗消区、检伤区、观察区、抢救区、转运区、指挥区、尸体停放区等功能分区。

3）现场快速检测及现场采样：医疗卫生应急队伍应当具备常见毒物的现场检测设备和相应技术能力，同时开展现场采样工作。

4）现场洗消：在温区与冷区交界处设立现场洗消点，医疗卫生救援人员协助消防部门对重伤员进行洗消，同时注意染毒衣物和染毒贵重物品的特殊处理。

5）现场检伤：现场检伤区设立在现场洗消区附近的冷区内，医疗卫生救援队伍负责对中毒受累人员进行现场检伤，以最大程度地减少毒物对人体健康的损害。参照国际统一标准以及毒物对人体健康危害特点，将中毒受累人员分为优先处置、次优先处置、延后处置和暂不处置四类，分别用红、黄、绿、黑四种颜色表示。标红色必须紧急处理的危重症病人，优先处置；标黄色可延迟处理的重症病人，次优先处置；标绿色轻症病人或可能受到伤害的人群，可不在现场处置；标黑色的无法救治人员，暂不处置。

6）病人转运：转运突发中毒现场病人应遵循以下原则：①对有严重污染、大量摄入毒物或转运途中有生命危险的危重症病人，应予以洗消、催吐和初步救治等现场医疗处理后，病情相对稳定再行转运；②转运过程中，医护人员必须密切观察病人病情变化，确保治疗持续进行，并随时采取相应急救措施；③统一指挥调度，合理分流病人；做好病人交接，及时汇总上报。

7）医疗卫生救援人员的防护：参与医疗卫生救援的人员进入现场应首先根据危害水平选择适宜的个体防护装备，任何个人和组织不能在没有适当个体防护的情况下进入现场工作。使用个体防护装备时必须了解各类防护装备的性能和局限性，以确保救援人员的安全。

8）公众的安全保护：根据突发中毒事件特点，各级卫生部门配合有关部门积极采取措施，安全转移暴露区域的公众。发生有毒气体泄漏事件后，根据当地气象条件和地理位置特点，将暴露区域群众转移到上风方向或侧上风方向的安全区域，必要时，应提供合适的呼吸防护用品。发生毒物污染水源、土壤和食物等中毒事件后，要立即标记和封锁污染区域，及时控制污染源，切断并避免公众接触有毒物质。

9）院内救治：根据毒物特点及病人情况，各级医疗卫生机构组织开展对转运至院内病人，给予进一步清除体表毒物的二次洗消，以及采取清除体内毒物的措施，特别注意潜伏期较长和复合伤病人的院内观察和综合救治工作。

（5）应急响应的终止：突发中毒事件卫生应急响应的终止必须同时符合以下条件：突发中毒事件危害源和相关危险因素得到有效控制，无同源性新发中毒病例出现，多数中毒病人病情得到基本控制。

各级卫生行政部门根据应急响应的终止条件，组织专家进行论证，提出终止卫生应急响应的建议，报本级人民政府或其设定的突发事件应急指挥部批准后实施，并向上一级人民政府卫生行政部门报告。

第二节　突发中毒事件应急法律体系的架构和法律适用

一、概述

（一）概念

1. 突发中毒事件应急处置相关的法律法规　前文已经详尽阐述了突发中毒事件在突发事件中的地位，故突发事件应对的法律体系为突发中毒事件应急的法理基础。因突发中毒事件应急处理及事件前的应急准备多涉及化学品管理、农药安全管理、有毒生物管理、产品管理等内容,所以涉及的相关法律法规也是突发中毒事件应急工作需要遵守的。

公共安全和公共卫生法律法规是指由国家制定或认可,并由国家强制保证实施的,在调整保护人民生命安全和健康活动中形成的各种社会关系的法律规范的总称。因此,国家的公共安全和公共卫生法律法规就是我们突发中毒事件应急法律体系的主要内容,其中《中华人民共和国突发事件应对法》(简称《应对法》)、《突发公共卫生事件应急条例》(简称《应急条例》)、《食品安全法》、《卫生部突发中毒事件卫生应急预案》等法律法规是我们处理突发中毒事件应急主要依据的法律法规。《应对法》第二条规定,突发事件的预防与应急准备、监测与预警、应急处置与救援、事后恢复与重建等应对活动,均适用于此法,也就是说《应对法》是针对各类突发事件应对行为的全过程的规范,突发中毒事件也必须遵循,这为应对突发中毒事件应急提供了强劲的法律保证。而《应急条例》又明确了突发中毒事件处置是政府行为,并确定了地方各级人民政府及其相关部门及履行职务的政府工作人员的各种法律义务,以及不履行义务应承担的法律责任。

2. 突发中毒事件的法律责任 突发中毒事件的法律责任是指一切违反公共安全和公共卫生法律、法规的行为主体,对其违法行为所应承担的带有强制性的法律后果。违反法律法规造成作业场所的化学物中毒或通过大气、水源、土壤污染所致化学物中毒、食物中毒、药品中毒及化妆品中毒等的法律责任,由卫生、环保、安全生产、食品监督、药品监督、农业、运输(交通)等相关部门在法定的职权范围内依法追究行政责任;构成刑事犯罪的由司法机关依法追究刑事责任。

3. 突发中毒事件法律责任的构成要件 突发中毒事件的法律责任应具备以下五个构成要件:

(1)主体:即实施违法行为的单位和人员;

(2)过错:法律主体承担法律责任的主观原因,即主观故意或过失(又称主观条件);

(3)违法行为:违反法律强制性规定、不履行或不完全履行法定义务的行为(又称客观条件);

(4)损害事实:对受害人人身、财产或精神造成损害和伤害,对社会管理秩序、国家机密、集体利益、社会公共利益造成的损害(又称违法后果);

(5)因果关系:违法行为和损害后果之间有明确因果关系。

(二)突发中毒事件相关应急法律体系的基本构架及执行原则

1. 突发中毒事件相关法律法规(含行政规章、规范、标准、预案等)**的构架关系** 根据《中华人民共和国立法法》的规定,我国的法律体系构成见图1-1。

2. 突发中毒事件各类应急预案的相互关系 见图1-2。

3. 突发中毒事件相关法律法规调控的一般原则 许多法律法规都与突发中毒事件的处理和责任有关,但从一般法律关系来讲,"上位法"统管"下位法"("上位优先规则"),"综合法"覆盖"专业法","特殊法"优于"一般法"("特殊优先规则"),新法优于旧法("新法优先规则")。而行政法规则多为法律整体的细划、释义、补充,行政规章又是法律和行政法规某一方面的操作具体要求的体现,各种规范、导则、标准、指南则是作为行政法规和规章的配套或延伸。这从各自(各类)法律的编制依据和适用范围及组织体系中可以得到明确和印证。值得注意的是"平行"(同一级别)的法律和相关行政法规在突发中毒事件中的使用是要根

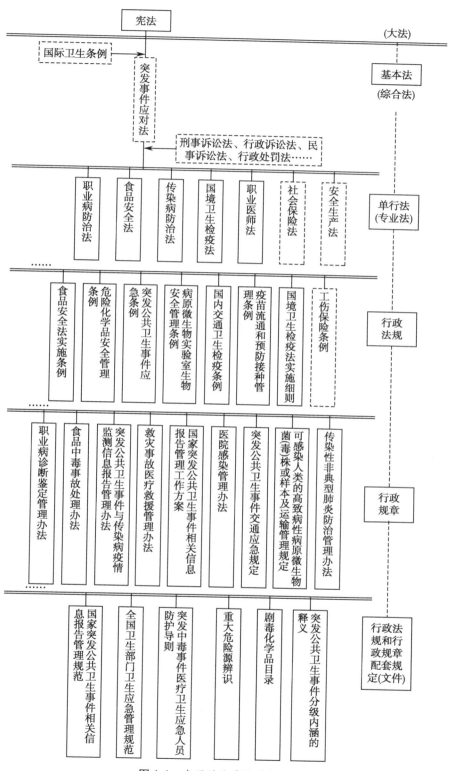

图 1-1　我国的法律体系构成

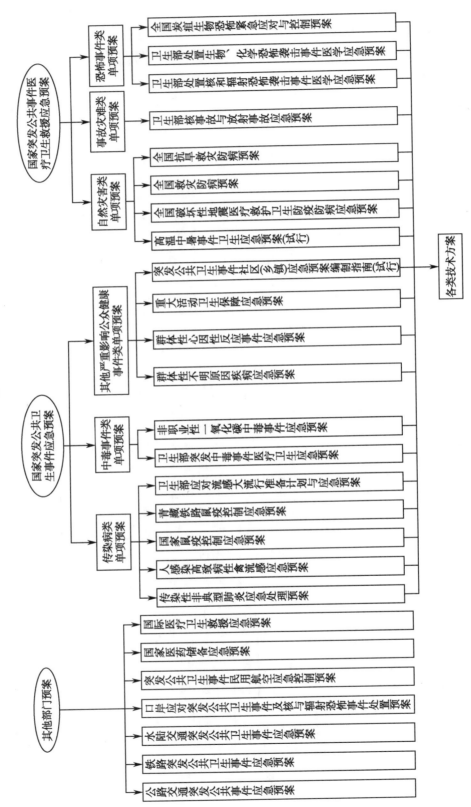

图 1-2 突发公共卫生事件应急预案框架体系

12

据事件的主因和性质而选择的,并与事件发生的不同时期、不同部门人员的职责相关联(见相关章节)。

二、突发中毒事件卫生应急的法律适用依据和职责

突发中毒事件卫生应急处置中各级各类人员的法律责任

从法学角度来看,各类人员承担不同的法律责任,其所承担的法律后果也有异。

1. 法律责任分类　根据突发中毒事件违法行为和法律责任的性质以及承担法律责任的方式不同,可将法律责任分为行政责任、民事责任、刑事责任三种。

(1)行政责任:根据我国相关法律规定,追究行政责任的形式有行政处罚和行政处分两种:①行政处罚:是指行政执法机关或授权组织依法对违反行政管理秩序而尚未构成犯罪的行政相对人(公民、法人或其他组织)所给予的行政制裁。行政处罚重要的法律特征之一就是:行政处罚是一种法律制裁,是对违法人的惩戒,以使其今后不得重犯。行政处罚的种类主要有以下几种:申诫罚、财产罚、行为罚和人身自由罚。根据我国行政法律的规定,行政处罚常用的形式有:警告、罚款、没收违法所得、没收非法财物、责令停产停业、暂扣或吊销有关许可证等。②行政处分:是由国家行政机关或其他组织依照行政隶属关系,对于违反有关行政法律、法规的国家公务员或所属人员所实施的惩罚措施,主要有警告、记过、记大过、降级、降职、撤职留用察看和开除等形式。

(2)民事责任:突发中毒事件的民事责任是指由于违反公共卫生安全相关的法律、法规的行为,绝大多数均会发生损害人体健康的后果,即侵害了《民法通则》所保护的人身权,故行为人应承担相应的民事责任,也就是应承担以财产损失为主的法律责任。

(3)刑事责任:突发中毒事件的刑事责任是指违反公共卫生安全法律法规并依照刑事法律的规定追究的法律责任,即行为主体实施了犯罪行为,严重地侵犯了公共卫生安全管理秩序及公民的人身健康权而依刑法应当承担的法律后果。构成违反公共卫生安全法律的刑事责任,必须以公共卫生刑事犯罪为前提,并符合构成犯罪的五个要件。

2. 突发中毒事件卫生应急中的法律责任　突发中毒事件卫生应急属突发公共卫生事件的处理范畴,是政府主导的行为,事件处理涉及面广,仅靠卫生部门难于或根本无法完成,所以需要形成政府领导、部门配合、公众参与、群防群控的突发事件应急机制。这个机制能否得到及时有效运转,责任是核心,即在突发事件发生前,应明确政府、行业部门、有关单位和个人的工作职责和任务及法律责任,其中要明确具体工作由谁负责、承担什么责任。要加强各部门之间的协调协作,突出技术专家组的技术指导作用,采取综合处理措施,及时控制突发中毒事件的蔓延,最大限度地减低事件的危害。

明确了各组织机构和个人所肩负的法定职责,也就确定了各自相应的法律责任,如果行为主体对其应承担的职责(法律责任)有违法行为或过失,就应承担相应的法律后果(符合构成五要件者)。

三、突发中毒事件卫生应急法律适用中的影响因素及应对措施

(一)我国突发公共事件应急体系中存在的法律问题及原因

1. 缺少上位基本法支撑　在我国,现已颁布了数十部有关处理危机事件的法律、法规,各地方也根据这些法律法规颁布了适用于地方的地方性法规、规章,可以说初步形成了一个

公共危机防范与救助法律体系。但是在这一法律体系中，缺少上位基本法的支撑，使该法律体系呈现了分散、混乱的特点。按照国际惯例，公共危机防范与救助法律体系的核心，应当是宪法中的紧急条款和统一的紧急状态法。危机事件种类繁多，各种危机事件虽然在处理机制上存在着这样那样的差异，但是在危急事件所具有的基本属性是相同的，存在着一定的共性。我国现有的公共危机应急的法律法规，多为针对不同类型的危机事件而制定的具体处理上的法律法规，缺少了上位法的约束。对于这样繁多的下位法，没有了上位法的有效制约，容易导致立法中的冲突和矛盾。

2. 法律规定不一，互相冲突　在发生突发公共事件时，作出决定的行政机关是谁、程序是什么，大多数法律法规都没有做出具体的规定。这就容易使法律在适用时，找不到可以具体依据的法律，也就不能使该处理突发公共事件的行政行为具有合法性的，并且容易造成混乱局面的出现。各部门都针对自己所负责的事项立法，"各扫门前雪"，缺乏沟通和协作。同时，受地方保护主义的影响，一些地方立法"以邻为壑"，大大削弱了处理突发事件的协作与合力。

3. 对国家权力与人权的冲突缺乏规定　突发公共事件发生以后，必然要涉及国家的公权与个人的私权之间的矛盾。在这种情况下，如何保证国家公权的行使，如何保证国家公权行使时个人私权的合理让渡，又如何保证个人私权在国家公权行使时的基本权利的保证，等等这些问题，都需要有法律进行明确规定，以防止借突发公共卫生事件处理对个人造成不应该的损害，违背了基本的宪法原则。

（二）突发中毒事件卫生应急法律使用中值得注意的几个环节和问题

1. 易被忽略的环节和问题

（1）角色与法律职责的确定：由于在突发中毒事件卫生应急工作中各部门及个人承担的职责不同，故其所承担的法律责任也就不同。换句话说，就是不同的角色承担不同的法律责任。因此，明确自己在整个突发中毒事件中或在卫生应急救援中所担当的角色十分重要。特别是组织指挥体系中的应急处理指挥部和现场处理指挥部的相关部门和相关人员的职责（法律责任），以及"第一响应者"角色及任务的确定是确定法律责任最重要的一环。

比如，当化学泄漏事故发生时，现场处理的"第一响应者"（第一责任人）是谁？是企业安全应急人员或是消防人员，还是医疗救援者或 CDC 人员？事件处理的指挥是哪个部门的领导？各部门在事件中承担的职责任务是什么？等等，这不仅涉及事件救援的时效性及有效性，也涉及避免二次污染等衍生灾害的发生和法律责任的落实（实践中常由于事件突然，发生乱了方寸，忽略了角色认定，所有人员一起上，结果造成不必要的新伤害的案例）。

（2）突发中毒事件卫生应急中法律责任主体的认定：由于突发中毒事件的复杂性、多样性及后果严重性，在卫生应急中也会遇到法律适用性问题，即事件可能涉及多个法律规定，由此产生多个法律主体——事件共同法律责任人。比如：当工厂毒气泄漏→环境污染→工人及居民中毒……此时，从卫生应急角度出发，我们更应该着力以救治工人和居民为主，（卫生为法律责任主体），卫生应急虽然也有配合协调作战的责任，但堵漏、控制气体泄漏，环境处理、人员疏散等应以消防、安监、公安、环保等部门为责任主体。

（3）紧急情况下的替代法律责任人的责任认定和法律责任移交：在突发中毒事件卫生应急中，本着救人和减少人员伤害为第一要务的原则，有时会在紧急情况下替代法律责任人，此时最重要的是做好"法律责任授权"和"法律责任移交"工作，以让接替者能大胆工作，明确前后责任,有关部门应依法做好相关决策记录或及时完善有关后续补充材料备查。

2. 常见影响突发中毒事件卫生应急履责的其他因素

(1)行政级别较高的官员但又不是发生的突发中毒事件卫生应急的法律主体责任人而干预(插手)应急工作;

(2)紧急情况下,非事件救治专业(专科)的医务人员作为法律主要责任人(指挥员);

(3)多个法律责任人在突发中毒事件卫生应急中意见不统一;

(4)突发中毒事件卫生应急中有关法律法规相互抵触。

(三)应对措施

1. 法律使用的基本原则

(1)坚持主体法为先的原则:即坚持使用事件涉及的主体法为主,再兼顾其他法。突发中毒事件卫生应急中的责任主体是卫生,故所适用的法律也应以"卫生法"为主,并根据事件性质又区分以什么样的卫生专业法为调控手段。同时,在我国应对所有突发公共卫生事件均应坚持预防为主、防治结合、分类管理、常备不懈的原则。因此在法律的使用中,我们也应遵循按照突发中毒事件卫生处置的过程和要求来落实相关法律法规责任,并以此为主线,落实预防事件发生的责任、源头控制的责任、早发现早报告早处置预警的责任、统一指挥分级负责的责任、快速有效减少损失的责任、社会舆论宣传的责任等。

(2)职责归口处理原则:突发中毒事件处理涉及多部门或多级别职能部门时,应明确各级、各层次职责的第一责任或第一响应者的法律责任,包括说明责任、规范责任、职能责任等,并实行统一归口管理,以提高应急能力和效率。同时,法律责任也归口落实。

(3)实事求是、真实可靠的原则:应针对突发中毒事件,要有客观证据,既不拔高、也不压低,实事求是地落实责任人的相关法律责任,要经得起历史的检验,防止造成"冤案"或上访事件。

2. 突发中毒事件卫生应急中如何选择适用法律　突发中毒事件发生后,除了依照综合法和专业法的使用要求外,其适用法律的选择还可依据以下条件进行:

(1)根据事件的原因、性质、级别、范围等来选择适用何种专业法。例:如果突发中毒事件是生物源性食品污染所致(产生的主要原因),则应以《食品安全法》的相关法律法规来处理,如为生产过程中的有毒物质接触中毒,则多用《职业病防治法》的相关法律法规来处理。

(2)根据法律法规的编写依据,适用范围、组织体系来选择相适应的法律法规:一般来讲,各种专业法或行政法规多有针对性的调控对象,其编写依据、适用范围、组织体系(法律责任主体)也有区别,因此,从中可判定法律适用对象。

(3)充分利用预案的作用:无论哪一级的预案,均较详细地明确了各级单位和个人的责任及工作任务,是重要的参考。

在使用卫生相关法律法规作为主体法时,同时也要注意与事件相关的其他的法律法规的相关规定。

比如:在依照相关卫生法律法规、预案对突发中毒事件进行处置时,也应注意安全生产法中不得将施救人员置于危险环境之中的有关规定,即要注意平行法律的相互作用,以及法律的间接关系。还要注意随着事件的发展或突发事件应急的进展而产生(伴生)的其他法律责任,以及相适应的调整法律("法中法"、"法律的延伸"等)。

3. 法律适用中的注意点及处理方法

（1）做好沟通协调：当与责任主体意见不统一并可能发生重大危害后果时，则应一方面要积极呈述，同时及时报上级有关部门，并详呈其理由和原因。特别是要做好组织内部的沟通、协调工作，防止错误的信息导致错误的决策。

（2）法律关系确定：当发生法律交叉时，一般本着上位法管下位法和事件主体法管其他法的原则进行，但仍应适时掌握以最有利于事件应急处置和能迅速平息事件的法律规定为主。

（3）"主责"确定的原则：当相关中毒事件涉及农业、工商、质检、安监、药监、航空、铁路等多部门时，按照职责归口原则，事件处置的主体（第一责任人）是谁，就以谁为主，并承担法律主体责任。其他部门则及时主动提供协助，承担其他相关法律责任。同时，突发中毒事件的特点还决定了法律责任主体"第一时间"与媒体和公众沟通的责任，确认公众沟通需求，以知情、知政、知法为前提，在"第一时间"发布信息避免事件造成社会和公众恐慌，"谣言止于公开"。

（4）采用"切割法"实现损失最小的法律责任：发中毒事件发生后，受波及范围人员、生态伤害及经济财产的损失使得现场严重混乱，多个行业部门在同一个现场工作，应急管理千头万绪，责任重大，恰当的选择是针对突发中毒事件的不同时期、不同情况实行有效切割，把最先需要处理的内容（工作）切割出来，集中优势攻克。降低了事件损害，也就减轻了法律责任压力。

4. 法律规范之间冲突的一般处理方法
常见的法律规范之间的冲突有四种类型：

（1）不同位阶的法律规范之间的冲突：不同位阶法律规范之间的冲突又称为层级冲突或纵向冲突。如法律、行政法规、地方性法规、地方规章之间发生的规范冲突。

（2）同一位阶法律规范之间的冲突：同一位阶法律规范之间的冲突又称为同级冲突或者横向冲突。如处于同一效力层级的法律之间、行政法规之间、地方性法规之间、部门规章之间的规范冲突。

（3）不同时期发布的法律规范之间的冲突：这种冲突为新法与旧法之间的冲突，又称为新旧冲突或时际冲突。

（4）特别法与普通法之间的冲突：这种冲突为特别法与普通法之间的规定不一致时所产生的冲突，又称为特别冲突。

在法律适用选择中，对法律规范之间的冲突的处理，应当遵循以下原则进行：

第一，对于层级冲突，应当确立高位阶的法律规范优于低位阶的法律规范的适用规则。效力低的法律规范服从效力高的法律规范。依据《立法法》第78条规定和宪法是国家根本大法这一特点，宪法具有最高的法律效力。《立法法》第79条规定："法律的效力高于行政法规、地方性法规、规章，行政法规的效力高于地方性法规、规章"。法律解释《座谈会纪要》亦确定了下位法不符合上位法的适用原则：下位法的规定不符合上位法的，人民法院原则上应当适用上位法。当前许多具体行政行为是依据下位法作出的，并未援引和适用上位法。在这种情况下，为维护法制统一，人民法院审查具体行政行为的合法性时，应当对下位法是否符合上位法一并进行判断。经判断下位法与上位法相抵触的，应当依据上位法认定被诉具体行政行为的合法性。由此看来，宪法、法律、行政法规、地方性法规、地方规章的法律层级排列有序，其法律效力依次递减。高位阶的法律规范优于低位阶的法律规范，低位阶的法律规范不得与高位阶的法律规范相抵触。

第二，对于新旧冲突，通常适用新的法律优于旧的法律规范的规则。即当新的法律规范与旧的法律规范的规定不一致时，人民法院应当优先适用新的法律规范，但新的法律规范一般不溯及既往。《座谈会纪要》关于新旧法律规范的适用规则对实体问题适用和程序问题适用进行严格区分，并对不溯及既往原则的例外情形即新法可以溯及既往的几种情形作了列举。《座谈会纪要》对新旧冲突的解决明确了这样一个适用规则：根据行政审判中的普遍认识和做法，行政相对人的行为发生在新法施行以前，具体行政行为作出在新法施行以后，人民法院审查具体行政行为的合法性时，实体问题适用旧法规定，程序问题适用新法规定，但下列情形除外：①法律、法规或规章另有规定的；②适用新法对保护行政相对人的合法权益更为有利的；③按照具体行政行为的性质应当适用新法的实体规定的。

第三，对于特别冲突，通常适用特别法规范优于普通法规范的规则。适用此原则时又会遇到法律之间、行政法规之间或者地方性法规之间对同一事项的新的一般规定与旧的特别规定不一致时怎么办？依照《立法法》第八十五条的规定，法律之间对同一事项的新的一般规定与旧的一般规定不一致时，不能确定如何适用时，由全国人民代表大会常委会裁决。行政法规之间对同一事项的新的一般规定与旧的特别规定不一致时，由国务院裁决。《座谈会纪要》进一步规范了特别规定与一般规定的适用关系：法律之间、行政法规之间或者地方性法规之间对同一事项的新的一般规定与旧的特别规定不一致的，新的一般规定允许旧的特别规定继续适用的，适用旧的特别规定；新的一般规定废止旧的特别规定的，适用新的一般规定。不能确定新的一般规定是否允许旧的规定继续适用的，人民法院应当中止行政案件的审理，属于法律的，逐级上报最高人民法院送请全国人民代表大会常务委员会裁决；属于行政法规的，逐级上报最高人民法院送请国务院裁决；属于地方性法规的，由高级人民法院送请制定机关裁决。

5. 完善突发事件中的行政救济程序 我国的行政复议法和行政诉讼法规定，公民、法人或者其他组织，对于行政主体所实施的具体行政行为（包括行政强制措施）不服的，有权申请复议或提起诉讼。对在突发公共事件中采取的强制措施不服，是否可以适用行政复议或行政诉讼等法律救济途径呢？从法理上说这种法律救济途径的行使是不应有任何障碍的，但这种救济方式的行使必然会造成对公共利益的侵害，因此，在突发事件发生及应急处理时期，对于行政强制行为的司法救济程序是否可以予以特别规定，这些也有待于行政法律体系来完善。

总之，在突发中毒事件卫生应急中，做到知情（了解事件真实情况和处理方法）、知政（知道自己的职责，依法行政，依法作为）、知法（懂得法律规定和自己责任）是我们做好事件应急工作的基础和必需，切忌做"无知则无畏"的法盲。

第三节 毒物的基本概念及其健康危害

一、基本概念

（一）毒物及分类

毒物（poison, toxicant）通常包括以下 4 个方面的特点：①外来性，引起突发中毒事件的原因均为外来物；②此外来物要作用于人群或个体，通过特定的方式与人体接触，经消化道、呼吸道、皮肤等途径进入人体,并其量达到一定水平;③此物质(或其代谢物)在体内直接影响人体代谢过程;④要有健康影响的后果,如造成机体暂时或永久的器质性或功能性异常。

一般在医学上,将生物(包括动物、植物、细菌和真菌等)体内形成、可损害其他生物体的物质称为生物毒素,简称毒素,以区别由人工合成的物质类毒物。

物质有毒或无毒是相对的,并不存在绝对的界线。任何一种物质在一定条件下可能是有毒的,而在另一条件下则对人的健康是安全无毒的。著名瑞士毒理学家 Paracelsus 曾说:"物质只有在一定的剂量下才具有毒性","毒物与药物的区别仅在于剂量"。

从毒物危害控制角度看,也有按其用途和分布范围分为工业化学品、食品添加剂、日用化学品、农用化学品、医用化学品、环境污染物、生物毒素和军事毒物等。

按急性毒性大小分为剧毒、高毒、中等毒、低毒、微毒。

(二) 毒性及其分级

毒性(toxicity)通常是指某种毒物能够造成机体损害的能力,是物质本身固有的特性。一种毒物对机体的损害能力越大,其毒性越高。在实验条件下,毒性是指实验物引起实验动物某种毒效应所需的剂量(浓度)。物质毒性大小,通常可用剂量 - 反应关系表示。引起实验动物某种反应(效应)所需剂量愈小,则毒作用愈大;反之亦然。毒性高的毒物物质以较小剂量即可引起机体损害,毒性低的物质毒物则需大剂量方可呈现毒性作用。除剂量外,接触条件也影响毒物物质的毒性及效应,包括接触途径、接触时间、速率、频率等。

表示毒性常用指标有:

1. 致死剂量

(1) 绝对致死剂量(LD_{100}):指毒物引起受试对象全部死亡所需要的最低剂量。如再降低剂量,即有存活者。由于绝对致死剂量可随实验动物品种、敏感性、动物数量不同而发生变化,故难以在实验中得到重复的结果。一般不用绝对致死剂量来衡量外来化合物急性毒性的大小。

(2) 最小致死剂量(MLD 或 LD_{01}):指毒物引起受试对象中的个别成员出现死亡的剂量。从理论上讲,低于此剂量即不能引起死亡。

(3) 最大耐受剂量(MTD 或 LD_0):指毒物不引起受试对象出现死亡的最高剂量。若高于该剂量即可出现死亡。

(4) 半数致死剂量(LD_{50}):指毒物引起一半受试对象出现死亡所需要的剂量,又称致死中量。LD_{50} 是评价毒物急性毒性大小最重要的参数,也是对不同毒物进行急性毒性分级的基础标准。与 LD_{50} 概念相似的毒性参数,还有半数致死浓度(LC_{50}),即在动物急性毒性试验中,使受试动物半数死亡的毒物浓度。

上述 LD_0 和 LD_{100} 常作为急性毒性试验中选择剂量范围的依据。

2. 最低有害作用剂量

(1) 阈剂量(threshold dose):指毒物引起受试对象中的少数个体出现某种最轻微的异常改变所需要的最低剂量。在此剂量下的任何剂量都不应产生损害作用,故又称最小有作用剂量。但实际上,能否观察到毒物造成的损害作用在很大程度上受到所选用的判定指标及检测技术灵敏性和精确性的限制。另外,受试对象的数量对此也有影响。阈剂量分为急性和慢性两种:急性阈剂量为与毒物一次接触所得;慢性阈剂量则为长期反复多次接触所得。

（2）观察到损害作用的最低剂量（lowest observed adverse effect level，LOAEL）：是指在规定的暴露条件下，通过实验和观察，一种物质引起机体形态、功能、生长、发育或寿命某种有害改变的最低剂量或浓度。LOAEL 是通过实验和观察得到的，是有害作用，应具有统计学意义和生物学意义。

3. 最大无有害作用剂量

（1）最大无作用剂量（maximal no-effect level，MNEL）：指物质在一定时间内，按一定方式与机体接触，用现代的检测方法和最灵敏的观察指标不能发现任何损害作用的最高剂量。与阈剂量相似，损害作用能否检出主要与检测方法及样本大小有关。

（2）未观察到损害作用剂量（no observed adverse effect level，NOAEL）：指在规定的暴露条件下，通过实验和观察，与适当的对照机体比较，一种物质不引起机体任何作用的最高剂量或浓度。它是毒理学的一个重要参数，在制订物质的安全限值时起着重要作用。

对于同一种物质，在使用不同种属动物、染毒方法、接触时间和观察指标时，往往会有不同的 LOAEL 和 NOAEL。因此，在表示这两个毒性参数时应注明具体实验条件。

（三）毒性试验

1. 急性毒性试验　急性毒性（acute toxicity）是指机体（人或实验动物）一次或 24 小时内多次接触外来物之后所引起的中毒效应，甚至引起死亡。急性毒性试验是指一次或 24 小时内多次染毒的试验，是毒性研究的第一步。要求采用啮齿类或非啮齿类两种动物。通常为小鼠或大鼠采用经口、吸入或经皮染毒途径。急性毒性试验主要测定半数致死剂量（浓度），观察急性中毒表现，经皮肤吸收能力以及对皮肤、黏膜和眼有无局部刺激作用等，以提供受试物质的急性毒性资料，确定毒作用方式、中毒反应，并为亚急性和慢性毒性试验的观察指标及剂量分组提供参考。

2. 亚急性毒性试验　亚急性毒性（sub chronic toxicity）指染毒期不长（一般为 3 个月）或接触毒物时间不长（数 10 天乃至数月），对机体引起功能和（或）结构的损害。亚急性毒性是介于急性毒性与慢性毒性之间的一种毒性表现，有时也难以划定明确的界限。亚慢性毒性试验以毒物连续反复的染毒、比较充分而适当的接触时间、较大的剂量范围和较深入的检测，可以观察受试物在实验动物体内所产生的生物学效应，获得较丰富的毒理学信息，且为慢性试验寻找接触剂量及观察指标。

3. 慢性毒性试验　慢性毒性（chronic toxicity）指实验动物或人长期（甚至终身）反复接触外源物质所产生的毒性效应。时间一般为 2 年。慢性毒性试验研究剂量 - 反应关系，确定长期接触造成的有害作用的最低剂量和未造成有害作用的剂量，为制定人类接触时的安全限量标准以及危险度评价提供毒理学依据，同时观察毒性效应谱、毒作用特点和毒作用靶器官以及毒作用的可逆性，为毒性机制研究和将毒性研究结果外推到人提供依据。

（四）毒作用及其分类

物质的毒作用（toxic effect）是其本身或代谢产物在作用部位达到一定数量并停留一定时间，与组织大分子成分互相作用的结果。毒作用又称为毒效应，是化学物质对机体所致的不良或有害的生物学改变，故又可称为不良效应、损伤作用或损害作用。化学物质的毒作用可根据其特点、发生的时间和部位，按不同的方法进行分类：

1. 速发与迟发作用　速发作用（immediate effect）指机体与化学物质接触后在短时间内出现的毒效应。迟发作用（delayed effect）指机体接触化学物质后，中毒症状缺如或虽有中毒症状但似已恢复，经过一定的时间间隔才表现出来的毒效应。致癌物的潜伏期往往很长，从机体与之初次接触到出现肿瘤有时需要 20～30 年时间，又称为远期作用。

2. 局部与全身作用　局部作用（local effect）指发生在毒物与机体直接接触部位处的损伤作用。全身作用（systemic effect）是指毒物经血液循环到达体内其他组织器官引起的毒效应。大多数毒物引起全身作用。如铅吸收后，可引起血液、神经、消化、生殖等多系统病变。某些毒物兼有这两种作用。如四乙基铅在接触部位对皮肤有损害作用，吸收后分布到全身，对中枢神经系统以及肝、肾等实质性脏器发挥其毒性。某些严重的局部作用也可间接引起全身作用，如严重的酸灼伤后，可引起未接触到酸的肾脏损害。

3. 可逆与不可逆作用　可逆作用（reversible effect）指停止接触毒物后，造成的损伤可以逐渐恢复。常见于接触化学物质的剂量较低、接触时间较短、损伤较轻时。不可逆作用（irreversible effect）是指停止接触毒物后，损伤不能恢复，甚至进一步发展加重。物质的毒作用是否可逆取决于被损伤组织的修复能力。如对于肝脏这样的再生能力强的器官，多数损伤是可逆的；而对于神经组织这样再生能力很差的组织，则损伤多为不可逆的。

4. 过敏反应（allergic reaction）　也称 I 型变态反应。该反应与一般的毒性反应不同。首先，某些作为半抗原的物质（致敏原）与机体接触后，与内源性蛋白结合为抗原并激发抗体产生，称为致敏；当再度与该物质或结构类似物质接触时，引发抗原抗体反应，产生典型的过敏反应表现。物质所致的过敏性反应在低剂量下即可发生，难以观察到剂量 - 反应关系。损害表现多种多样，轻者仅有皮肤症状，重者可致休克，甚至死亡。

5. 特异体质反应（idiosyncratic reaction）　系由于遗传因素所致的对某些物质的反应异常。如肌肉松弛剂琥珀酰胆碱正常时可被血浆中的拟胆碱酯酶迅速分解，故作用时间很短。而某些病人由于该酶基因中的个别单核苷酸发生了改变，使之缺乏分解该药物的能力。当被给予标准剂量的琥珀酰胆碱时，呈现持续性的肌肉松弛，甚至窒息。再如，先天缺乏 NADH—细胞色素 b5 还原酶活力的患者，对亚硝酸盐类等可致高铁血红蛋白血症的化学物质异常敏感。原因是该酶基因中的 127 密码子发生了突变，致使原来的丝氨酸为脯氨酸所取代，故丧失了活性。

（五）靶器官及生物标志

毒物被吸收后可随血流分布到全身各个组织器官，但其直接发挥毒作用的部位往往只限于一个或几个组织器官，这样的组织器官称为靶器官（target organ）。许多毒物有特定的靶器官，另有一些则作用于同一个或同几个靶器官，这在结构与理化性质近似的同系物或同类物中更为多见。如卤代烃都可引起肝脏损伤；苯系物则均可通过血 - 脑脊液屏障而作用于中枢神经系统。另外，在同一靶器官产生相同毒效应的毒物，其作用机制可能不同。如苯胺和一氧化碳均可作用于红细胞影响其输送氧的功能，但前者是使血红蛋白中的 Fe^{2+} 氧化为 Fe^{3+}，形成高铁血红蛋白，而后者是直接与血红蛋白结合为碳氧血红蛋白，两者之间表现出作用机制的差异。组织器官成为毒物的靶器官是多种因素作用的结果。机体对于毒物的处置过程、物质本身的结构与理化性质、组织器官的组织结构与生理功能、代谢酶的活化状态、毒物或其代谢产物与生物大分子如核酸、酶、受体、蛋白质间相互作用的能力等都可以明显的影响物质对于特定组织器官的毒作用。

生物标志（biomarker）又可称生物学标记或生物标志物，是指针对通过生物学屏障进入组织或体液的毒物及其代谢产物，以及它们所引起的生物学效应而采用的检测指标，可分为接触生物标志、效应生物标志和易感性生物标志三类。

1. **接触生物标志**（biomarker of exposure） 是对各种组织、体液或排泄物中存在的毒物及其代谢产物，或它们与内源性物质作用的反应产物的测定值，可提供有关毒物暴露的信息。接触生物标志又分为体内剂量标志和生物效应剂量标志。体内剂量标志可以反映机体中特定物质及其代谢物的含量，即内剂量或靶剂量。如检测人体的某些生物材料如血液、尿液、头发中的铅、汞、镉等重金属含量可以准确判断其机体暴露水平。生物效应剂量标志可以反映物质及其代谢产物与某些组织细胞或靶分子相互作用所形成的反应产物含量。如苯并（a）芘可与 DNA 结合形成加合物，环氧乙烷可与血红蛋白形成加合物。这些加合物的形成往往预示着毒效应的起始，而加合物的数量则决定了毒效应的强度。故生物效应剂量标志的使用有助于准确地建立剂量 - 反应关系。

2. **效应生物标志**（biomarker of effect） 是指可以测出的机体生理、生化、行为等方面的异常或病理组织学方面的改变，可反映与不同靶剂量的毒物或其代谢产物有关的健康有害效应的信息。效应生物标志包括早期效应生物标志、结构和功能改变效应生物标志和疾病效应生物标志。早期效应生物标志主要反映物质与组织细胞作用后，在分子水平产生的改变。如 DNA 损伤、癌基因活化与抑癌基因失活、代谢活化酶的诱导和代谢解毒酶的抑制、特殊蛋白质形成及抗氧化能力降低等。结构和功能改变效应生物标志反映的是物质造成的组织器官功能失调或形态学改变。疾病效应生物标志与物质导致机体出现的亚临床或临床表现密切相关，常用于疾病的筛选与诊断。如血清门冬氨酸氨基转移酶（AST）升高与肝脏损伤有关，血肌酸磷酸激酶（CK-MB）增高说明心肌受到了损伤。

3. **易感性生物标志**（biomarker of susceptibility） 是反映机体对物质毒作用敏感程度的指标。由于易感性的不同，性质与剂量相同的毒物在不同个体中引起的毒效应常有很大差异，这种差异的产生是多种因素综合作用的结果，其中遗传因素起到了十分重要的作用。现有研究表明，药物或毒物代谢酶的多态性直接影响物质在体内的结局和与生物大分子相互作用的活性，与某些疾病的高发有关。如具有谷胱甘肽硫转移酶 M10/0 基因型（不能产生活性酶蛋白的基因型）的个体患肺癌的危险性远高于正常人。再如患有着色性干皮症的病人，由于有多种 DNA 修复酶的遗传缺陷，对于紫外线和某些诱变剂所致的 DNA 损伤格外敏感，其细胞易于发生突变甚至癌变。易感性生物标志主要用于易感人群的筛检与监测，在此基础上可采取有效措施进行有针对性的预防。

总之，生物标志的研究与应用可准确判断机体接触化学物质的实际水平，有利于早期发现特异性损害并进行防治，对于阐明毒作用机制、建立剂量 - 反应关系、进行毒理学资料的物种间外推具有重要意义，是阐明毒物接触与健康损害之间关系的有力手段。

二、突发中毒事件常见毒物类别

在我国发生的突发事件中，常见的毒物主要有以下几类：

（一）有毒气体

刺激性气体、窒息性气体、其他气态有毒物质。

1. **刺激性气体** 以气体、烟雾形式侵入机体，并可直接导致呼吸系统结构损伤及急性功能障碍。由于其种类多、易扩散、群体性中毒机会多，故此类事件发生较为频繁，影响面广。

常见的刺激性气体有：①氮的氧化物：一氧化氮、二氧化氮、五氧化二氮等；②氯及其化合物：氯、氯化氢、二氧化氯、光气、双光气、氯化苦、二氯化砜、四氯化硅、四氯化钛、三氯化锑、三氯化砷、三氯化磷、三氯氧磷、五氯化磷、三氯化硼等；③硫的化合物：二氧化硫、三氧化硫、硫化氢等；④氨；⑤臭氧；⑥酯类：硫酸二甲酯、甲酸甲酯、二异氰酸甲苯酯、氯甲酸甲酯等；⑦金属化合物：氧化镉、硒化氢、羰基镍、五氧化二钒等；⑧醛类：甲醛、乙醛、丙烯醛、三氯乙醛等；⑨氟代烃类：八氟异丁烯、氟光气、六氟丙烯、氟聚合物的裂解残液气和热解气等；⑩其他：二硼氢、氯甲醚、四氯化碳、一甲胺、二甲胺、环氧氯丙烷等。

2. 窒息性气体 见于单纯窒息性气体，氮、氩、氖等惰性气体和二氧化碳、甲烷、乙烷、乙烯、乙炔、水蒸气等本身是毒性很低的气体；化学窒息性气体：一氧化碳、苯的硝基或氨基化合物等气体或气态物；细胞窒息性气体：氰化物、硫化氢等主要通过抑制细胞呼吸酶活性、阻碍细胞利用氧等影响机体摄入氧。

3. 其他 其他气态有毒物质，如有机物燃烧烟雾、有机溶剂的汽油、煤油等物质均可引起中毒。

（二）腐蚀性物质

腐蚀性物质一般指与生物体的完整皮肤组织接触 4 小时以内，在 14 天的观察期内皮肤表现出以厚度变小为特征的一组病理改变的物质。

主要是有氧化性的强酸，氢氟酸、硝酸、硫酸、氯磺酸等；遇水能生成强酸的二氧化氮、二氧化硫、三氧化硫、五氧化二磷等；具有强腐蚀性的甲酸、氯乙酸、磺酰氯、乙酰氯、苯甲酰氯等；无机酸的烟酸、亚硫酸、亚硫酸氢铵、磷酸等；弱有机酸的乙酸、乙酸酐、丙酸酐等；具有强碱性无机腐蚀物质，氢氧化钠、氯氧化钾；与水作用能生成碱性的氧化钙、硫化钠等；有机碱性的二乙醇胺、甲胺、甲醇钠；其他无机物质有漂白粉、三氯化碘、溴化硼等；其他有机物质甲醛、苯酚、氯乙醛、苯酚钠等。

（三）有机溶剂

有机溶剂指用作溶剂的有机物质总称。常见的有机溶剂包括多类物质，烷烃、烯烃、醇、醛、胺、酯、醚、酮、芳香烃、萜烯烃、卤代烃、杂环化物、含氮化合物及含硫化合物等，多数对人体有一定毒性。

1. 有机溶剂的种类 种类较多，按其化学结构可分为：①芳香烃类：苯、甲苯、二甲苯等；②脂肪烃类：戊烷、己烷、辛烷等；③脂环烃类：环己烷、环己酮、甲苯环己酮等；④卤代烃类：氯苯、二氯苯、二氯甲烷等；⑤醇类：甲醇、乙醇、异丙醇等；⑥醚类：乙醚、环氧丙烷等；⑦酯类：醋酸甲酯、醋酸乙酯、醋酸丙酯等；⑧酮类：丙酮、甲基丁酮、甲基异丁酮等；⑨二醇衍生物：乙二醇单甲醚、乙二醇单乙醚、乙二醇单丁醚等；⑩其他：乙腈、吡啶、苯酚等。

2. 有机溶剂的毒性

（1）神经毒性：以脂肪烃、芳香烃、氯化烃以及二硫化碳、磷酸三邻甲苯酯等脂溶性较强的溶剂为多见。有机溶剂对神经系统的损害大致有两种类型，第一种为中毒性周围神经病；第二种为中毒性脑病。

（2）血液毒性：以芳香烃，特别是苯最常见。苯达到一定剂量即可抑制骨髓造血功能，往往先有白细胞减少，以后血小板减少，最后红细胞减少，成为全血细胞减少。个别接触苯的敏感者，可发生白血病。

（3）肝肾毒性：多见于氯代烃类有机溶剂，如四氯化碳、三氯乙烯、四氯乙烯、三氯丙烷、二氯乙烷等中毒。中毒性肝炎的病理改变主要是肝细胞脂肪变性和肝细胞坏死。临床上可有肝区痛、食欲不振、无力、消瘦、肝脾肿大、肝功能异常等表现。有机溶剂引起的肾损害多为肾小管型，产生蛋白尿，肾功能呈进行性减退。

（4）皮肤黏膜刺激：多数有机溶剂均有程度不等的皮肤黏膜刺激作用，但以酮类和酯类为主。可引起呼吸道炎症、支气管哮喘、接触性和过敏性皮炎、湿疹、结膜炎等。

（四）金属及类金属

1. 金属

（1）轻金属：密度小于 $4500kg/m^3$，如铝、镁、钾、钠、钙、锶等。

（2）重金属：密度大于 $4500kg/m^3$，如铜、镍、钴、铅、锌、锡、锑、铋、镉、汞等。

（3）贵金属：价格比一般常用金属昂贵，地壳丰度低，提纯困难，如金、银及铂族金属。

（4）稀有金属：包括稀有轻金属，如锂、铷、铯等；稀有难熔金属，如钛、锆、钼、钨等；稀有分散金属，如镓、铟、锗、铊等；稀土金属，如钪、钇、镧系金属；

（5）放射性金属：包括镭、钫、钋及锕系元素中的铀、钍等。

2. 类金属 其性质介于金属和非金属之间。如硼、硅、锗、砷、锑、硫、硒和碲等。可引起中毒。

（五）农药

1. 有机磷酸酯类杀虫剂 有机磷农药可因食入、吸入或经皮肤吸收而引起中毒。

包括敌敌畏、敌百虫、乐果、氧乐果、马拉硫磷、二嗪磷、内吸磷、对硫磷、甲拌磷、乙硫磷、治螟磷、毒死蜱、苯硫磷、辛硫磷、特普等杀虫剂。

2. 氨基甲酸酯类杀虫剂 氨基甲酸酯是重要的药物和农药。急性中毒的主要经口服或皮肤吸收而发生，包括呋喃丹、涕灭威、灭多威、拉维因等。

3. 拟除虫菊酯类杀虫剂 中毒主要经口服或皮肤吸收而发生，表现为皮肤刺激和神经系统症状。皮肤接触常有红斑、丘疹表现；口服可致流涎、视力模糊、肌肉纤维震颤、甚至抽搐及昏迷。

包括：溴氰菊酯、醚菊酯、氯氰菊酯、甲氰菊酯、氟氰菊酯、氟丙菊酯、氯氟氰菊酯等。

4. 杀鼠剂 按杀鼠作用的速度可分为速效性和缓效性两大类。速效性杀鼠剂或称急性单剂量杀鼠剂，磷化锌、安妥等。缓效性杀鼠剂或称慢性多剂量杀鼠剂，杀鼠灵、敌鼠钠、鼠得克、大隆等。

按杀鼠作用机制可分为以下几类：

（1）中枢神经系统兴奋类：该类杀鼠剂毒作用强、潜伏期短、病情进展快、有的抽搐症状难以控制。如毒鼠强、毒鼠灵、毒鼠硅等。

（2）有机氟类：有机氟中毒可出现中枢神经系统障碍和心血管系统障碍的两大综合征，如氟乙酰胺、氟乙酸钠等。

（3）有机磷酸酯类：抑制胆碱酯酶的活性，造成组织中乙酰胆碱的积聚，其结果引起胆碱能受体活性紊乱，而使有胆碱能受体的器官功能发生障碍，如毒鼠磷、溴代毒鼠磷、除鼠磷等。

（4）抗凝血类：是慢性杀鼠剂，作用较缓和，主要是通过抑制凝血机制，导致凝血时间和凝血酶原时间延长，加重出血症状，使血液失去凝结作用，引起微血管出血症即内出血而死亡。如杀鼠灵、杀鼠醚、敌鼠、克鼠灵等。

（5）熏蒸性杀鼠剂：药剂蒸发或燃烧释放有毒气体，使鼠中毒死亡，如氯化苦、溴甲烷、磷化锌等。

（6）其他：干扰代谢类——灭鼠优，植物类——毒鼠碱。

（六）军事毒剂

1. 神经性毒剂 神经毒剂是已知最毒、毒性反应最快的化学毒剂，其作用原理和导致的伤害结果类似于有机磷杀虫剂，包括塔崩、沙林、梭曼等。

2. 糜烂性毒剂 主要代表有芥子气（mustard gas or sulfur mustard）、路易氏剂（lewisite）和氮芥（nitogen mustard）。主要中毒症状为皮肤红肿、水疱等。

3. 窒息性毒剂 主要是损伤肺组织，使血浆渗入肺泡引起肺水肿的一类毒剂。主要有光气、双光气、氯气和氯化苦等。

4. 失能性毒剂 主要引起精神活动异常和躯体功能障碍，一般不会造成永久性伤害或死亡。包括毕兹（BZ）、四氢大麻醇（tetrahydrocannabinol）、麦角酰二乙胺（LSD）、蟾蜍色胺、西洛赛宾、麦司卡林等。

5. 其他 全身中毒性毒剂是一类破坏人体组织细胞氧化功能，引起组织急性缺氧的毒剂，主要代表物有氢氰酸、氯化氢、蓖麻毒素、相思子毒素、砷化合物等。

（七）有毒生物

凡有中毒实例或实验证实有可能通过经口摄入、皮肤黏膜接触或其他途径进入机体，造成人、家畜或其他某些动物死亡或机体功能长期或暂时性伤害的生物，均可称为有毒生物。

1. 有毒植物 常见有毒植物主要集中在毛茛科、豆科、夹竹桃科、天南星科、大戟科等科属，如乌头、夹竹桃、相思子、海芋、蓖麻等。

2. 有毒动物 可大致分为有毒陆生动物和有毒水生动物两类，有毒陆生动物代表种类如胡蜂、蜘蛛、蜈蚣、蝎子、毒蛇等，有毒水生动物代表种类如水母、海胆、芋螺、河鱼、魟鱼等。

3. 有毒真菌 引起突发中毒事件的主要是毒蘑菇，以鹅膏科、牛肝菌科、红菇科为主，代表种类如黄粉末牛肝菌、毒蝇鹅膏、黄盖鹅膏、亚稀褶黑菇等。

4. 细菌及其毒素 主要包括沙门菌、变形杆菌、志贺菌、肉毒梭状芽胞杆菌、葡萄球菌等。代表种类如鼠伤寒沙门菌、宋内志贺菌、金黄色葡萄球菌等。

5. 有毒藻类 有毒藻类是造成赤潮和水华的主要浮游生物。赤潮和水华常使贝类毒化或引起鱼贝类及家畜死亡。在蓝藻的50多个属中，至少有20多个属的50多个种能够产生毒素，如水华鱼腥藻、毒微囊藻、铜锈微囊藻等。

（八）其他

1. 药物 药物中毒也是常见中毒之一，镇静药、解痉药、麻醉药等使用不当均可发生中毒，如士的宁、烟酸、苯丙胺等。

2. 黄磷 在军事上常用来制烟幕弹，还可制造三硫化四磷、有机磷酸酯、燃烧弹等。

第二章 >>>

中毒事件卫生应急的基本方法与技能

第一节 突发中毒事件卫生应急准备

应急准备是针对可能发生的事故，为迅速、有序地开展应急行动而预先进行的组织准备、行动方案和应急保障。突发事件的准备工作涉及应急管理、法制建设、体制建设、机制建设等多个方面，到法规、预案、技术指南、队伍、方法、物资等具体细节中。中毒事件应急处置的力量是由医疗卫生、公安、军队防化、武警和工程等多个领域力量共同承担，要做好各力量任务分解，做好现场检测、监测、检验鉴定、危害源控制、去污洗消、医疗救治和防护指导等任务的准备工作。为保证迅速、有序、有效地开展应急与救援行动、降低事故损失而预先制定的有关计划或方案。作为医疗卫生救援力量，按照预案要做好相应的准备工作，主要包括医疗卫生救援机构、救援队伍与人员、装备与药品、通信与保障、培训与演练、保障与救援预案等。

一、应急准备范围的界定

突发中毒事件的医疗卫生处置主要包括监测、预警评估、流行病学调查、事件应急处置和医学救治等内容，医学救治主要包括现场急救、医疗后送和院内救治三个环节。医疗卫生处置任务承担的主体主要包括地方卫生管理部门（各级政府卫生行政部门）、卫生监督机构、疾病控制机构、120 紧急救援中心、中毒救治基地或指定救治机构及突发中毒事件卫生应急专业队伍等。

专业队伍职责及应急准备

（一）中毒事件卫生应急专业队伍

由卫生行政部门建立，承担的主要职责包括：

1. 污染区内紧急救治 负责对现场受伤、无法立即撤出污染区的伤员进行医学处置，并协助快速脱离现场污染区；

2. 初步洗消 对污染伤员的全身及局部洗消以及死亡人员的彻底洗消，并负责对伤员污染物进行封存；

3. 检测检验 负责现场污染物样品和生物样品的采集和初步分析，结合消防现场毒物分析检测报告，提出伤员染毒毒物的性质与种类，并进行初步的卫生学评价；

4. 危重症救治 对出现危及生命症状的伤员进行紧急处置；

5. 分类后送　负责对经过洗消和救治后的人员进行分类与登记,将需要继续观察或救治的伤员交与紧急转送队后送。

（二）毒物检测鉴定机构

毒物检测鉴定机构是经过认证、具有专门资质的单位或部门,一般设置在中毒救治基地、疾病控制机构、职业病防治院内,部分综合医院也具备检测能力。其主要职责包括:、

1. 现场毒物的鉴定　负责对消防和中毒事件卫生应急专业队伍采集的染毒现场的空气、水、食物、土壤等样品的进一步检测鉴定工作。

2. 生物样品检测　负责对伤员和死亡人员的生物样品的检测分析。

3. 洗消效果检测　负责对伤员皮肤洗消后表面有无污染毒物残留的监测检测。

（三）紧急转送队

紧急后送是突发事件伤员处置的重要环节,一般由 120 医疗紧急救援中心组成的急救车队承担,负责将伤员后送至指定医院,并做好途中医疗救治,以及前接、运输和后送的登记交接;根据转送伤员数量增加急救车辆。

二、救援队伍与人员准备

由于化学中毒伤害的特殊性,建立中毒处置专业的医疗救援队伍十分必要。各级承担中毒事件处置的医疗卫生机构都应成立相应的队伍。负责现场处置的中毒事件卫生应急专业队伍,可以由多个医疗卫生机构抽组人员组成,专业涉及中毒急救、中毒控制、重症救治、外伤处置、检验与毒物检测分析、流行病学调查、心理精神与宣教等类别组成。组成人数 30～50 人。一般分为指挥协调、现场急救、毒物检测、检伤分类、去污洗消、紧急救治、后送等小组。由于队伍组成是抽组形成,建设与管理至关重要。

（一）救援队伍

1. 指挥协调组　中毒事件的医学处置一般要设立现场与卫生部门两级指挥。后方指挥由卫生部门应急办承担,负责总体协调指挥。现场指挥是由卫生部门派出或救援队的领队承担,至少 3 人组成指挥组。在事件的处置过程中主要职责为指挥、协调与报告。

2. 现场调查组　以疾病控制机构专业人员为主体,与毒物损害脏器相关专业的临床专业人员参与。调查前要准备好调查表(固定或根据现场特征编制),进行了现场调查员培训。根据调查规模,可分成多组同时进行,每组设组长一名。携带现场调查表、纸笔、照相机,有条件可配备 GPS 定位仪、录音设备、基于终端设备、网络和服务器的调查系统等。

3. 现场搜救组　现场急救小组是可以在有污染的环境内短暂实施搜救的专业队伍,队员要经过急救复苏培训,由消防队员承担。根据事件规模可分成若干组,每组分成不同的职能模块,如搜索组、护送组等,每副担架配 2～4 名担架队员,所有人员配有相应的防护和通信器材,并携带必要的救治器材与药品,担架数量根据事件需要调用。搜救组要与医疗救治组保持密切联系,发现中毒人员及时通报。

4. 毒物检测组　毒物检测组由 3～4 名毒物检测分析或检验专业人员组成,配备个人防护器材、便携和车载监测检测设备,其职能与环保、消防等检测专业略有区别,卫生应急救援队伍的毒物检测主要针对人群聚集区域环境样本进行采集检测,对中毒人员生物样品和身体沾染物进行检测。

5. 检伤分类组　检伤分类由经过检伤分类培训的医务人员承担,根据伤员的数量及现

场救护所的设置，可以设置若干个分类小组。建议在洗消站入口和出口处分别设立分类点，一是区分污染人群、伤员和死亡人员。二是对洗消后的伤员进行伤情分类。

6. 去污洗消组　公众洗消工作由消防机构承担。医学救援队伍的洗消任务主要针对无自主洗消能力的伤员和本队伍救援人员的洗消。一般要配备全身洗消装备和局部洗消器材。队伍中要有经过洗消培训并掌握洗消技术的人员洗消工作人员在去污和洗消两部分处置过程中，需要进行全身防护。

7. 紧急救治组　对于部分中毒患者伤情复杂，急需进行消化道毒物清除或紧急应用解毒药药物的患者，要在现场开展相应的紧急救治措施，还需要做好复合伤的处置准备。另外，部分毒物中毒损伤有一定时间的潜伏期，危害逐渐表现出来，事故区域内的人受事故影响出现各种不同特点的异常，在事故发生的初期难以明确甄别，需要进行医学观察。因此，救护所设置一般可分为危重症、复合伤和观察区域。所属救援人员也相应根据任务进行分组，一般每组人员在 10 人左右。

8. 后送组　一般由 2 人承担，根据救治情况与伤情合理安排伤员后送顺序，牢记对于可以造成二次污染毒物中毒伤员"不洗不送"的原则，并做好与后送力量的交接和登记统计。

以上主要是在毒物大规模污染导致中毒损伤实施救援时的人员设置。经消化道中毒和挥发性高的毒物中毒，救援编组可相对简化。

（二）人员管理

救援队人员一般可由一个机构或多个机构人员抽组组成，队员要明确承担的职责，平时每个人员都承担各自的业务工作，但要有集中培训、演练，一般一年 2 次，每次 1 周以上。在突发事件应急时集中执行任务。建立严格的管理制度。

1. 人员信息　指挥机关和救援机构须详细掌握救援队员的个人信息，包括性别、年龄、专业、单位、职称和身体状况等，特别是与个人防护相关的参数以及个人家庭与单位的具体通信联系方式等。

2. 明确队伍职责，分级响应　队伍的建设是根据中毒事件应急工作的需要设立，根据确定的目标，队伍一般由专家、现场工作队和后勤支持人员组成。事件发生后根据救援需要选派相应人员完成现场后后方支持任务。救援队管理应设置不同的响应级别，主要是涉及人员和装备器材的应急反应级别。不同级别的救援队实施救援时间有所不同。当发生突发事件时，当地区县级救援队可能立即出发去现场实施救援，上一级别的救援力量可能处于准备出发的状态。因此，各级指挥机关根据救援任务的需要，分别设置不同的响应时间，设立不同的人员在位要求，一般可分为三级，最高级别（一级）要求救援队能够立即机动出发，这需要事先将人员集中、装备上车；二级响应要求人员在岗在位，器材、装备及车辆集中，接到命令后人员装备车辆可在 2~4 小时内出发；三级响应一般规定至少 80% 人员在岗在位，可在 6~8 小时内执行任务。在实际应急响应过程中，可根据任务需要和上级要求可逐步提升相应级别。

3. 人员替代　由于救援队是各机构的临时抽组人员，事件也是突然发生的，因此救援力量特别是救援队伍主要人员需要设立 A、B 角，一旦因各种原因正式队员无法立即执行任务时，替代人员可及时代替承担救援任务。

4. 人员培训　承担中毒事件的救援人员特别是执行中毒事件卫生应急专业人员的组成要根据任务需要进行选择，除了制定相应的条件标准外，人员的培训也要有详细的计划与方案，并要进行相应的考核，只有经过培训考核通过的人员才能具备执行救援任务的资格。

三、中毒事件卫生应急专业装备与药品

各级各类应急力量的设备器材和药品的采购、贮存与管理，应遵照"统一规划、分级储备、确保急需、突出重点、动态管理"的原则。根据化学中毒应急救援队伍承担的任务，需要配备的装备器材主要包括医疗救治、洗消和检测的专业器材；药品包括抗毒药物和常用急救药物等；同时也需配备必要的防护和辅助器材。救援队伍所在的卫生机构通常需要设定并保管一定数量的装备器材和药品基数。

（一）设备器材药品的类别

1. 医疗救治器材 救援装备器材一般包括急救、外科处置等医疗器材。急救器材主要包括心肺复苏、呼吸支持、抗休克等，如心肺复苏器（机）、气管插管及吸氧吸痰等器材、加压输液装置；外伤处置主要是救治危及生命或防止在后送途中出现严重问题的措施等，如铲式担架、颈托与骨折固定、胸腹腔闭式引流、包扎止血等器材。

2. 药品的种类 通常的抗毒药品种类仅有20余种。因此，除了抗毒药品外，救援队需准备的常用的急救药品，主要包括：各种静脉用液体、常用的急救药物、止血与止痛、抗惊厥等药物。

3. 个人防护器材 包括器材防护与药物防护。器材防护包括呼吸防护、防护服及手套靴套防护等。个人防护器材类型多种多样，防护等级也不尽相同。由于穿戴防护器材不便进行医疗操作，故根据救援队各组的职能，选择的防护水平也可不同。

4. 样本采集及现场毒物检测设备 医学救援队应配备必要的现场快速检测和样品采集器材，可以初步测定气体、液体和固体含有的有毒物质。主要用于可疑中毒物质的初筛和测定人员表面沾染情况和洗消效果判定。具体在有关章节内阐述。

5. 检伤分类卡及其他相关文件 现场救援的文件及记录是现场处置和伤员救治的依据，也是传递给其他救援单元或救援机构的信息媒介。包括相关的处理规范、记录本（单）和检伤分类卡。

国际上通常使用的检伤分类卡，除了记录医疗处置内容，同时也是简便快速识别伤情轻重和优先救治的标志。近年来，电子检伤分类系统的应用，使现场处置信息的记录更加方便、准确，同时也方便传输与保存。

6. 救援标志与标识 为了容易识别医学救援队展开场地、分区和人员，需要配备标志与标识。标志与标识意思相同，由图形标识、警示线、警示语句和文字等形式。分为禁止标识、指令标识和提示标识，现场应用的还有分区标识线。

（1）现场标识：现场的图形标识由禁止标识、警告标识、指令标识和提示标识。禁止标识是禁止不安全行为的图形，如"禁止入内"标识。警告标识是提醒对周围环境需要注意，以避免可能发生危险的图形，如"当心中毒"标识。指令标识是强制做出某种动作或采用防范措施的图形，如"戴防毒面具"标识。提示标识是提供相关安全信息的图形，如"救援电话"标识。

图形标识可与相应的警示语句配合使用。图形、警示语句和文字设置在事件进入通道入口处的显著位置。

中毒现场另外一种重要的标识为警示线。警示线是界定和分隔危险区域的标识线，分为红包、黄色和绿色三种。按照需要，警示线为色带临时布置，也可喷涂在地面。

警示语句在现场也常常被用到。警示语句是一组表示禁止、警告、指令、提示或描述工作场所职业病危害的词语。警示语句可单独使用，也可与图形标识组合使用。

（2）救援人员服装与标志：救援人员要有统一的服装和明显的标志，服装形式要方便在户外救援，在背部印有救援队名称，颜色尽可能明亮且要有反光夜明标志。考虑在防护的情况下，人员不易识别，在防护服（帽）表面通常标有救援人员标志。应遵循原卫生部2012年发布的《中国卫生应急服装技术规范（试行）》进行。

（二）储备与管理

由于解毒药品平时很少使用，且贮存时间有限，各级政府应急机关指定机构贮存，并动态补充。建立药品、装备与器材贮存管理制度。

（三）平时与应急管理的转换

对于救援机构所管理的物资，可以平时与应急结合管理模式，即平时可以使用的物资和药品，如平时需要通电的仪器、有效期药品与耗材等，可以按照一定比例使用。但需采取按比例、限定科室、固定队员使用，将包装、配件与说明书储存于使用科室或管理部门等措施。

四、突发中毒事件卫生应急预案

应急预案又称应急计划，是在辨识和评估潜在的重大危险、事故类型、发生的可能性及发生过程、事故后果及影响严重程度的基础上，对应急机构职责、人员、技术、装备、设施（设备）、物资、救援行动及其指挥与协调等方面预先做出的具体安排。应急预案明确了在突发事故发生之前、发生过程中以及刚刚结束之后，谁负责做什么，何时做，以及相应的策略和资源准备等。各级政府是应急预案制订和事件处置指挥协调的主体。预案制订时，要强调各级政府的主导地位、明确相关部门及人员的职责；要贯彻"预防为主、平战结合、常备不懈"和"分级负责、属地管理"的原则；要体现"以人为本、科学发展观"的理念和要求；要具有可操作性。

应急预案的分类有多种方法。如按行政区域划分为国家级、省级、市级、区（县）和企业预案，按时间特征可划分为常备预案和临时预案（如偶尔组织的大型集会等），按事故灾害或紧急情况的类型可划分为自然灾害、事故灾难、突发公共卫生事件和突发社会安全事件等预案。2003年发生SARS流行后，我国政府全方位启动了应急预案体系建设。建立了由国家总体预案、专项预案、部门预案和单项预案及若干地方预案组成的突发公共卫生事件应急预案体系。

中毒事件有的属于公共卫生领域如食品卫生，有的则为安全生产如职业中毒，也有自然灾害或人为等因素造成的次生灾害。在突发公共卫生事件应急预案和医疗卫生救援应急预案等国家专项预案中均对中毒事件的处置有所描述与规定。2011年5月原卫生部颁布了《卫生部突发中毒事件卫生应急预案》，在预案中规定了事件分级、组织体系及职责，明确了执行突发中毒事件的医疗应急机构，其中包括化学中毒救治基地及指定救治机构、相关医疗机构、疾病预防控制机构以及卫生监督机构，并对应急响应包括现场处置、现场医疗救援区域设置、样本采集和毒物快速检测、现场洗消、现场检伤及医疗救援、病人转运、病人救治、心理援助保障措施做了明确规定。各级医疗机构在制定突发中毒事件卫生应急预案时，应按照《卫生部突发中毒事件卫生应急预案》的内容与要求，结合本单位承担的责任与任务,根据化学事故类型、可能出现的人员伤亡的后果,对应急机构职责、人员、技术、装备、设施(设备)、物资、救援行动、处置原则及其指挥与协调等方面预先做出的具体安排。无论中毒事件发生的原因如何,其严重结果是导致了人员中毒伤亡,因此,抢救人的生命是第一位的,也是各级政府和部门以及医疗机构制订应急预案时重点考虑的内容。

总之,突发中毒事件卫生应急准备工作既要充分细致,又要具有灵活性,而且要通过演练与救援实践加以完善。

第二节　突发中毒事件的信息监测、报告和预警

"知己知彼,百战不殆;不知彼而知己,一胜一负;不知彼,不知己,每战必殆。"在中毒事件处置中,信息是妥善处置中毒事件的关键。信息,是感知中毒事件的媒介,是评估中毒事件的资源,是处置决策的依据,是有序、有效控制中毒事件的灵魂,也是中毒事件控制技术发展的动力。随着中毒事件信息的积累、分析、开发、利用,必将不断丰富人们处置中毒事件经验,提高发现事件的敏感性,增强事件处置能力,提升事件处置水平,促进中毒事件处置理论和技术的研究,从而促进中毒事件控制技术的发展。

一、突发中毒事件的日常信息监测

一般来说,突发事件的发生具有一定的偶然性,但偶然性事件的发生又有一定的必然性。事件发生需要一定的要素,否则就不可能发生。有汽油、有火种,没有火种靠近汽油的条件,燃烧、爆炸就不会发生。生活环境、工作环境即使有许多毒物,毒物不进入人体就不可能导致中毒;进入人体的毒物没有达到一定数量,也不会发生中毒。消除事件发生的这些要素,就可避免事件的发生。

因此,掌握中毒事件发生的各种影响因素,对于预防中毒事件的发生、及时妥善处置中毒事件具有十分重要的意义。做好中毒事件的日常信息监测,是发现中毒事件线索、了解中毒事件发生的可能性及其影响因素、确保快速响应的重要途径。

(一)信息的种类

中毒事件相关信息一般可分为中毒源信息、中毒事件信息和中毒事件影响因素信息三类。

1. 中毒源信息　指所有可能导致中毒事件的毒物及毒物来源信息,包括毒物特性、毒物种类、毒物来源、毒物的形成、产生、分布等信息。主要有:

(1)化工产品:生产、储存、运输、销售、使用,化学污染物处理、排放,农药的品种、数量、生产、储存、销售、应用等信息;

(2)药品:药品原材料、生产、销售、使用等信息;

(3)食品:食品原料、添加剂、包装材料等的生产、销售、使用等信息;

(4)中草药:有毒中草药的种类、数量、性状、分布、应用等信息;

(5)有毒生物:如毒蛇、有毒鱼类、毒蜂、毒蚂蚁、毒蘑菇、有毒植物等的地理分布、生长、繁殖等信息。

2. 中毒事件信息　指中毒事件发生和处置工作相关的信息,包括事件概况、处置经过、经验和教训等信息。

（1）事件概况：中毒事件发生的时间、地点、暴露人数、中毒人数、死亡人数，以及中毒患者的主要临床表现、转归等信息。

（2）处置经过：中毒原因调查分析，病人的诊断、抢救、治疗，事件的控制和善后处理等信息。

（3）经验和教训：事件的行政性总结、技术报告等信息。

3. 中毒事件影响因素信息　指影响中毒事件发生、发展和变化的各种因素。包括人群特征、自然因素、社会因素、医疗卫生条件等信息。主要有：

（1）人群特征：人口密度、生活习惯、文化水平、防护意识、防护水平、健康状况、人体内主要毒物的本底值或正常范围等信息；

（2）自然因素：空气、水、土壤中毒物的本底水平，矿藏、水源分布，地理、地质、气象、灾害等情况；

（3）社会因素：信仰、文化、习俗、民风等，社会管理组织、道路、交通、通信、贸易等，应急机构的分布及其救援能力等信息；

（4）医疗卫生资源：医疗卫生机构分布、应急救援资源及能力、毒物检测实验室分布及检测能力、防护条件及防护能力等信息。

（二）信息监测网络

中毒信息监测网络是中毒事件日常监测的基本条件，也是日常监测的根本保障。没有信息监测网络，中毒事件的日常监测就难以开展。

1953 年美国芝加哥建立了以毒物信息服务为主要内容的中毒控制中心，此后北美及其他国家相继建立了类似的服务网络，其功能包括中毒信息咨询服务和中毒信息监测。美国中毒控制体系由约 60 个区域中毒控制中心组成，服务覆盖全美 100% 人口。

我国中毒控制中心起步较晚，尚不足以起到中毒信息监测网络的作用。

2004 年原卫生部建立的突发公共卫生事件报告网络覆盖了全国乡及其以上绝大多数的医疗机构，对监测突发中毒事件起到重要作用。但从实践来看，漏报、误报比例较高，仍有较大改进余地。

在以上工作基础上结合我国实际，充分利用现有资源和条件，构建具有中国特色的中毒信息监测网络，如：

1. 卫生行政部门主导的中毒信息监测网络　充分发挥卫生行政部门的行政主导作用，建立中毒信息监测机制，循行政机构设置在全国选择合适的医疗卫生机构建立中毒信息监测点，组成信息监测网络，开展中毒信息监测。

2. 疾病控制体系兼容的中毒信息监测网络　以疾病预防控制体系中现有信息监测系统为基础，充实其中毒信息监测的条件，扩大中毒信息监测职能，建立中毒信息监测机制，开展中毒信息监测。

3. 独立的区域覆盖的中毒信息监测专业网络　在有条件的区域，可以借鉴美国中毒控制中心网络模式，建立功能完善、规模适度、区域覆盖的中毒控制中心网络，承担中毒信息监测职能。

（三）信息的收集

中毒信息的收集是中毒信息监测的首要环节，是中毒信息全面性、系统性、及时性和真实性的重要前提。

1. 信息的来源 不同类型的中毒信息有不同的来源,也有不同的分布规律。

(1)中毒源信息:有毒化学品、药品、食品的信息主要来源于生产、销售和应用等环节相关的企业以及有关的行政监管部门。

(2)中毒事件信息:主要来源于公民个人或基层医疗卫生机构的信息报告、媒体报道、统计报表等。

(3)中毒事件影响因素信息:主要来源于经济社会发展公报、卫生统计年鉴、地方志、大事记、健康监护报告、媒体报道、民间记忆等。

2. 收集信息的途径 收集信息的途径取决于信息的来源,主要有:

(1)突发事件报告系统;

(2)中毒咨询热线;

(3)媒体;

(4)统计报表;

(5)行政监管部门审批材料;

(6)文献;

(7)档案和历史资料等。

3. 收集信息的方法 可分为主动收集和被动接收,主动收集方法主要有:

(1)建立中毒信息报告制度,使中毒信息报告制度化。

(2)定期向有关部门和机构收集信息:如向农业部门收集农药有关信息,向食品药品监督管理部门收集食品、药品生产等有关信息和药品不良反应信息,向化学品生产企业及其安全生产监管管理部门收集化学品生产、应用有关信息,向环保部门收集新化学品和进口化学品信息,向卫生行政部门收集中毒事件、疾病谱信息、健康监护信息和医疗卫生机构信息等。

(3)通过文献检索和媒体监测收集信息。

(4)通过开展专项调查收集信息。

(四)信息的甄别

中毒信息从产生、传递到被收集的各个环节,都可能使信息失真和延误,也可能夹杂有虚假的、陈旧的、冗余的甚至错误的信息。因此,对收集到的信息必须进行甄别,以保证中毒信息的客观性、真实性、准确性和有效性。中毒信息甄别的主要方法有:

1. 根据信息来源途径判别 一般情况下,由基层医疗卫生机构、技术机构、各级卫生行政部门、有关监管部门报告或提供的信息是可靠的,而从匿名电话、个人博客、街谈巷议得到的信息可信度就比较低;来源于多数人的信息可信度较高,来源于个别人的信息可信度就偏低;来源于科技文献的信息可信度高,而来源于新闻报道的信息可信度就偏低。

2. 多渠道获取中毒信息并进行比较判别 要尽可能多渠道获得中毒信息,以利判断信息的真伪。如果多渠道获得的信息是一致的,说明是可靠的;如果不同渠道获得的信息不一致,则其中必有不客观、不真实的信息,需要通过认真核对以分别真伪。

3. 根据拥有的可靠信息和原有的经验判别 要善于运用拥有的可靠信息和原有的经验去与新获得的信息比较,如果新信息含有与拥有的可靠信息或原有经验一致的内容,则新信息可信度较高;反之,则可信度偏低。

4. 根据客观规律和科学原则进行判别 符合科学原则和客观规律的信息是可靠的,反之是不可靠的。例如，原材料、产品都是固体，不使用和生产溶剂的工厂发生职业性二氯乙烷事件就是不可靠的信息，因为它违背科学原则。

5. **向基层机构核实**　对中毒事件信息，直接向基层机构核实是最简单、有效的方法。直接向中毒事件发生地的基层医疗卫生机构核实，不仅有利于掌握中毒事件的第一手材料，也有利于掌握事件最新进展情况，还可以直接向基层传递如何妥善处置事件的信息和技术。即使所获得的信息较为可靠，直接向基层核实仍然是一个必要的环节。

6. **实验和实践判别**　对一些难以通过信息渠道判别的信息，尤其是新毒物导致的中毒信息，也可以通过实验验证或实践验证进行判别。

中毒信息的甄别是一项难度和工作量都很大的工作，有些信息运用上述某个单一方法是难以判别的，需要多种方法并用，才能完全识别真伪。

（五）信息的加工和利用

未经加工的信息，犹如未经冶炼的铁矿石，用途和使用价值都十分有限，但经过冶炼锻造之后，变成钢铁或机器部件，其价值就显著上升。

1. **建立中毒源信息库**　对收集到的信息，要及时整理，分类建立信息库。

2. **编制中毒源数据地图**　充分利用各类中毒源数据，分层编制数据地图。

3. **发布中毒信息报告**　及时统计汇总中毒信息，按季度或按年度定期发布中毒信息报告。

4. **研究中毒事件原因、特点、规律和影响因素**　通过对中毒信息的系统分析和研究，阐明中毒事件原因、特点、发生规律及其影响因素，筛选和优化有效、经济、实用的中毒预防、控制和治疗技术，为制定突发中毒事件应急预案提供科学依据。

5. **开展中毒事件风险评估和预测**　根据日常监测得到的中毒事件信息，评估和预测发生中毒事件的可能性和危害程度，报告中毒事件预测结果和危险情况。

二、突发中毒事件发生后应急监测

突发中毒事件发生后的应急监测，目的是全面、及时获取中毒事件信息，掌握中毒事件的原因、性质、特点、程度、波及范围和发展趋势等情况，为实施或调整中毒事件控制措施提供科学依据。

1. **中毒源监测信息**　收集、分析化学品、可能受污染的食品、药品、食品添加剂、饮用水、土壤、空气，以及病人胃内容物、血液、尿液等生物材料的监测、检测信息，以确定毒物种类、性质、强度或释放量、波及范围、中毒途径、暴露人群数量等。

2. **暴露人群应急健康检查信息**　收集分析可能遭受毒物影响的人群进行应急健康检查的情况和结果，以早期发现病人，减轻健康危害后果，准确评估危害程度。

3. **中毒患者诊治信息**　收集分析中毒患者临床表现、诊断、抢救、治疗效果信息，以利确定中毒原因，评估诊疗方案效果等。

4. **控制措施实施情况**　收集分析中毒事件控制措施实施情况，准确掌握事件处置具体情况，有利于判断控制措施的正确性和效果。

5. **中毒事件发展态势**　收集分析中毒人数变化、中毒病人病情变化、中毒事件波及区域信息，评价事件发展方向和趋势，以评价控制效果、调整应急响应状态。

6. **媒体和社会舆论信息**　掌握媒体和社会舆论对中毒事件处置的反应和评论，有助于全面了解中毒事件的社会影响、了解公众情绪，以及时调整媒体沟通策略，采取促进社会稳定措施。

7. 中毒事件应急资源信息　掌握中毒事件应急设备、医疗设施、药品、防护用品、交通运输工具等物质条件的保障、使用情况，及时、合理调配应急资源，以确保中毒应急资源供给和发挥最大效益。

8. 公众中毒知识和心理状况信息　掌握公众中毒知识水平和心理状况，有利于评价健康教育和心理咨询措施的有效性。

三、突发中毒事件信息的报告与发布

（一）信息报告

中毒事件信息报告是获得中毒事件信息的主要渠道，责任报告单位和责任报告人应当按规定及时报告突发中毒事件信息。

1. 责任报告单位和责任报告人　根据《突发公共卫生事件应急条例》、《国家突发公共卫生事件应急预案》和《卫生部突发中毒事件卫生应急预案》等规定，中毒事件责任报告单位为：县级以上各级人民政府卫生行政部门指定的突发公共卫生事件监测机构、各级各类医疗卫生机构、卫生行政部门、县级以上地方人民政府和检验检疫机构、食品药品监督管理机构、环境保护监测机构、教育机构。责任报告人为：执行职务的各级各类医疗卫生机构的医疗卫生人员、个体开业医师。

2. 报告时限和报告途径　突发事件监测机构、医疗卫生机构和有关单位发现中毒事件后，应当在 2 小时内向所在地县级人民政府卫生行政主管部门报告，并即时通过突发公共卫生事件报告和管理信息系统报告；接到报告的卫生行政主管部门应当在 2 小时内向本级人民政府报告，并同时向上级人民政府卫生行政主管部门和国务院卫生行政主管部门报告。

任何单位和个人都有权向国务院卫生行政部门和地方各级人民政府及其有关部门报告突发中毒事件及其隐患，也有权向上级政府部门举报不履行或者不按照规定履行突发中毒事件应急处理职责的部门、单位及个人。

3. 报告分类和报告内容　突发中毒事件报告分为首次报告、进程报告和结案报告，应当根据事件的严重程度、事态发展和控制情况及时报告事件进程。

（1）首次报告：指发生中毒事件后的第一次报告。首次报告内容包括突发中毒事件的初步信息，应当说明信息来源、危害源、危害范围及程度、事件性质和人群健康影响的初步判定等，也要报告已经采取和准备采取的控制措施等内容。

（2）进程报告：进程报告内容包括事件危害进展、新的证据、采取的措施、控制效果、对事件危害的预测、计划采取的措施和需要帮助的建议等。进程报告在事件发生的初期每天报告，对事件的重大进展、采取的重要措施等重要内容应当随时口头及书面报告。重大及特别重大的突发中毒事件至少每日进行进程报告。

（3）结案报告：结案报告内容包括事件发生原因、毒物种类和数量、波及范围、接触人群、接触方式、中毒人员情况、现场处理措施及效果、医院内处理情况等，还要对事件原因和应急响应进行总结，提出建议。结案报告应当在应急响应终止后 7 日内呈交。

此外，任何单位和个人有权向人民政府及其有关部门报告突发事件隐患，有权向上级人民政府及其有关部门举报地方人民政府及其有关部门不履行突发事件应急处理职责，或者不按照规定履行职责的情况。

（二）信息发布

信息公开是行政工作的基本原则，接到中毒事件信息报告的地方人民政府、卫生行政主管部门，应当立即组织力量对获得的报告事项进行调查核实、确认，采取必要的控制措施，并及时通报、公布调查情况。

1. 通报

（1）各级卫生行政部门在处理突发中毒事件过程中，应当及时向环境保护、安全生产监督管理、公安等相关部门通报卫生应急处理情况；并及时获取其他相关部门处理突发中毒事件涉及的相关信息，及时掌握中毒事件涉及的卫生应急工作情况。

（2）国务院卫生行政主管部门应当根据发生突发事件的情况，及时向国务院有关部门和各省、自治区、直辖市人民政府卫生行政主管部门以及军队有关部门通报。

（3）县级以上地方各级人民政府卫生行政部门接到跨辖区的中毒事件报告，应当通知有关辖区的卫生行政部门，并同时向共同的上级人民政府卫生行政部门报告。

（4）中毒事件发生地的省、自治区、直辖市人民政府卫生行政主管部门，应当及时向毗邻省、自治区、直辖市人民政府卫生行政主管部门通报。

（5）接到通报的省、自治区、直辖市人民政府卫生行政主管部门，必要时应当及时通知本行政区域内的医疗卫生机构。

2. 发布　国务院卫生行政主管部门负责向社会发布突发中毒事件的信息。必要时，可以授权省、自治区、直辖市人民政府卫生行政主管部门向社会发布本行政区域内突发中毒事件的信息。

中毒事件信息发布应当主动、及时、准确、全面。

四、突发中毒事件预警

（一）预警的概念和类别

中毒事件预警，是指在中毒事件发生之前以及事件发展过程，通过对监测资料的分析，依据中毒事件发生、发展规律，开展风险评估，预测中毒事件发生的可能性及中毒事件对特定人群危害的程度并由各级政府或卫生行政部门对社会发出的警示。预警目的是向区域内的行政部门、专业机构发出启动相应准备和响应的指令，也是提醒公众或特定人群在物质、心理上进行相应的准备。从而最大程度地减低中毒事件所造成的损失。

中毒事件预警按发布时间与中毒事件的关系，可分为事前预警、事中预警和事后预警。

1. 事前预警　在中毒事件发生前发出的预警，可分为：

（1）一般预警：根据中毒事件发生规律、中毒发病趋势、中毒相关自然因素、环境因素变化等情况，当发现中毒事件风险增高时发出的预警。例如，根据天气变冷，使用燃煤取暖人数增多的情况，发出预防一氧化碳中毒预警；根据赤潮、海水藻类毒素增多等情况，发出不要进食赤潮区域海产品预防藻类毒素中毒预警；根据天气炎热，细菌容易大量繁殖，发出预防细菌性食物中毒预警等。

（2）特别预警：根据空气、水源、土壤、食物、药品等的污染情况，当发现中毒事件风险增高时发出的预警。例如，根据水源水上游发生化学品泄漏污染事件，向下游群众发出不要使用污染水源,预防中毒的预警;根据某食品、药品受污染情况,发出停止进食某食品、某药品预防中毒的预警。

(3)紧急预警:发现中毒病例,根据已发现的中毒线索,对同一暴露人群发出的预警。例如,发现有人因进食来自某地的热带鱼而发生中毒,发出不吃某地热带鱼预防中毒的预警。根据某种病情病例骤然增多,用传染病、流行病、地方病和其他群体性疾病不能解释的情况,发出预防中毒预警。

2. 事中预警　在中毒事件发生之后,根据中毒源的性质、强度或释放量、中毒途径、中毒人数、中毒程度、波及范围、接触人群特征和中毒事件控制措施实施情况进行评估、预测,当发现中毒事态有可能扩大时作出的预警。发现以下情形之一的,应当作出事中预警:

(1)中毒原因和中毒途径尚未明确;

(2)实际暴露人群数量或中毒人数明显大于原掌握数量;

(3)中毒事件实际波及区域大于原掌握情况;

(4)中毒人数持续增加;

(5)中毒源尚未消除等。

3. 事后预警　在某次中毒事件处理完毕之后,发现类似中毒事件仍有可能发生的情况而发出的预警。但对于未来可能发生的中毒事件,也属于事前预警。例如,某沿海城市发生3名外来民工进食河豚中毒死亡事件后,发出预防河豚中毒预警;某地发现某户居民1家4口进食毒蘑菇中毒死亡事件后,发出避免采食野生蘑菇,预防毒蘑菇中毒预警。

(二)突发中毒事件预警

中毒事件预警的目的在于警示风险、及时反应、主动应对、防灾消灾。

1. 预警机制　预警机制是指由灵敏的中毒信息监测网络、成熟的风险评估和预测技术、完善的预警制度以及良好的保障条件组成的中毒事件预警体系。

(1)各地要结合当地实际,发挥现有的公共卫生服务网络和信息管理网络作用,确定符合当地实际的中毒信息监测网络模式,建设全面覆盖、灵敏、高效的中毒信息监测网络。

(2)中毒防治专业技术机构和疾病预防控制机构,要围绕当地突出中毒问题,积极开展中毒风险评估技术和预测技术研究,探索建立适合当地实际的风险评估模型,及时、准确作出中毒预警。

(3)法制化、规范化。预警是防范、应对中毒事件的重要环节,其实施需要动用大量社会资源,也会对社会团体、企业及公众个体带来影响,所以要不断总结预警规律,建立起预警的法律保障机制。

(4)县级及以上人民政府卫生行政部门要在机构、人才队伍、经费和装备等方面为中毒事件预警提供物质保障,落实预警制度,不断提升预警能力和水平。

2. 中毒风险评估　指中毒事件发生之前,对中毒事件发生的可能性和危害程度以及中毒事件发生之后、结束之前对中毒事件发展趋势进行量化评估的工作,即量化测评中毒事件发生及其影响的可能程度。

(1)事前:县级及以上人民政府卫生行政部门应当组织专家,开展毒物及突发中毒事件对公众健康危害的风险评估,为政府相关部门开展中毒预警和制定防控对策提供参考。

(2)事中:发生突发中毒事件或发现可能造成突发中毒事件的因素后,根据有毒物质种类、数量、状态、波及范围、接触人群以及人群中毒症状等,及时开展动态评估,提出预防和控制建议。

（3）事后：突发中毒事件卫生应急响应结束后，承担应急响应工作的卫生行政部门应当组织有关人员对突发中毒事件影响程度和卫生应急工作进行评估，及时总结卫生应急工作中的经验、教训。评估报告应当上报本级人民政府和上一级卫生行政部门。

3. 发布预警　县级及以上人民政府及其卫生行政部门应当根据可靠的风险评估结果和中毒事件预测结果，有关法律、行政法规和国务院规定的权限和程序，发布相应级别的警报，决定并宣布有关地区进入预警期，同时向上一级人民政府报告，必要时可以越级上报，并向当地驻军和可能受到危害的毗邻或者相关地区的人民政府通报。

（1）预警级别：按照突发中毒事件发生的紧急程度、发展势态和可能造成的危害程度分为一级、二级、三级和四级，分别用红色、橙色、黄色和蓝色标示，一级为最高级别。预警级别的划分标准由国务院或者国务院卫生行政部门制定。

（2）预警的内容：包括中毒事件类型、可能发生的时间、地点、程度、区域、人群、预防措施等六个要素。

（三）预警后措施

1. 三级、四级预警发布后措施　宣布进入预警期后，县级以上地方各级人民政府应当根据即将发生的突发中毒事件的特点和可能造成的危害，采取下列措施：

（1）启动应急预案；

（2）责令有关部门、专业机构、监测网点和负有特定职责的人员及时收集、报告有关信息，向社会公布反映突发中毒事件信息的渠道，加强对突发中毒事件发生、发展情况的监测、预报和预警工作；

（3）组织有关部门和机构、专业技术人员、有关专家学者，随时对突发中毒事件信息进行分析评估，预测发生突发事件可能性的大小、影响范围和强度以及可能发生的突发事件的级别；

（4）定时向社会发布与公众有关的突发事件预测信息和分析评估结果，并对相关信息的报道工作进行管理；

（5）及时按照有关规定向社会发布可能受到突发中毒事件危害的警告，宣传避免、减轻危害的常识，公布咨询电话。

2. 一级、二级预警发布后措施　宣布进入预警期后，县级以上地方各级人民政府除采取三级、四级预警期的措施外，还应当针对即将发生的突发中毒事件的特点和可能造成的危害，采取下列一项或者多项措施：

（1）责令应急救援队伍、负有特定职责的人员进入待命状态，并动员后备人员做好参加应急救援和处置工作的准备；

（2）调集应急救援所需物资、设备、工具，准备应急设施和避难场所，并确保其处于良好状态、随时可以投入正常使用；

（3）加强对重点单位、重要部位和重要基础设施的安全保卫，维护社会治安秩序；

（4）采取必要措施，确保交通、通信、供水、排水、供电、供气、供热等公共设施的安全和正常运行；

（5）及时向社会发布有关采取特定措施避免或者减轻危害的建议、劝告；

（6）转移、疏散或者撤离易受突发中毒事件危害的人员并予以妥善安置，转移重要财产；

（7）关闭或者限制使用易受突发中毒事件危害的场所，控制或者限制容易导致危害扩大的公共场所的活动；

（8）法律、法规、规章规定的其他必要的防范性、保护性措施。

（四）预警变更、解除和应急响应终止

1. 预警级别的变更　发布突发中毒事件预警的人民政府卫生行政部门，应当根据导致中毒事件的毒物种类、强度或释放量、波及范围、接触人群、中毒表现、中毒事件发展、变化等情况，及时开展动态评估，按照有关规定适时调整预警级别并重新发布。

2. 预警的解除　有事实证明不可能发生突发中毒事件或者危险已经解除的，发布警报的人民政府卫生行政部门应当立即宣布解除警报，终止预警期，并解除已经采取的有关措施。

3. 应急响应终止　突发中毒事件卫生应急响应的终止必须同时符合以下条件：

（1）突发中毒事件危害源和相关危险因素得到有效控制；

（2）无同源性新发中毒病例出现；

（3）多数中毒病人病情得到基本控制。

各级卫生行政部门要适时组织专家对是否终止突发中毒事件卫生应急响应进行评估，并根据专家组的建议及时决定终止卫生应急响应。

第三节　中毒事件病因研究方法

一、概念及意义

（一）病因研究的基本概念和分类

1. 病因概念　泛意的病因指造成人体健康处于异常状态的遗传特质及外界环境因素，这些因素既包括客观存在的因素，也包括心理精神因素。病因要作用到个体或特定的人群才能够起作用；不同物种和个体对同一致病因子反应可以不同；不同类别或同一类病因间同时作用于特定人群时会出现复杂的交互作用。中毒病因是指事件中造成人群健康损害的毒物。

流行病学认为那些能使人群发病率升高的因素为病因。用数学方式表达为事件中的因素或特征类别之间的一种关联，改变某一类别（X）的频率或特性，就会引起另一类别（Y）的频率或特性的改变，这样 X 就是 Y 的原因。在流行病学中的病因亦称为危险因素（risk factor），即：使疾病发生的概率升高的因素。流行病学病因一般仅在病因研究的过程中使用，对分析推断实体病因，制定防控措施起到指导作用。

所以，从突发事件应急处理上看，病因的概念分为实体病因和流行病学病因两类，其含义及在突发事件应急处理中的意义完全不同。本书中提到的病因均指实体病因。

2. 病因及相关概念　病因的致病效应十分复杂，有一种原因引起一种疾病的，也有一种原因引起多种疾病的，还存在多种原因都引起机体相同的病理改变的，也会出现多种因素协同作用引起一种疾病。从疾病发生规律上看，还可以分为必要病因和充分病因；直接病因与间接病因等。

（1）直接病因：即只有该因素存在，才能引起疾病，故称直接病因。毒物均为中毒的直接病因。此直接病因不能理解为存在该因素就一定会引起人群或个体发病。

（2）遗传特质：即与中毒发病有关的个体或特定群体的遗传特点。主要包括两个方面，其一是特殊的遗传特性是某些个体对特定毒物敏感性增高。如肝豆状核变性病已明确属常染色体隐性遗传性铜代谢障碍，造成铜在体内过度蓄积。其二是在人体成长的某些阶段发生特定的毒性作用，如儿童时期，铅对智商有影响。在中毒类疾病中，这些因素多为影响暴露的危险因素。

（3）危险因素：指在一群体中，某一或多个因素与目标疾病发生（或设定的相关指标）存在相关性，这里一般指正相关。多表现为该因素存在和增强，有关疾病发病率增高；而当其被消除或减低后，又可以使该病的发病率下降。是应用流行病/统计学方法对因素关系的描述。例如儿童血铅中毒的发生除儿童有铅暴露外，居住环境通风差、营养不良、儿童的行为特征等，这种与发病率消长有关的因素，就称之为"危险因素"。有专家将危险因素称为流行病学病因，这种提法容易造成研究过程中的混淆，也容易在应用中对专业人员和公众带来误解。

（二）病因研究在医学实践中的重要性

随着对生命、健康、疾病科学认识的深入，现代医学分成了基础医学、预防医学、临床医学等二级学科，二级学科下又分成若干层亚学科，总的趋势是一个逐步细分的过程。学科的发展都是围绕着对疾病的发生发展的认识、预防控制和诊断治疗，以及研究手段的研究展开。各学科往往围绕一组基本知识或技能点展开，形成相对封闭的体系，这种结构能够将研究深化，但同时也出现了将完整的生物体和疾病分割，这种对疾病认识的分割加大了对疾病整体认识的难度。

从疾病发生、发展、医学干预、预后的过程来看，影响疾病发生的因素、生物体的改变及人体各系统组织变化的关系都是关联连续的过程，虽可人为的分为多个阶段，但每个阶段又有许多影响因素，认识往往有限。近年发生的重大疾病病因判断中的重大失误都与认识问题的局限性有直接关系。

如何发现病因，阐明相关因素在疾病发生发展中的作用，引导我们控制疾病、治疗患者，正确认识病因是其关键一步，主要表现在：

1. **是认识健康和疾病的根本**　人类医学体系从建立起就开始了病因研究。古代西方医学认为每一种疾病都是由某一种必不可少的致病因子引起的，没有这种特异致病因子，某一疾病就不可能发生。这种"特异病因学说"和我们先民认为的阴阳五行致病学说，都是从实践中总结提出的。随着研究的深入，人类认识到疾病的发生和流行，往往涉及多方面的因素，病因由"单因论"演变到"多因论"再到现代生物‑心理‑社会病因模式。相应医学实践都是在对疾病病因认识的基础上开展的。

2. **是制定应对策略的依据**　公共卫生策略的制定和实施都是基于对疾病原因及发生发展过程的充分认识基础上开展的。

3. **是控制突发事件的前提**　对群体性不明原因疾病事件，查找病因显得尤为重要，特别是怀疑为中毒事件时，迅速查清致病原因，对于抢救中毒患者，给予特异、针对性的治疗以及保护处于危险之中的人群至关重要。突发中毒事件控制的关键是病因的控制，对病因的研究贯穿突发事件处置的全过程。

4. **是开展病人诊治依从的基本思维方法**　临床思维是针对个体患者开展的辩证思维，但医师要遵循临床毒理学规律，应用病因学手段才能得出正确的诊断。

二、病因征兆

引起中毒事件的原因存在于我们生存的环境中,而其多面性、复杂性及随其他因素的不断变化使我们难以确定环境中存在因素与中毒发病关系,也有专家把此特征描述为"隐匿性"。

事物间具有广泛的联系,客体的变化也会带来主体的改变,而这些变化是有规律可循的。从毒理学上来看,某一外界环境下特定毒物与人体作用会产生相应的健康效应,这些效应表现为特定组织器官(靶器官)的改变具有规律性。所以病因研究的起点为特定线索的筛选,这些与所研究的中毒特征有关的线索一般称为征兆。

(一)征兆对病因研究的重要性

任何一项突发公共卫生事件,在最初阶段都应将其看作为不明原因事件进行调查处理,根据调查过程中发现的证据,逐步查明病因。

病因分析过程是一个由浅入深、由表及里、从现象到本质的循序渐进过程。从调查环境因素,分析患者的临床表现入手可为其他调查工作提供线索;通过事件现场的背景调查,能分析事件的流行特征,收集能够满足研究所用的征兆数据,进而通过思维构建起病因假设。已采取的干预措施的结果也是重要的征兆。

对患者的症状、体征、实验室检测结果、临床治疗效果及转归等资料进行分析后的结果以及判定疾病主要影响的器官、病原种类、影响环节等均是筛选征兆的线索,一般将患者临床资料归纳为症候群用于分析。

(二)征兆类别及特点

1. 基本征兆(临床症状线索) 患者的临床表现为病因提供基本征兆。根据发热(热度、热型、热程)、起病特点、病情进展、临床检验结果,判定是感染性疾病可能性大、还是非感染性疾病可能性大。若感染性疾病可能性大,进一步区分是细菌性感染、病毒性感染或是其他病原微生物感染,同时,初步判定是否具有传染性,并从主要症状和靶器官受损情况提示可能的传播途径。若考虑是非感染性疾病,则需要先判定是否为中毒。如果是中毒,则结合接触史资料,并通过一些特殊体征寻找引起中毒的毒物类型征兆。还需要考虑是否为心因性、过敏性,或其他原因等。对于致病因子的甄别可按下列顺序进行分析:首先考虑常见病、多发病,再考虑少见病、罕见病,最后考虑为新发疾病。

2. 流行病学征兆 疾病的流行病学特征即疾病的时间、地区、人群分布。各种疾病都有其各自的流行病学特征,不同类型的疾病呈现的分布特点各异。

(1)事件相关的时空及人群情况:通过对事件发生地或首发病例所处的空间、发生时间及这个时空内人群情况的了解,能够对事件发生情况、事件病因指向及研究工作规模及需要的技术手段做出判断,为其他线索设定及发现新的征兆提供指引。

(2)环境因素:包括地理、气候、建筑、交通设施及工厂、仓库等人造环境的情况,发现可疑危害源,判断人群暴露关系,扩大致病毒物搜索范围,发现特征性征兆,印证在事件/首发病例调查中的研究指向。如气候能够决定农药使用的种类和使用量,还能决定有毒动植物和大型真菌类的存在方式。

(3)人文特征:包括事件发生地的宗教信仰、生活习惯、产业布局、经济收入水平、社区组织方式等,还要了解当地民众中流行的传说、异常的现象等。如在云南某现场方圆数十公里都流传着"巫婆"脸变红与某些群体性事件发生有关系的传说，调查结果显示夏秋季湿润气候通过改变岩石中氧化铁的含量使得山岩变得略带红色，此时某大型真菌在这种气候下也会生长茂盛，导致某些群体事件发生。

（4）人群健康资料：人群可以根据不同的自然和社会属性，如年龄，性别，民族，职业，宗教，婚姻与家庭，流动人口等都对事件发生有不同的影响，如低年龄段儿童容易误食药物和有毒动物导致中毒。此外，分析人群的特征以及行为特征能提供可能暴露的征兆。此外，根据人群的特征还能为确定高危人群提供帮助。

（5）个体表现特征：不同个体之间存在的差异对暴露的结果产生影响，如代谢的多态性。个体所处的状态，如有基础性疾病、怀孕等可增加个体对某些致病因子的敏感性。

（三）征兆关系权重及证据链的构建

征兆与病因关联的形式有：间接的关联和因果联系。因此，在进行因果推断时，需要确定其真实性，并对各种征兆关系进行判断和权重，然后用因果推断的标准进行衡量。如果能够构建完整的证据链，则可判断征兆与病因有因果联系，反之，因果联系不能成立。归纳起来，常用的判断标准有以下8条：

1. **联系的时间性**（顺序）　先因后果，征兆中的因素的暴露必在中毒发生之前，这就是联系的时间性。

2. **联系的强度**　联系的强度可以用征兆中的因素与中毒之间的关联强度指标如优势比（odds ratio，OR）、相对危险度（relative risk，RR）、归因危险度（attributable risk，AR）等予以衡量。联系的强度越大，成为因果联系的可能性越大。

3. **联系的特异性**　原本指某中毒只与某征兆因素的暴露有关，或某征兆因素只引起某种中毒。随着人们对病因认识的不断深入，联系特异性的概念得到了扩展。如当多种因素均与一种中毒有关或当一种因素与多种中毒性疾病有关时，如果某因素与某一中毒的联系强度最大，那么可认为该因素与该中毒之间联系的特异性强。联系的特异性越强，则因果联系的可能性越大。

4. **联系的重复性**　指某征兆因素与某中毒的关系可以在不同的人群、不同的地区和不同的事件重复观察到。

5. **征兆因素与疾病的分布一致性**　中毒性疾病在空间、时间或人群中的分布应与研究的征兆因素相一致。否则，因果联系是难以成立的。这实际上是利用集团资料反映的生态学相关，即征兆因素与疾病在各集团（人群亚组）间呈共同变动关系。

6. **剂量 - 反应关系**　随着对某因素暴露剂量的变化，中毒的频率（发病率、死亡率等）也相应发生变化，即两者存在剂量 - 反应关系，则因果联系的可能性较大。针对等级资料或连续性变量资料，有等级 OR 或 RR、等级相关系数和积差相关系数等反映剂量 - 反应关系的指标。

7. **实验研究证据**　指观察到的征兆与疾病之间的联系可以得到实验流行病学或实验研究的支持。如对某可疑因素干预后研究疾病的发病率下降、研究因素与研究疾病间的联系可以得到实验室分析结果的支持等。在这种情况下，两者因果联系的可能性增大。

8. **关联的合理性**　一方面是指对征兆与疾病联系的解释与现有理论知识不矛盾，符合疾病的自然史和生物学原理。另一方面是指研究者从自身的知识背景出发，支持因果联系的把握度。联系合理性的判断受到了当时科技发展水平以及研究者知识背景和能力的限制。

三、病因假说形成及判定原则

（一）假说建立

病因假说是通过对现象、数据处理，应用系统分析，现象、效应时空定位，归纳形成的因果结构体系，病因就是这个体系的源头和起因。所以，假说是病因研究最具理性思考的成果，也是病因研究的关键步骤之一。

病因假说正确与否关系到病因研究的成败。通过流行病学调查或收集有关资料，了解疾病的分布特征，并将疾病的分布特征与可能的影响因素联系起来，可提出一个或多个病因假设。提出病因假说的方法主要有下面四种：

1. **差异法**　即从差异中找线索。如果两组人群（如普通人群和发病人群）发病率有明显差异，而两组人群在某种因素上也有区别，则这种因素就是病因研究中的危险因素，是病因研究的素材。例如，吃过某种食品的人中间某病的发病率高，而没有吃过这种食品的人中间几乎没有这种病发生，这种食品便成为了发病的危险因素。因为差异法是两种情况的比较，通过此方法能够筛出一系列征兆，是形成病因假说的重要方法。在应用此方法时，要求两种情况最好仅在比较的某一点上不同，其他方面应基本相同，否则易发生错误。

2. **求同法**　即从一致中找线索。如果不同情况下的病人均具有类同的因素时，则这种因素有可能是病因。例如，某地在春节期间发生百余名症状相同的不明疾病，经调查发现病人均有吃涮羊肉的经历，后来证明所吃的羊肉有旋毛虫寄生。求同法的可靠性，与观察的数量及不同情况差异的程度有关。观察的数量越多，各种情况之间的差异越大，求同法越可靠。

3. **共变法**　即从共变中找线索。某一因素的量变能引起某病发病率的变化时，则这种因素为重要危险因素。例如，美国 21 城市儿童的龋齿平均数，随着饮水含氟量的增加而减少，所以饮水含氟量减少可能是龋齿的原因。共变法与前面两种方法不同，它是以现象变化的数量或程度来推断因果联系的，因而往往可以获得剂量 - 效应关系，其可靠程度越大，但两个变量关系必须在一定的限度内，否则共变关系将会不明显。

4. **类比法**　即从类比中找线索。如某未知疾病与已知的某种中毒病有相近的分布特征时，则可考虑两种疾病有某种共同的病因；某病的临床表现与已知的某种中毒一致，应考虑引起这种未知疾病的毒物在结构上与已知毒物的一致性。例如，某地发生一起以严重横纹肌溶解为典型表现的群发事件，发生家庭为养殖户，已知用于治疗牲畜球虫病的莫能菌素能够引起人横纹肌溶解，所以在调查和毒物检测中重点检测聚醚酯类物质，食物标本中很快发现了此类兽药的另外一个产品——盐霉素。由于类比法应用前提是临床毒理学和流行特征的准确把握，因此类比法很容易发生错误，仅能够作为参考方法。

（二）甄别和证伪

提出的病因假设是建立在众多证据（危险因素）的基础上的，这些证据或支持所建立的假说、或不支持所建立的假说，不要因某一（或多个）证据不支持就否定这一假说。在复杂的事件病因研究中，在事件处置的不同时期或同一阶段提出多个病因假说，这就需要通过发现更多证据、开展实验研究对所建立的假说进行再判断，这个过程中也会对已有的证据的真伪进行验证和甄别。

四、病因研究的工具

（一）流行病学

流行病学是研究疾病分布规律及影响因素的学科。流行病学的主要方法有：

1. 现场调查技术　现场调查是流行病学收集研究信息的主要手段。与研究设计和资料分析相比，因其不具有重复性而显得格外重要。任何一项流行病学研究都应遵循一个指导原则：即在研究设计和资料分析两者之间建立最有力的连接。现场调查是连接两者的最有力的桥梁。因此，流行病学研究应在研究设计阶段尽力选择或设计有效可靠的资料收集手段、现场操作方法，同时注意影响资料收集有效性的因素。调查技术主要包括现场观察、访谈及敏感问题随机应答技术等；现场流行病学调查中，有价值的环境和生物学标本的采集是十分必要的，特别是当一个现场发生中毒事件时，应及早采集所需标本，尽快检验，确定诊断。

2. 定性研究方法　定性研究方法指的是在自然环境下，使用实地体验、开放型访谈、参与型和非参与型观察、文献分析、个案调查等方法对社会现象进行深入细致和长期的研究；其分析方式以归纳为主；流行病学应用的定性研究方法主要包括观察法、访谈法、地图法、快速评估和情境分析等，通过这些方法收集资料，充分了解调查对象的社会人口学特征、行为特征以及其他与疾病和健康相关特征，从而在此基础上建立假设和理论。

3. 描述性研究　描述性研究的基本方法就是通过在特定人群中收集社会人口学特征资料、疾病和健康状况相关的资料，然后按照地区、时间、人群特征计算疾病和健康状况的频率指标，如发病率、患病率、死亡率等，即描述疾病或健康状况的地区特征、时间特征和人群特征。在地区上按不同的地区和环境，如国家、地区、城乡、经纬度、海拔高度、地形等分组；在时间上可采用人为的单位按年、季、月、旬、周、日、时等分组；人群可按年龄、性别、职业、文化程度、经济状况、民族、种族、居住条件、生活习惯与嗜好等来分组。

4. 队列研究　队列研究方法就是在研究开始时，按照是否暴露于某因素将人群划分为暴露组和非暴露组。如果有两个以上的队列，每个队列可以具有不同的暴露水平或暴露类型，然后随访各组一定时间，通过测量及比较各组疾病的发病率或死亡率，确定暴露因素与疾病的联系，从而达到检验病因假设的目的。

5. 病例对照研究　病例对照研究的基本原理是以确诊的患有某特定疾病的一组病人作为病例，以不患有该病但具有可比性的一组个体作为对照，通过询问、实验室检查或复查病史，搜集既往各种可能的危险因素的暴露史，测量并比较病例组与对照组中各因素的暴露比例，经统计学检验，若两组差别有意义，则可认为因素与疾病之间存在着统计学上的关联。在评估了各种偏倚对研究结果的影响之后，再借助病因推断技术，推断出某个或某些暴露因素是疾病的危险因素，从而达到探索和检验疾病病因假说的目的。这是一种回顾性的从果查因的研究方法，是在疾病发生之后去追溯假定的病因因素。

（二）个体诊断及病理定位研究

1. 病史及体格检查　有明确的毒物接触史，并且毒物吸收达到一定剂量后，才会急性中毒，毒物作用于人体往往有靶器官。但中毒事件现场往往由于各种复杂情况，可能会出现因个体隐瞒毒物接触史、强调毒物接触史而隐瞒其他病史、接触毒物品种不详或提供错误病史等干扰诊断。体格检查方法有视诊、触诊、叩诊、听诊和嗅诊，是客观地了解和评估病人身体状况的一系列最基本的检查方法。初检急性中毒病人时，发现的某些体征可作为诊断依据的参考或迅速提供线索。如气息异常、多汗、皮肤色泽改变等。在急性中毒时，有些临床表现为其他疾病所共有，有些则具有相对特异性，且不同毒物急性中毒潜伏期各异。

2. 实验室检查及辅助检查　实验室测定接触的生物标志物或者效应的生物标志物来判定急性中毒病因。接触的生物标志物是反映机体生物材料中毒物或其代谢产物的含量，这是急性中毒时常用的测定项目，是吸收毒物的主要依据之一。可测出中毒毒物的品种（定性）及吸收的剂量（内剂量）。常用的测定材料为血、尿、粪便等，血液净化液或胃内容物等也可应用，必要时以毛发、指甲、乳汁等作为检测材料。效应的生物标志物是测定机体中的生化、生理及脏器形态或功能改变的指标。包括特异性的效应生物标志物和有诊断疾病意义的标志物。特异性效应生物标志物即急性中毒后因毒作用所造成机体生物化学或细胞形态学等方面特异改变的指标，如血中碳氧血红蛋白、高铁血红蛋白、全血胆碱酯酶活性、血锌卟啉、红细胞 Heinz 小体等测定。有诊断疾病意义的标志物，是临床上常用的项目，有实验室检查项目如血、尿常规，血小板、网织红细胞，血液肝、肾功能试验，血凝血酶原时间、电解质等测定；辅助检查如心电图、脑电图、肌电图、X 射线、电子计算机断层扫描、磁共振、肺功能、血气分析、放射性核素、超声波、活体组织检查等。这些检查有定位意义，可作为判断某一脏器有无疾病及严重程度的指标，在急性中毒诊断中有重要价值，但缺乏病因学的特异性。

3. 临床诊断和病理改变的定位　对死亡原因不明而疑有急性中毒的死亡病例应进行尸检，以证实或否定中毒提供可靠的证据。如在生前临床诊断虽已基本明确为急性中毒，但尚有某些问题不能完善解释，或涉及处理上某些问题，也应尸检，使诊断更为肯定，为妥善解决问题提供依据。

（三）实验研究

是在可控条件下对事物测定、过程验证及因果关系判断。是病因研究中关键研究手段。此方法是对现场、个体发现的证据的测量，或对提出线索和方向延伸的索证过程。

科学实验分为以下类型：

1. 定性实验　判定研究对象是否具有某种成分、性质或性能；结构是否存在；它的功效、技术经济水平是否达到一定等级的实验。一般说来，定性实验要判定的是"有"或"没有"、"是"或"不是"的，从实验中给出研究对象的一般性质或其他事物之间的联系等，定性实验多用于某项探索性实验的初期阶段，把注意力主要集中在了解事物本质特性的方面，多是定量实验的基础和前奏。

2. 定量实验　研究事物的数量关系的实验。这种实验侧重于研究事物的数值，并求出某些因素之间的数量关系，甚至要给出相应的计算公式。这种实验主要是采用物理测量方法进行的，因此可以说，测量是定量实验的重要环节，定量实验一般为定性实验的后续，是为了对事物性质进行深入研究所应采取的手段，事物的变化总是遵循由量变到质变，定量实验也往往用于寻找由量变到质变关键点，即寻找度的问题。

3. 验证性实验　为掌握或检验前人或他人的已有成果而重复相应的实验或验证某种理论假说所进行的实验。这种实验也是把研究的具体问题更深层次或更广泛的方面发展的重要探索环节。

4. 结构及成分分析实验　它是测定物质的化学组分或化合物的原子或原子团的空间结构的一种实验。

5. 相对比较实验　为了寻求两种或两种以上研究对象之间的异同、特性等而设计的实验。即把两种或两种以上的实验单元同时进行，并作相对比较。

中毒事件病因研究中最常用的实验研究方法有环境及生物材料的理化分析、环境特征物的形态鉴定、物质的毒性鉴定、有毒生物的分子鉴定等。

五、病因研究模型

医学已经阐明了传染病发生病原体、宿主和环境之间的关系，而中毒事件的判断与物质毒性特征、人群暴露和公众健康效应有关，建立中毒病因模型对引导开展征兆的发现、证据寻找、假说形成及最终病因的确定具有重要意义。

（一）证据

对于突发中毒事件的病因研究，应运用病因研究的工具，分为现场、病例研究和实验研究三个方面。病因研究要从事件发生的时序、地点等空间位置情况、人群发生的效应和强度三个方面收集证据。

1. 个案病例研究　通过指证病例（可以不限于 1 个病例，一般选取首发病例或具备能代表本事件主要患者临床特征的典型病例，对持续久的多点发病情况，亦可选取某一典型发病人群指证病例）的病史、临床特征及辅助检查资料，通过暴露 - 损伤的分析，推断出剂量 - 效应关系、靶器官特征等，为中毒事件发生、事件现场调查方向提供有益的线索，并能引导开展现场调查和实验室检测。所以事件中指证病例是病因研究的重要关注领域。

2. 现场研究　收集事件发生现场的环境和人群的时空数据，构建出事件发生人群和环境的关系，提示病因类型，为实验室研究提供方向。现场研究常用人员访谈、探访取证、证据测量等方法。

3. 实验室研究　事件所处的时空环境是动态变化的，研究往往是在有限的时空点上或层面进行，实验室研究就是通过构建特定环境，观察目标指标的改变，或通过实验室手段认识观察指标的精确（细微）结构，以达到对部分个案、现场指标的确认。

（二）证据关系

病因研究基本工作是证据，在繁杂的病因证据中，首要是明了所获得的证据含义，然后开展证据关系的分析判断。

1. 证据含义　研究过程当中往往能够获得各种证据，例如气候特征、公众生活习惯、临床检验数据或毒性研究数据等等。在研究过程中要对新出现的证据通过考察其来源、获得的方法及质量控制措施等进行评估，诠释其含义。

2. 证据强度判定　由于证据的来源、证据的数量、证据的内容不一，因此每种证据的强度也不一，需要对证据进行分类，对证据能否真实代表其含义进行判断。多个证据构成的证据簇往往具有更高的强度，同时，证据的积累强化假说的强度，无须所有证据或证据簇均为阳性结果，符合现场、病例和实验研究三方面保持一致性结果就能基本得出病因。但应该重视不支持假设病因证据的意义。

3. 同一类证据间关系判断　同一类中的每个证据往往也有其特有的含义，相互间关系密切，实践中需要对属于一类的所有证据进行归纳分析，得出判定，判定结果可以是单一的，也可以仅仅是方向性的。同类证据间是平行的关系，不能替代其他类别的证据。

4.不同类证据间关系 每类证据说明的是特定的病因证据面上的认识，在病因研究中，类之间关系的分析是建立病因假说和判定疾病原因的重要因素。如三方面证据具有一致性，且都支持某一假说的话，对假说的建立和病因确立有支持作用；如仅有两方面或一方面证据支持某一假说，且证据间一致性差，就需要考察所获得的证据，同时要寻找新的证据。不同类证据间是交叉的关系。

无论何种证据其获得及假说的合理性均受到技术水平以及研究者知识背景和能力的限制。

（三）中毒病因

病因建立是从量变到质变的过程，从普遍意义上来说，事物间具有广泛的联系，如果强调获取所有信息才能判断病因往往会陷入虚无主义中。中毒事件发生突然、事件进展迅速，只有根据其规律获取最具有意义的证据，并依据内在逻辑建立起假说，并随证据数量和质量的积累，确定中毒病因。

在数据采集由表面逐渐深入、由现象到本质的过程中，证据不断更新，病因假说不断被验证，从而推断中毒病因。证据与病因之间不是一对一、静态的关系，而是随着旧证据的不断扩充、新证据的发现，以及证据间关系的确认，病因认识也逐步深化。各种证据实际上是反映了正确病因的某一方面，病因研究也体现人们对中毒病因的认识过程。

（四）中毒病因研究模型建立

从综合各方面病因研究结果，系统构建出中毒病因模式的角度，中毒病因模型类似由三条腿支撑的"凳子"。其特点是：三条"腿"，相当于三方面证据，分别是临床医师从个体病例获得的、现场调查发现的证据，以及在实验室条件下开展的工作；掌（读 chèng，腿间的横木）相当于各方面证据间的关系，而形成的假说或病因就是凳子面，如图 2-1 所示。其中，三条腿是指病例、现场和实验室研究，即对中毒病例或典型病例的损伤靶器官寻找可能暴露源，结合人群可能出现的剂量效应或剂量反应，收集暴露毒物线索；现场线索和病例线索互相结合后，用实验研究进行验证，确认造成事件的毒物与受到损害个体及群体健康影响的一致性。掌反映现场、病例、实验研究三个方面的关系，只有三个方面在时序上具有一致性、在病例表征上具有一致性、在实验同类研究和不同侧面研究结果上具有一致性，符合公理和基本原理，才能真正确认突发中毒事件病因或者危险因素，使病因这个"凳子"的面稳固。总体上，现场调查能够确定事件性质和方向，病例提供调查病因线索，实验研究证实事件原因。

（五）病因模型在病因研究中的应用

1.征兆选择和筛选 在中毒事件病因研究过程中，会发现多种多样的自然及社会现象，例如自然、环境条件的变迁，特殊环境，动植物改变，人群特征，个例异常表现、事故灾难或者超越常理的现象等。中毒病因研究模型能够引导研究者对众多的现象按照现场证据、病例临床及病理资料、实验室研究证据等进行归类分析，确定扩大证据搜索范围，筛选出能够对病因假说推断起主要作用的征兆。

2.因果联系判定 病因假说的建立是以证据和推断为基础，通过模型可以引导研究者对假说进行思考，构建出立体的证据结构，有目的地发现或细化证据。中毒病因研究模型可以用来表示各证据之间的联系，支撑病因主要的三大证据间联系应有时间性、特异性、重复性、一致性，才能揭示真实病因。

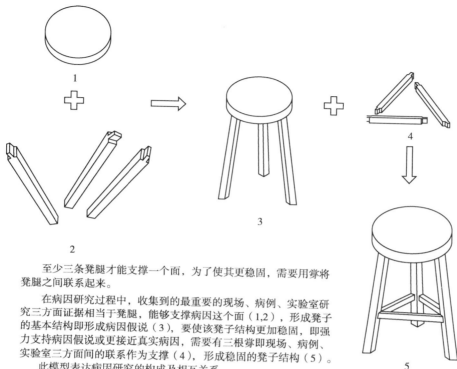

至少三条凳腿才能支撑一个面，为了使其更稳固，需要用撑将凳腿之间联系起来。

在病因研究过程中，收集到的最重要的现场、病例、实验室研究三方面证据相当于凳腿，能够支撑病因这个面（1,2），形成凳子的基本结构即形成病因假说（3），要使该凳子结构更加稳固，即强力支持病因假说或更接近真实病因，需要有三根撑即现场、病例、实验室三方面间的联系作为支撑（4），形成稳固的凳子结构（5）。

此模型表达病因研究的构成及相互关系。

图 2-1　中毒事件病因研究三角模型

3. 病因推断合理性判断　中毒事件病因模型是认识中毒病因形象思维的载体，在研究中要不断地对从现象到征兆、三方面证据关系、假说的建立及调整等比对模型展开思考，提高病因研究的效率。值得一提的是，所建立的假说一般要符合自然规律，但少数情况下所发现的病因会突破"常理"。

第四节　中毒事件应急检测

公共卫生事件中突发中毒事件的应急检测工作是公共卫生应急处置中重要的技术支撑，其中涉及中毒事件的毒源调查、事件评估、原因调查、后期监测等诸多方面，是公共卫生事件报告的重要内容之一。中毒事件的应急检测一般涉及现场调查、样品采集、现场检测、实验室检测、中毒原因的分析等，以及在涉及整个应急检测过程中相关的质量控制等工作。

一、应急检测前准备

在实施应急检测工作中，前期的准备是成功实施应急检测的重中之重。针对各类不同类型中毒，依据各类中毒技术预案的技术准备工作要求，并充分结合突发性中毒事件的特点，开展相关的前期准备工作。

（一）防护用品

依据中毒事件中可能毒物接触暴露途径，分别对于吸入式、接触式等暴露方式在防护服装、呼吸防护设备、收集使用后废弃收集袋、个人防护设施佩戴品，如口罩、手套、眼罩等，以及可能的个人救生设施，如安全绳等实施准备。由于突发性中毒事件的现场及所需采集样品均可能存在残余有毒有害物，为避免造成人员中毒以及标本和环境污染，应采用适当的防护装备。一般采样时应戴手套、口罩和护目镜，并注意手套是否有破损；高危环境采样应穿防护服并根据现场实际情况，选择不同级别的防护服；同时为了确保安全，采样人员应针对性地随身备有急救包，供发生意外时应急使用；现场采样中使用过的防护服、橡胶手套、设备、材料等必须进行适当的洗消处理；已污染的可废弃设备和材料应先洗消后废弃。同时人员在进入现场之前，应确认环境的放射性安全。

在气体中毒现场样品采集的操作人员还应正确佩戴防护用品，具体的可参照个体防护用品配备相应的标准和规范执行。

（二）样品采集用品

根据中毒现场中毒暴发的类型，如职业气体中毒、水源与饮用水污染和中毒、食物中毒等，准备相应的采样器械和用品，如采样泵、收集器、玻璃（塑料）采样瓶、必要采样工具和辅助采样设施记录用品、样品标签、油性记录笔等。采样用的容器应保持洁净，一般根据待测物的化学性质、样品的性状和样品需要保存的条件来选择容器。待测物是无机金属和类金属化合物，可用高压聚乙烯塑料、聚丙烯塑料、石英、硬质玻璃等容器。用于无机金属化合物采样的容器，在采样前通常用 50% 硝酸溶液浸泡 12 小时以上，然后用去离子水洗净、晾干。待测物为有机化合物，采样用的容器应选用玻璃或聚乙烯等塑料制品。要避免使用橡胶和添加染料的制品。如果样品需要冷冻保存，则不宜用玻璃容器，以防冻裂。用于采集有机化合物待测物的容器，在采样前应用铬酸洗液浸泡，再用蒸馏水洗净晾干。

（三）现场检测设备

根据中毒现场和移动实验室的移动式检测设备的配置情况，调整相关设备，如便携式红外、便携式气相色谱 - 质谱仪、便携紫外可见分光光度计、现场快速筛查检测设备等至待机工作状态，以及设备的运输过程中的固定准备，做好相关的使用前准备。

（四）样品保存和运输工具

根据中毒类型，针对性的实施涉及样品保存和运输的准备，如样品运输周转箱、车载低温样品冰箱、低温样品箱、冰袋等，在运输过程中必要的安全防护装置。

（五）其他需要的辅助设备

在现场检测和样品采集过程中，由于受客观条件的限制，在应急启动之前，应在现场照明、现场电力供应、现场实验用水、警戒隔离设施配备、人员识别标记、通信方式、样品传递等方面予以充分考虑与准备。

二、样品的采集、保存与运输

样品采集是应急检测的重要环节之一，采集、保存和运输方式的正确与否将可能直接影响检测的结果或成败。样品的采集应尽可能完整、有代表性和针对性。样品采集时应同时采集样品空白、容器空白和对照样品。

根据样品来源，中毒事件的样品可分为空气、水、土壤、食材和生物样品（如血、尿、呕吐物、胃内容物、组织样品等），针对不同的中毒和样品类型分类采样。

（一）空气样品的采集

常用的空气采样方法可归纳为直接采样法和浓缩采样法两类。

1. 直接采样法　当空气中被测组分浓度较高，或具备高灵敏度的分析方法时，直接采集少量空气样品就可满足分析需要。

（1）采气袋采样：由专用塑料袋或铝箔袋连接一个特制的采气用二联球构成。现场采样时先用空气冲洗采气袋3～5次，然后采样，再用乳胶帽封口，尽快送检分析。

（2）真空瓶（罐）采样：用耐压玻璃或不锈钢瓶作为采样装置，预先抽真空至133Pa左右。在采样现场将真空瓶气阀打开采气，然后关闭阀门，迅速送检。

2. 浓缩采样　当空气中被测组分浓度较低时，需对气体样品进行浓缩后方能满足分析方法的要求。

（1）吸收液法：采用动力装置使空气通过装有吸收液的吸收管时，空气中的被测组分经气液界面浓缩于吸收液中。常用的吸收液有水、水溶液和有机溶剂等。

（2）滤料法：使用动力装置使空气通过滤料，经机械阻留、吸附等方式采集空气中的气溶胶。常用的滤料有玻璃纤维滤料、有机合成纤维滤料、微孔滤膜和浸渍试剂滤料等。

（3）固体吸附剂法：空气通过装有固体吸附剂的采样管时，被测组分被吸附剂吸附而被浓缩，样品送至实验室后，经解吸后分析检测。

3. 气体采样注意事项

（1）采样地点的确定应以使采集的样品具有代表性和能满足检测目的为原则；采样高度一般在人的呼吸带高度，也可视实际情况而定。

（2）事先应详细检查仪器，采样时应在同一地点同时采集至少两个平行样品。

（二）液态样品采集

对于有固定包装的样本，除采集剩余样本外，还可直接采集原包装产品。对于散装、均一稳定的液体样本（如水、乳品、酒或其他饮料、植物油等），一般采用密闭性较好的玻璃容器收集和储存500ml以上的样品（一般应充满整个容器）。对于不便混匀的样品，可选用大容器盛装，或采用虹吸法分层取样，每层各取500ml左右，分别装入小口瓶中。对于易挥发样品的采集，应几乎充满容器并保证容器的气密性。对于易分解的样品，应注意采取相应的措施，满足样品稳定性的要求。

（三）固态样品采集

一般采用密闭性较好的玻璃容器或惰性塑料容器收集和储存500g以上的样品。

采集污染的土壤样品时，应根据对事件现场状况的调查，依据有毒物的印渍和气味并综合考虑地势、风向等因素，初步界定事件对土壤的污染范围，可直接采集表层5cm土样，采样点数不少于3～5个，并注意采集2～3个对照点。含易分解有机物的待测样品采集后应置于低温下保存。

（四）生物样品采集

1. 血液样品采集　采样人员应经统一培训，熟练掌握样品采集、分离、运输、保存技术。人员着工作服，戴无粉乳胶手套，一次性工作帽。

采血人员应核对采样对象姓名与编号，严格按照无菌技术操作，使用已贴好编号的采血管。采集全血样品一般采静脉血10～15ml，放入无菌的加入抗凝剂的有螺口容器或培养瓶中。采集的血样及时混匀，轻轻摇晃使血液与抗凝剂混匀，不要猛力振摇。样品采集、分离后按编号分组存放于专用容器，并于4℃低温冷藏。血液采集时应注意：①根据不同毒物在血液中的半减期确定最佳采样时机；②选择恰当的容器盛装血样，例如疑为百草枯中毒患者的血液不能用玻璃试管盛装,因为玻璃可以使百草枯发生变化,可能导致其无法检出;③注意密封,例如一氧化碳中毒事件中,血液是分析一氧化碳中毒的唯一检材,应尽早抽血,并用密封的玻璃容器盛装,避免残留气体泄漏;对于其他易从样本中逸出的毒物(如氰化物)也要密封保存,尽快检测;④尽量不加防腐剂和抗凝剂。

2. 尿液样品采集　毒物常以原形或其代谢物的形式排泄,因此尿液也是毒物检测中一种重要的样品类型。尿液可直接收集、导出或注射器抽取,无尿者也可取膀胱冲洗液。

一般取首次晨尿的中段尿 100ml 左右置于无菌容器内,必要时可分装 50ml 以下小玻璃或塑料瓶瓶容器,不加防腐剂;尿样的采集应注意采集时间,一些毒物在中毒初期尿检阴性,如百草枯一般要在口服后 2 小时采集。采样时注意无菌操作并在用药前采集,最好在 2~3 小时内送到实验室检测,否则应在 4~8℃ 条件下保存运送样品。

3. 其他样品采集　除常规的血样、尿样外,中毒事件中的生物医学样品还包括呕吐物、胃内容物以及组织等。

胃内容物或呕吐物是确定中毒的最好样本之一。可以通过收集中毒患者呕吐物、洗胃液、胃内抽取液和尸体解剖获得。在采集时要注意避免污染,洗胃液最好采集最初抽出的液体,用高锰酸钾洗胃后的胃液检测意义不大。在收集尸检材料中的胃内容物时,应注意收集底部的胃液,因为比重大、溶解度低的物质(如毒鼠强)往往沉淀于底部。当采集的胃内容物较大量时,可先倾倒入一个较大的玻璃漏斗内,漏斗的出口先塞住,混杂在胃内容物中的结晶和粉末将沉淀在漏斗底部,然后将上层液体和下层固体分别收集。胃内容物的收集时效性强,错过了时机不能弥补。所采集的样本可用玻璃、聚乙烯或聚四氟乙烯器皿盛装,避免使用金属器皿。采集量最好达到 100g(ml)以上。

(五)样品的保存和运输

现场采集的样品每个样品应具有独立的包装,在无法立即检测时应冷冻保存,由于收集的检测材料和被测物不同,其贮存(包括运输期间)要求也不一样,标准检测方法对于样品的储存和运输都有明确的说明,在实际操作中要严格执行。

一般检测无机参数应在 -18~-28℃ 冷冻保存,检测有机参数一般应在 -32~-80℃ 冷冻保存;冷冻保存时应注意收集器的低温耐受度。样品在送至储存地点后应尽快将所有全血和血浆放入 -80℃ 冷冻保存,样品避免反复冻融。

在样品贮存及运输时,应防止被测物变质和不引进干扰物质,避免样品中待测物的挥发和在容器上滞留,样品的保存方法要与分析方法相配合。样品运输过程中应保持低温,应保证样品和运输人员的安全,样品在运输过程中应避免破碎和污染,防止溢出,溢出后应立即对环境进行消毒处理。

样品在储存和运输过程中,应做好交接记录,应记录交样人、收样人、交接日期、样品的形状、样品存储条件等信息。

(六)样品标识和采样记录

采集后的样品容器应贴上统一的标签,标签上注明样品名、采样人、采样日期、样品编号(与采样记录用统一的编号)、加入了什么防腐剂及加入量等项目;样品采集人员应详细记录所采样品的相关信息(时间、地点、温度、采样人以及技术参数等)。采集样品的同时应对样品进行编号,编号应具有唯一性。

在进行样品采集的同时应做好样品采集记录,应详细记录样品采集的信息,包括采集的样品名称、采样的地点或环境条件、样品数量、采样量、采样部位、采样时间、样品来源等。例如，当发生不明原因食物中毒时，应尽可能采集中毒现场（如食堂、餐馆等）的各类食材，同时详细记录所采集的样品来源及种类（如米面、生肉、熟食、调料、作料、油料等），以便后续实验室检测人员正确分析有毒物质可能的存在形态，选择合适的样品处理方法和仪器分析手段，这些对于样品分析，尤其是未知毒物的筛查分析鉴定至关重要。

对于空气样品应记录①采样时间、地点、样品编号、采样方法等；②可能有害物质名称、采气量；③采样时的气温、气湿、气压、风速；④通风装置、门窗关闭情况、风向及其他有关环境条件情况。

对于生物样品应记录采血位置（指血、心包血、静脉血等）、采样量（占总排泄量的比例）、采样时间（中毒或用药后几小时）、急救用药、处理方法（如抗凝剂、保存温度）；若条件允许，可附加注明中毒人员的临床症状和急救措施，为后续实验室检测人员对样品进行快速筛查鉴定提供有利条件。

三、现场的快速检测

（一）概述

现场应急检测，主要是指对事发现场与中毒诊断可能相关的样本直接进行分析检测，对中毒类型、剂量、范围、人员中毒程度等情况进行初步的判断。一般在现场采样前（或同时）进行。对于化学应急检测设备（手段）需要具有以下几个特点：

快速：应急检测本身就已说明检测结果的急迫性，为了尽快得到检测结果尽早地为后续的防护、洗消、救治、封控等提供依据，现场检测设备的分析检测时间必须较短。

轻便：重量轻、操作方便。一般来说进入染毒现场进行检测都需要进行防护，按照应急救援"最佳防护"（未明情况按照 A 级防护）原则，检测人员可能无法完成较为精细的操作，因此使用的检测设备必须便于携带、利于使用。

较为准确：由于上述两个原因，现有的应急检测设备（手段）几乎不可能达到 100% 的准确，只能在检测的种类、灵敏度、准确性之间进行权衡。一般来说设备应该具有一定的检测灵敏度（高于某种毒剂的致伤剂量）；对于准确性而言，一般要求做到"宁错勿漏"，不出现"假阴性"结果，尽量减少"假阳性"结果。一般可以通过不同检测手段相互印证的方法减少"假阳性"结果的产生。

（二）主要技术方法及设备

1. 现场快速检测箱　一般是根据特征性化学反应进行的现场快速定性或半定量检测的技术，其主要用于中毒原因的快速筛查，一般不可作为中毒原因的确证依据。现市场供应的为快速检测箱和检气管，可以根据说明书相应指标进行现场快速检测。其优点是具有体积小、质量轻、携带方便、操作简单快速、方法的灵敏度较高和费用低等优点，对使用人的技术要求不高，经过短时间培训，就能够进行检测工作。其缺点为准确度较差，检测结果不能作为中毒原因判断的依据，只能作为筛查和参考。

2. 仪器分析法

（1）便携式气相色谱 - 质谱联用技术：其检测原理是将实验室的气相色谱质谱联用仪进行小型化，并进行防震设计，形成利于携带的便携式设备。主要分为两类，便携设备及车载式设备。便携设备中质谱一般采用直接进样（或加入固相微萃取技术），也有采用低热容（低热质)气相色谱分离技术(加热器与色谱柱一体),优点是灵敏度较高,采集速度快,得到的检测结果准确度较高;车载设备由于对于体积重量没有过高的要求,因此可以采用经过改装的实验室设备,其检测结果甚至可以达到实验室检测的水平。可以实时采样分析,结果准确,价格昂贵。

(2)傅里叶变换红外光谱技术:其检测原理是检测被测物的红外吸收光谱,经过傅里叶变换后与内置的标准谱图进行比对得到定性检测结果。除可对气体样品检测外,现在采用ATR(衰减全反射)技术的设备也可以对固体及液体进行快速检测,可以分辨出未知粉末的来源(生物源、无机样品等)。另外和拉曼光谱相似,也可进行遥测,缺点是灵敏度较低,易受到环境因素影响。

(3)拉曼光谱技术:其检测原理是当用短波长的单色光照射被测物时,小部分的光则按不同的角度散射开来,产生散射光,在垂直方向观察时,除了与原入射光有相同频率散射外,还有一系列对称分布着若干条很弱的与入射光频率发生位移的谱线(拉曼谱线),将这种谱图与标准谱图对照得出结果。由于拉曼散射的光强非常微弱,因此原来以实验室设备为主,随着微型激光器(单色光)和表面增强拉曼散射技术的应用,便携乃至手持式的拉曼光谱设备已经成熟。相对其他类型仪器的最大优势就在于理论上只要光可以通过就可以检测,也就是说可以隔着透明的玻璃瓶、塑料袋就可检测其中的化学品,还可以对数十米甚至数公里的空气、云团进行遥测;其缺点是灵敏度较低。

四、实验室检测

(一)实验室防护

承担中毒样品预处理和检测的实验室应符合安全要求,应具有合理的功能分区,无机物和有机物预处理实验室应分别设置;检测仪器实验室应具有通风排毒设施;操作人员应配备相应有效的个体防护用品。

(二)样品前处理

中毒待检样品由于来源复杂,一般干扰物较多。特别是待测物往往经过扩散或生物代谢分布后体内浓度较低(<0.1ppm),超出许多分析仪器的检测能力范围。因此,对样品进行有效净化与富集等预处理是十分必要的。

1. 一般原则　样品预处理的原则是在不影响测定结果的情况下,尽量不采用或少采用步骤多的样品预处理方法,样品预处理的目的是消除或减少样品基质对样品检测结果的影响并对目标物进行浓缩富集,同时避免引入新的干扰物质或造成样品污染。

2. 主要技术方法介绍

(1)无机化合物测定的预处理:在中毒应急检测中,经常检测的无机成分包括铅、镉、锰、汞、砷等有害物质。样品预处理的主要方法有稀释、溶剂萃取、消化等。

1)稀释法:样品稀释是一种最简便而有效的方法,一般直接将液体样品,如尿液或血液等用稀释剂稀释后供测定。稀释的作用一方面可以将待测物的浓度降至测定方法的测定范围内,另一方面可减少样品中基体的浓度,以降低测定的背景值和干扰。选用何种稀释剂和稀释到什么程度,要视样品的性质和所用测定方法而定。一般可将血样或尿样用去离子水或稀硝酸溶液或含 Triton 的稀硝酸溶液作稀释剂,含氧酸有助于消除无火焰原子吸收测定中的干扰。用含有基体改进剂的稀释剂稀释样品,对消除基体干扰,比单用去离子水稀释的效果显著。常用的基体改进剂有硝酸铵、硝酸镍、氯化钯、磷酸氢铵和 EDTA 等等。

2）溶剂萃取法：样品通过溶剂萃取，达到从样品中分离和浓缩待测物的目的。最简单的方法是用稀酸或去离子水将待测元素或金属离子从样品中分离，例如测定血铅时，用 6mol/L 硝酸溶液使蛋白沉淀，离心后取上清液进样测定，所得结果与湿消化处理一样；用 1mol/L 盐酸或硝酸溶液浸泡组织，可萃取出组织中的镉、铜、锰和锌等；另一种经常使用的溶剂萃取方法是用络合剂先与金属离子络合，生产络合物，再用有机溶剂萃取络合物，例如双硫腙法测定尿中铅、镉等。

3）湿法消化法：湿法消化是对于那些基体复杂难以用稀释、萃取和溶解方法处理的样品，如食品、土壤、采样滤膜等，能较快地有效地破坏样品中的基体，而较好地保留待测元素。

酸式消化法：根据样品和待测物的性质，选择以硝酸、硫酸、高氯酸或过氧化氢等的不同混合配比溶液作为消化液，利用氧化性破坏样品中的有机成分，加热可以促进消化，温度越高消化越快，一般在 200℃ 左右，挥发性待测物应在 200℃ 以下消化。高氯酸是强氧化剂，在加热过程中容易发生爆炸，使用时要注意安全。

碱式消化法：用氢氧化钠溶液与样品一起加热，有机样品在强碱状态下受到破坏，再调整 pH，作后续分析。碱式消化法只能用于过渡金属、重金属和镧系元素的分析，不能用于碱金属的分析。

微波消化法：是利用微波加热的作用，在密闭的消化管内，将样品进行酸式消化的方法。因为消化过程是在密闭容器内进行，又有微波的作用，因此，具有消化液用量少，消化时间短，挥发性待测物不易损失，外来污染少等优点。

（2）有机化合物测定的预处理：由于各类中毒样品中，有机物成分种类多、含量高低不一、干扰大，需要较好的样品预处理方法，从复杂的样品基体中将微量的有机待测物分离、净化或浓缩，实现检测。常用的预处理方法有顶空法、溶剂萃取法和固相萃取法等。

1）顶空法：顶空法又称为气体萃取法，适用于样品中痕量的高挥发性待测物的分离、测定。顶空法分为静态顶空法和动态顶空法。现代许多气相色谱仪一般均可以配置顶空装置或顶空自动控制装置，顶空操作可自动化进行。

静态顶空法：将液体或粉状固体样品放在一个密闭的玻璃样品瓶（顶空瓶）中，采用对待测物检测无干扰的合适溶剂进行稀释或溶解，保持样品瓶中的样品上方留有一半以上的气体空间，立即盖严，整个容器在恒定的温度下，使液相中的易挥发组分挥发至液面上部的空气中，当待测物在气液两相间达到平衡后，用气密性注射器抽取顶部空气，直接注入气相色谱仪分析。静态顶空法具有仪器简单，操作容易、快速，易于推广，可以消除基体的干扰等优点。但它的富集效果较差，灵敏度较低。本法适用于含有浓度较高的挥发性和半挥发性化合物的液体样品和某些固体样品的预处理。

动态顶空法（吹扫－捕集法）：将少量液体或粉状固体样品放在一个容器中，在适当加温的条件下，载气（常用氮气）通过容器，将挥发性或半挥发性待测物吹出，若样品中待测物浓度高时，可用注射器或铝塑采气袋等收集吹出气，直接测定吹出气中待测物；若样品中待测物浓度低，可将吹出气通过固体吸附剂管将待测物吸附，或用冷阱将待测物冷凝在阱中，然后通过加热固体吸附剂管或冷阱将挥发性待测物热解吸出来，解吸气直接用气相色谱法测定。此法通常可将样品中的待测物全部吹出，而且可以对样品进行浓缩，富集效果好，测定的灵敏度高，容易定量，操作较简单，适合于大多数挥发性和半挥发性有机化合物的分离富集。

2）溶剂萃取法：溶剂萃取法根据待测物的理化性质（如极性和溶解度等）选择适当的溶剂，利用其在有机相和无机相间的不同分配比，将待测物与样品基体分离。萃取有的宜在酸性条件下，有的则在碱性条件下进行，其原则是使目标物呈分子态形式存在，降低其亲水性并从而减少其在无机相中的溶解分布。一般情况下，目标物为酸性时，宜采用酸性条件萃取，反之亦然。有些目标物分子结构中可能同时含有酸性和碱性基团，此时萃取 pH 条件应当参照其 pKa 值。若在待测物完全未知情况下，应当将样品各通过酸性（0.1mol/L HCl）、碱性（0.1mol/L NaOH）以及中性条件进行萃取处理并分别检测，以防止待测物遗漏。萃取次数取决于在两相中的分配系数，一般为 2～3 次。萃取液可以直接用于测定，或通过定量的化学反应、溶剂转换后进行测定，也可以将萃取液进行挥发浓缩后测定。

溶剂萃取法具有简单、易操作的特点，能适合各级实验机构开展各类检测。

3）固相萃取法：固相萃取法是基于样品通过固体吸附剂（固相萃取小柱）时，目标化合物与固体吸附剂和溶剂作用力，如范德华力、静电引力等的差异，经固体吸附剂捕获样品中的目标化合物，经洗脱溶剂环境的条件变化而实现与样品中杂质中分析、洗脱，同时将其富集，从而达到目标化合物提取的一种样品前处理方法。固相萃取方法一般经过活化、上样、清洗和洗脱四个步骤，达到目标化合物富集和去除干扰的目的。常用的固相萃取小柱类型有非极性的 C18 柱（十八烷基）、C8 柱（辛基）、PH 柱（苯基）、CH 柱（环己基）等、极性的 OH 基柱（二醇基）、SI 柱（活性硅）、弗罗里硅土柱、氧化铝柱、氰基柱以及 NH$_2$ 柱、SAX 柱、SCX 柱、WCX 柱、PSA 柱、DEA 柱、PRS 柱等阴阳离子交换柱，使用时可根据相应的样品类型选择适当的固相萃取柱。

固相萃取技术是目前样品前处理的通用技术方法，具有选择性强、净化效率高的特点，能满足复杂样品，如生物样品中超微量有机物的净化处理。

4）固相微萃取法：固相微萃取法是在固相萃取基础上发展起来的，它集采样、萃取、富集和进样于一体，可以从液体、气体和固体样品中分离和富集待测物，能够与气相色谱法或高效液相色谱法等联用，测定灵敏度更高，而且不用有机溶剂解吸，操作简单，快速。固相微萃取器的基本构造像一支微量注射器，在不锈钢针头里面，有一根石英光导纤维（或其他纤维状材料），它与推杆相连，通过推杆可以从针头里伸出和缩进。纤维表面涂渍上固相涂层（如聚二甲基硅氧烷或石墨等），形成涂层薄膜，制成萃取头。当将针头放于样品（液体或气体或顶空气）中，伸出萃取头，样品中的待测物通过挥发和扩散，不断被萃取头的涂层薄膜吸附或吸收。当吸收或吸附达到平衡后，收进萃取头，取出微萃取器。然后，将针头插入气相色谱仪或高效液相色谱仪的进样器中，伸出萃取头，热解吸或溶剂解吸释放出吸收或吸附的化合物，进行分离测定。

固相微萃取法操作时间短，样品量小，无萃取溶剂，选择性高，尤其适合于挥发性和半挥发性化合物的分析。

3. 常见问题与注意事项

（1）目标物丢失：在样品处理过程中，若选用不当处理方法，如离子交换树脂类型未能覆盖样品中全部有毒有害物，将造成处理过程中目标物的丢失。为预防此类情况发生，在处理实施前，应当谨慎设计并确保处理体系的覆盖范围，同时对于处理过程中各步骤的洗脱或萃取液均应用专号标记并妥善保管，以备复核。

（2）乳化现象：在萃取过程中，由于所萃取物的酸碱度过强，或者所用溶剂密度过于接近，或者所萃取溶液有较大的粘度，均有可能造成乳化现象。乳化现象可通过长时间静置溶液得以逐步消除，但由于时间因素，因此往往需要采用破乳步骤以加快乳化消除。破乳方法可分为物理机械法和物理化学法，物理机械法主要有离心、超声、冷冻、过滤、电沉降等；物理化学法主要是加入破乳剂，如有机溶剂或无机盐，如乙醚、氯化钠等。其中一点需要注意的是所加溶剂应当与所需收集的有机相相对于水相分层方向一致，以免出现夹心分层现象。

（3）样品污染：在样品处理过程中，尤其需要防止的是外来污染的引入，从而造成假阳性结果。因此，样品处理需在专门区域中进行，对于所使用的器皿和用具均应预先彻底洗净。

（4）目标物与处理试剂发生反应：当处理试剂有氧化性、还原性或具备活性基团如氨基、羟基等情况时，应当充分考虑是否会造成目标物氧化、还原或直接与目标物发生化学反应。例如，在处理含有活性氯、氟等有机磷酸酯类化合物的样品时，若采用碱性试剂，则可能造成目标物水解生成有机磷酸。

（三）样品检测

1. 一定范围内的筛查策略　筛查分析的目标是选择出具有特征性和相关性、能够明确指证中毒原因并和现场调查结果及临床表现相吻合的毒物。

筛查策略应根据现场调查情况、现场检测结果及受害者临床表现等作出的初步判定结果，并结合相关化合物的结构特征、理化性质以及各类分析技术原理和适用性，通过优化研究建立包括气相色谱、液相色谱、质谱、原子发射光谱、核磁共振谱及其联用技术的系列仪器分析手段，将这些分析手段进行必要的交叉、联用或集成以形成仪器筛查技术网络系统，应用这一网络系统可以快速、准确和灵敏地获得化合物的碳、磷、氟、硫、氮、砷、氯等元素信息以及保留指数、分子量（包括高分辨精确分子量）、碎片离子、同位素比、元素组成等结构信息，经过谱图解析和综合分析，实现对样品的全面筛查、并为目标化合物的结构鉴定和确证提供足够的信息，确保无漏检。

检测方法应优先选择国家标准方法，在选择使用文献方法和自建方法时应进行必要的方法学验证，确定方法的线性范围、最低检测限（LOD）、最低定量下限（LOQ）、准确度和精密度等。样品的签收、取用、前处理、储存与销毁以及检测过程、数据处理与存储应按照相关标准（如 ISO/IEC17025：2005）进行质量控制，确保结果的准确可靠。

在筛查过程中，不同类型的分析技术组合可提供目标化合物的全方位信息（图 2-2）。如：①核磁共振谱技术（NMR）可实现样品的无损检测，采用不同的核磁共振技术，在添加内标参比物后，可获得样品中化合物的含磷或含氟化合物的个数或结构信息；②气相色谱技术（GC）通过不同的检测器配置，在对样品进行必要的处理后直接或通过衍生化方法，可针对性地提供含磷、含硫、含氮、含砷、含氯等化合物的个数和保留指数等信息，并将对应化合物的相对保留指数（RI）信息提供给气相色谱 - 质谱（GC-MS）技术进行分析参考。如通用型的氢火焰离子化检测器（FID）、针对硫、磷化合物的火焰光度检测器（FPD）、针对氮、磷化合物的氮磷检测器（NPD）、针对电负性化合物特别是多卤化合物的电子捕获检测器（ECD）、可选择性地对化合物中的砷、硫、氮、卤素进行检测的通用型的原子发射光谱检测器（AED）等；③配备有化学电离源的气相色谱 - 质谱联用技术（GC-CI/MS）可提供化合物分子量、主碎片和加合峰质荷比等信息；而电子轰击电离源的相色谱 - 质谱联用技术（GC-EI/MS）得到化合物碎片离子、相对丰度，配备商用质谱数据库（如 NIST 等）或自建标准品数据库，通过

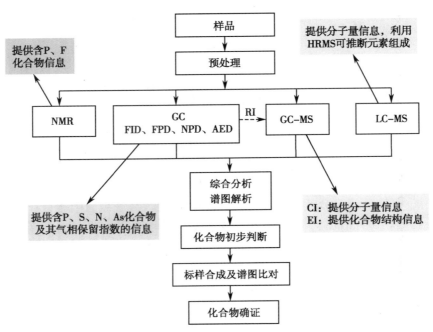

图 2-2 复杂基质样品中化合物系统筛查全分析策略示意图

对数据库的直接检索匹配进行准确筛查。④液相色谱 - 质谱技术（LC-MS）针对难分析或难汽化目标化合物，在对样品进行适当前处理后，提供化合物分子量、主碎片和加合峰质荷比等信息，同时利用高分辨飞行时间质谱（TOF/MS）可获得目标化合物的元素组成、准确分子量等。

2. 实验室检测常用分析设备

（1）紫外及可见分光光度计：紫外及可见分光光度计是根据物质分子对紫外及可见光谱对光辐射的吸收特征和吸收程度，对物质进行定性定量分析的一种光谱分析仪器，该方法具有较高的灵敏度和一定的准确度，操作简便快速，仪器设备也不复杂，常用于无机非金属化合物及一些有机化合物的定性和定量分析，如亚硝酸盐、二氧化硫、氮氧化物、氨、苯胺、光气等的测定。

（2）分子荧光分光光度计：某些物质的分子吸收能量以后，能发出荧光，根据物质对荧光光谱的吸收特征和强度对物质进行定性和定量的方法，利用这一原理发展起来的仪器称为分子荧光分光光度计，常用于工作场所空气中非过渡金属离子如硒等、某些有机化合物和生化物质的测定，近年来随着高效液相色谱仪的发展，分子荧光分光光度计在职业卫生监测中作为单一仪器使用已逐渐被淘汰，而常作为高效液相色谱仪的一个检测器来使用。

用于测量荧光的仪器很多，仪器构造也有所不同，但都包括激发光源、样品池、单色器及检测器四个基本组成部分。

（3）原子吸收光谱仪：原子吸收光谱仪是基于物质产生的原子蒸气中，待测元素的基态原子对光源特征辐射谱线吸收程度来进行定量分析的仪器，它是开展各类元素测定中最常用的仪器之一，灵敏度和精密度都能满足各类检测的需要，仪器和测定费用较低。在职业卫生检测中，原子吸收光谱仪常用于铅、镉、锰、锌、钠等金属和类金属元素的检测。

原子吸收光谱仪一般由光源、原子化器、分光系统、检测系统和数据收集与处理系统五部分组成。

（4）原子荧光光谱仪：原子荧光光谱仪是原子光谱仪的重要分支，它具有原子吸收和原子发射光谱两种分析的特点，目前原子荧光分析中应用最多的仪器是将氢化物发生和原子荧光光谱分析技术联用而产生的氢化物发生-原子荧光仪器，其中以氢化物发生-无色散原子荧光仪器为主。氢化物发生-无色散原子荧光仪器的测量原理是将被测元素的酸性溶液引入氢化物发生器中，加入还原剂后即发生氢化物反应并生成被测元素的氢化物；元素氢化物进入原子化器后即解离成被测元素的原子；原子受特征光源的照射后产生荧光；荧光信号通过光电检测器被转化为电信号，由检测系统检出。原子荧光光谱仪灵敏度和精密度、线性范围宽，干扰较少，可多元素同时测定，仪器和测定费用也较低，但受氢化物反应限制和元素的特性限制，测定的元素较少，目前能测定的元素有砷、硒、碲、铅、锑、铋、锡、锗、汞、镉、锌十一种，在职业卫生领域中主要用于砷、汞和硒的检测。

常用的原子荧光光谱仪一般由氢化物发生系统（HG）、光源系统和光学系统、原子化系统、检测（测光）系统和数据收集与处理系统五部分组成。

（5）原子发射光谱仪：原子发射光谱仪是利用物质在热激发或电激发下，每种元素的原子或离子发射特征光谱来判断物质的组成而进行元素的定性与定量分析的光谱仪器。

电感耦合等离子体发射光谱仪（ICP-AES）是近年来应用最广泛的原子发射光谱仪器，它是以电感耦合高频等离子体（ICP）作为原子发射光谱的激发光源，能测定大多数元素，可多元素同时测定，也有足够的灵敏度和精密度，干扰少等优点，但仪器和测定的费用较高，适用于多元素同时测定。

（6）气相色谱仪（GC）：气相色谱仪是利用气体（载气）作为流动相，目标化合物在不同固定相实现分离后，各种物质先后进入检测器，如氢火焰检测器、电子捕获检测器等，用记录仪记录色谱谱图，从而对化合物进行定性、定量分析的色谱仪，常用于工作场所空气中小分子易挥发有机化合物如苯系物、乙酸乙酯等的检测。

气相色谱仪一般由气路系统（载气）、进样系统（进样口）、分离系统（色谱柱）、检测系统（检测器）和数据收集系统（积分仪或化学工作站）五部分组成。

（7）高效液相色谱仪（HPLC）：高效液相色谱仪是在以适当的固定相做成液相色谱柱，利用液体作为流动相，使试样在色谱柱内通过吸附和解析过程，根据试样和固定相之间的极性和吸附能力，在色谱柱内分离后，并按电信号大小测定混合物中各组分的含量的色谱仪器，常用于工作场所空气中大分子不易挥发有机化合物如多环芳烃类化合物、部分农药等化合物的检测。

HPLC仪一般由高压输液系统、进样系统、分离系统（色谱柱）、检测系统、数据记录及处理装置等组成，其中输液泵、色谱柱、检测器是关键部件。有的仪器还有梯度洗脱装置、在线脱气机、自动进样器、预柱或保护柱、柱温控制器等，现代HPLC仪还有微机控制系统，进行自动化仪器控制和数据处理。制备型HPLC仪还备有自动馏分收集装置。

（8）离子色谱仪（IC）：离子色谱仪是液相色谱仪的一种，检测原理同高效液相色谱仪，是利用液体作为流动相，使试样在色谱柱内通过离子交换、离子排阻以及吸附等作用在色谱柱内分离后，按电信号大小测定混合物中各组分的含量的色谱仪器，常用于工作场所空气中 SO_4^{2-}、NO_3^-、Cl^-、F^-、Br^-、I^-、PO_4^{3-} 及 Na^+、K^+、Ca^{2+} 等多种阴阳离子的测定。

IC 系统的结构与高效液相色谱仪相似，由高压输液系统、进样系统、分离系统（色谱柱）、检测系统、数据记录及处理装置等五部分组成。

（9）质谱及其联用仪（MS）：质谱仪（mass spectrometry，MS）是利用电磁学原理，对荷电分子或亚分子裂片依其质量和电荷的比值（质荷比，m/z）进行分离和分析的仪器。质谱仪的基本原理是有机物样品在离子源中发生电离，生成不同质荷比（m/z）的带正电荷离子，经加速电场的作用形成离子束，进入质量分析器，在其中再利用电场和磁场使其发生色散、聚焦，获得质谱图，从而确定不同离子的质量，通过解析，可获得有机化合物的分子式，提供其一级结构的信息。

质谱仪一般由真空系统、进样系统、离子源、质量分析器、检测器和计算机控制与数据处理系统（工作站）等部分组成。目前的质谱仪是以各种各样的联用方式工作的，常用的有用于有机物分析的气相色谱 - 质谱联用仪、高效液相色谱 - 质谱联用仪以及用于无机物分析的电感耦合等离子体 - 质谱联用仪。

1）气相色谱 - 质谱联用仪（GC-MS）：GC-MS 主要由三部分组成：色谱部分、质谱部分和数据处理系统。色谱部分和一般的色谱仪基本相同，包括有柱箱、汽化室和载气系统，也带有分流（不分流）进样系统，程序升温系统、压力、流量自动控制系统等，一般不再有色谱检测器，而是利用质谱仪作为色谱的检测器。在色谱部分，混合样品在合适的色谱条件下被分离成单个组分，然后进入质谱仪进行鉴定。

2）液相色谱 - 质谱联用仪（LC-MS）：LC-MS 联用仪主要由高效液相色谱，接口装置（同时也是电离源），质谱仪组成。高效液相色谱与一般的液相色谱相同，其作用是将混合物样品分离后进入质谱。LC-MS 联用的关键是 LC 和 MS 之间的接口装置，接口装置的主要作用是去除溶剂并使样品离子化。

目前，几乎所有的 LC-MS 联用仪都使用大气压电离源作为接口装置和离子源。大气压电离源（API）包括电喷雾电离源（ESI）和大气压化学电离源（APCI）两种，二者之中电喷雾源应用最为广泛。无论选 ESI 或 APCl 模式，都是一次进样就可同时检测正、负离子。

3）电感耦合等离子体发射光谱 - 质谱联用仪（ICP-MS）：ICP-MS 是利用感应耦合等离子体作为离子源，产生的样品离子经质量分析器和检测器后得到质谱，它是 20 世纪 80 年代发展起来的新的分析测试技术。它以独特的接口技术将 ICP-MS 的高温（7000K）电离特性与四极杆质谱计的灵敏快速扫描的优点相结合而形成一种新型的元素和同位素分析技术，可分析几乎上所有元素。ICP-MS 技术的分析能力不仅可以取代传统的无机分析技术如电感耦合等离子体光谱技术、石墨炉原子吸收进行定性、半定量、定量分析及同位素比值的准确测量等，还可以与其他技术如 HPLC、HPCE、GC 联用进行元素的形态、分布特性等的分析。与传统无机分析技术相比，ICP-MS 技术提供了最低的检出限、最宽的动态线性范围、干扰最少、分析精密度高、分析速度快、可进行多元素同时测定以及可提供精确的同位素信息等分析特性。近年来随着这项技术的迅速发展，目前在职业卫生检测领域正逐步等到应用和发展，可以用于职业卫生领域几乎所有的元素分析。

与 GC-MS、LC-MS 类似，ICP-MS 也是由离子源、分析器、检测器、真空系统和数据处理系统组成。从仪器结构上 ICP-MS 由 ICP 焰炬（离子源），接口装置和质谱仪（分析器、检测器、真空系统）三部分组成。

（四）常见定性分析方法与技术要求

定性分析的主要任务是确定样品中物质（化合物）的组分，只有确定物质的组成后，才能选择适当的分析方法进行定量分析，如果只是为了检测某种离子或元素是否存在，为分别分析；如果需要经过一系列处理去除干扰以确定有哪些离子、元素、化合物存在，为系统分析。在应对突发中毒事件的样品分析检测中，我们需要面对更为复杂的基质，更为多样化的样品，常需要综合应用多种分析手段进行更为准确的系统分析。

常见定性检测方法

（1）质谱定性方法：质谱分析法是通过对被测样品离子的质荷比的测定来进行分析的一种分析方法。被分析的样品首先要离子化，然后利用不同离子在电场或磁场的运动行为的不同，把离子按质荷比（m/z）分开而得到质谱，通过样品的质谱和相关信息，可以得到样品的定性定量结果。

质谱是纯物质鉴定最有力的工具之一，其中包括相对分子质量的测定、化学式的确定及结构鉴定等。

1）相对分子质量测定：根据（准）分子离子峰的质荷比可确定分子量，通常该峰位于质谱图最右边，但并非所有化合物都能够获得稳定的（准）分子离子峰，质谱图上质荷比最大的峰并不一定是（准）分子离子峰。判定化合物的（准）分子离子峰，主要基于以下原则：准确区分（准）分子离子峰与其加合物离子峰，特别在（准）分子离子峰相对较小而加合物离子峰较高时；分子离子峰应符合"氮律"，即在含 C、H、O、N 元素的化合物中，不含或含偶数个 N 的分子量为偶数，含奇数个 N 的分子量为奇数；分子离子峰与邻近峰的质量差是否合理，有机分子失去碎片大小是有规律的，因此不可能出现 M-3、M-14、M-24 等峰；（准）分子离子峰的强度一般会与碎裂能量呈负相关。

2）化学式的确定：高分辨质谱可以分辨质荷比相差很小的分子离子或碎片离子，在测得并确定化合物的准确相对分子质量后，可在软件辅助下预测该化合物的化学式，而低分辨质谱仪通常通过同位素相对丰度法来确定分子的化学式。对于化合物 $C_wH_xN_yO_z$，其同位素离子峰（M+1）+ 和（M+2）+ 与分子离子峰的强度比可以依据各元素的天然同位素丰度进行计算，而对于含有 Cl、Br、S 等同位素天然丰度较高的化合物，其同位素离子峰相对强度可由 $(a+b)_n$ 展开式计算，其中 a、b 分别为该元素轻重同位素的相对丰度，n 为分子中该元素的原子个数。

3）结构鉴定：纯物质的结构鉴定是质谱最成功的应用领域，通过质谱参数的调整可获得不同碎裂的质谱图，找出（准）分子离子峰、碎片离子峰、亚稳离子峰、相对峰高等质谱信息，根据各类化合物的裂解规律，重组整个分子结构。采用与标准谱库对照的方法，得到质谱图后也可以通过计算机检索对未知化合物进行定性。检索结果可以给出几个可能的化合物，并以匹配度大小顺序排列出这些化合物的名称、分子式、分子量和结构式等，可以根据检索结果和其他的信息，对未知物进行定性分析。

（2）光谱定性方法：常用的光谱定性方法主要包括用于元素组成分析的原子吸收光谱法、原子发射光谱法、X 射线荧光光谱等的原子光谱法和用于有机分子结构解析的紫外 - 可见光谱法、红外光谱法、拉曼光谱法、荧光光谱法等分子光谱法。

光谱仪用于定性分析方法有以下几种：

1）原子光谱法在定性中的应用方法：原子光谱法一般用来确认物质中的元素组成，其主要的定性方法有：

比较光谱分析法：这种方法应用比较广泛，它包括标准试样比较法和铁谱比较法。标准样品比较法一般适用于单项定性分析及有限分析。铁谱比较法不但可以做单项测定还易于做全分析。

谱线波长测量法：光谱分析仪器利用谱线波长测量法进行定性分析是先测出某一谱线的波长，再查表确定存在的元素，这种方法在日常分析中很少使用，一般只是在编制谱图或者做仲裁分析时才用。

一般来讲光谱分析仪器定性分析可以分析元素周期表上的七十多个元素，但由于受到仪器和光源条件的限制有些元素如非金属及卤族元素等则需要在特殊的条件下才能测定。

光谱仪器定性分析的样品可以是多种多样的，所以光谱定性采用的方法各不相同，对于易导电的金属试样可以将试样本身作为电极直接用直流电弧或交流电弧光源分析。有时为了不损坏试样也可以采用火花和激光显微光源分析。对于有机物一般先进行化学处理，使之转化成溶液用溶液残渣法测定，也可以灼烧、灰化将试样处理成均匀的粉末装在碳电极孔中用直流电弧或交流电弧光源分析测定。

2）分子光谱分析方法：分子光谱分析法则在有机化合物分子的结构鉴别方面发挥着独特的作用，其主要的定性方法有：

紫外光谱法：紫外光谱与可见光谱通常只用于分子中有共轭 π 键体系的分子结构测定，在定性分析中可依据在不同的波长处产生的吸收峰确定某个官能团的存在，未作出准确的结构判断，还应取标准样品的紫外光谱或标准的 Sadtler 紫外图进行比较，应注意紫外光谱给出的信息量较少，通常作为其他定性方法的辅助手段。

红外光谱法：红外光谱法是分子光谱中提供分子结构信息最丰富、应用最广泛的方法。该方法适用的样品范围广，气体、液体、固体、混浊体等，纯样品或混合样品，有机物或无机物，均可进行红外测定并给出相应的结构信息，红外吸收峰的强度主要取决于分子中化学键的偶极矩变化大小，所得结果可在累积出版涵盖十余万张的 Sadtler 红外标准图库中检索，是有机化合物的结构解析中最有效的工具之一。但红外光谱对样品中的低含量组分不敏感，故红外光谱对结构解析样品的纯度一般要求达到 90% 以上。

拉曼光谱法：拉曼光谱和红外光谱都是分子振动光谱，但红外属于吸收光谱而拉曼则为散射光谱。拉曼光谱的主要优点在于样品制备简单，水溶液样品对其干扰较小，且拉曼光谱能够提供 $50\sim4000cm^{-1}$ 的谱图，有利于提供重原子的振动信息。

荧光光谱法：利用某些物质受光照射时所发生的荧光的特性和强度，进行物质的定性分析或定量分析的方法。其在定性分析方面主要应用于鉴定有机络合物，根据试样的图谱和峰波长与已知样品进行比较，可以鉴别试样和标准样品是否同一物质。对于复杂混合物中的同分异构体，室温荧光光谱的波带太宽，难于鉴别，但如冷却至 77K 的低温的低温荧光技术，可获得高度分辨的荧光光谱，足以检测复杂混合物中的个别分子。

3）联用技术：目前，最广泛应用的样品筛查方法是涵盖分离与鉴定的联用技术，主要有气相色谱 - 质谱联用技术、气相色谱 - 傅里叶变换红外光谱联用技术、液相色谱 - 质谱联用技术等。通过将色谱的分离能力与质谱、红外光谱等化合物结构信息测定方式结合起来，结合强大的化合物质谱／光谱数据库，联合对样品进行分析鉴定技术，通过对数据进行快速处理和数据库检索可以迅速准确得到初步定性结果。从某种意义上讲，气相色谱 - 原子发射光谱仪等也是联用技术的一种，其对某些元素如含砷化合物的特异性响应，也在实际中毒事件的样品检测中发挥着不可替代的作用。

综上，在以联用技术为主，辅助以针对特征性元素响应的特异性检测器，通过色谱、光谱、质谱、核磁共振谱技术的综合应用，有针对性地样品前处理技术做保障，可以最优化最大限度地发挥分析仪器的效能，从中获得有用的信息，综合解析所获得的信息，可实现对样品中目标化合物的筛查、鉴定和确证。

（五）定量检测方法与技术要求

测定方法

（1）内标法：内标法是在试样中加入一定量的纯物质作为内标物来测定组分的含量。内标物应选用试样中不存在的纯物质，其色谱峰应位于待测组分色谱峰附近或几个待测组分色谱峰的中间，并与待测组分完全分离，内标物的加入量也应接近试样中待测组分的含量。具体做法是准确称取 $m(g)$ 试样，加入 $m_s(g)$ 内标物，根据试样和内标物的质量比及相应的峰面积之比，由下式计算待测组分的含量：

$$\frac{m_i}{m_S} = \frac{f_i \cdot A_i}{f_S \cdot A_S} = f_i' \cdot \frac{A_i}{A_S}$$

$$w_i = \frac{m_i}{m} \times 100\% = f_i' \cdot \frac{A_i \cdot m_S}{A_S \cdot m} \times 100\%$$

由于内标法中以内标物为基准，则 $f_s = 1$。

内标法的优点是定量准确。因为该法是用待测组分和内标物的峰面积的相对值进行计算，所以不要求严格控制进样量和操作条件，试样中含有不出峰的组分时也能使用，但每次分析都要准确称取或量取试样和内标物的量，比较费时。

为了减少称量和测定校正因子可采用内标标准曲线法——简化内标法：

在一定实验条件下，待测组分的含量 m_i 与 A_i/A_s 成正比。先用待测组分的纯品配制一系列已知浓度的标准溶液，加入相同量的内标物；再将同样量的内标物加入到同体积的待测样品溶液中，分别进样，测出 A_i/A_s，作 A_i/A_s-m 或 A_i/A_s-C 图，由 $A_{i(样)}/A_s$ 即可从标准曲线上查得待测组分的含量。

稳定同位素稀释法则在色-质联用中展示了广泛的应用潜力，此法应用被分析物的稳定同位素化合物作为内标，优点是不需要色谱的完全分离，依据质量数分离被测元素或化合物，特别适用于成分复杂、分离困难的样品定量分析，内标具有与被分析物完全相同的理化性质，大大提高定量分析的准确性。

（2）外标法：取待测试样的纯物质配成一系列不同浓度的标准溶液，分别取一定体积，进样分析。从色谱图上测出峰面积（或峰高），以峰面积（或峰高）对含量作图即为标准曲线。然后在相同的色谱操作条件，分析待测试样，从色谱图上测出试样的峰面积（或峰高），由上述标准曲线查出待测组分的含量。

外标法是最常用的定量方法。其优点是操作简便，不需要测定校正因子，计算简单。结果的准确性主要取决于进样的重视性和色谱操作条件的稳定性。

（六）检测过程的质量控制

为保证检测结果的准确性，应将应急检测纳入实验室的质量管理体系，并制定相应的质量控制程序和相应的文件。

在应急样品的检测方法选择上应优先选用标准方法，当无标准方法作为依据时，应对采用的检测方法的关键技术指标进行评估，关键技术指标包括方法的准确度、精密度、定量下限、检出限等。

在样品检测过程中应采取质量控制措施，质量控制措施包括试剂空白、样品空白、仪器空白、平行样、加标回收率、标准物质、阳性样品对照、阴性样品对照等，以保证检测结果的准确性。

五、现场应急检测结果的报告和注意事项

结果准确性的判断：要判断结果是否准确，首先要了解检测的目的，"应急检测"从名称上就已说明检测要求首先要快，这就决定了应急检测手段可能会存在某些问题，上文介绍的技术也说明了每种检测技术都存在一定的缺陷。我们要判断结果的可靠性必须要非常了解所使用技术的优缺点，一般来说，气质联仪原子光谱技术的检测结果具有较高的可信度；其他技术大都会产生误报，这就需要结合多重检测结果来提高检测的准确性，例如在执行任务时可以同时使用离子迁移谱以和硫磷毒剂检测仪，以提高检测准确度。

当获得现场检测结果后进行报告时应注意报告用词，在没有确切证据的情况下，一般不要使用确凿的语气和用词，避免造成不必要的恐慌。在实际操作中一般检测人员只需要将结果报告至指挥部门即可，应减少个人对结果的判断（可以建议）。指挥部门应综合全部信息进行判断、决定，以得出染毒类型、染毒程度、污染范围等，最后进行结果报告。

第五节　突发中毒事件的人员防护与应对措施

按照《突发公共卫生事件应急条例》规定，卫生机构在突发公共卫生事件中承担突发公共卫生事件中救灾防病的应急准备、监测报告、预测预警、调查确认、现场处置和效果评估等任务，保障卫生应急人员自身的安全是履行职责基本需求。

一、突发中毒事件个人防护的基本概念

（一）个体防护装备的概念及重要性

个体防护装备（personal protective equipment，PPE）是从业人员为防御物理、化学、生物等外界因素伤害所穿戴、配备和使用的各种护品的总称。它是预防危害，保护人员健康与安全的重要措施和最后防线。个体防护装备的防护原理简单地讲就是一种将人体与外界相对隔离的物理防护机制。

个体防护是作业者根据生产过程中不同性质的有害因素，采用不同方法，保护自身机体免受外来伤害的过程。个体防护的主要方式是穿戴个体防护装备。卫生应急救援人员的个体防护尤为重要，其重要性在于：

1. 一般作业人员的个体防护是安全的最后屏障，而卫生应急救援人员的个体防护可以说是唯一的屏障。一般作业人员除个体防护外，还有很多事故预防措施，而应急救援状态时，这些措施遭到了破坏或已经失效。

2. 一般作业人员的个体防护往往是非事故状态下的防护，由于重大事故发生的概率很低，作业人员在生产过程中所承载的风险相对较低，个体防护疏漏的后果不一定能显现。

但卫生应急救援人员往往处于事故发生及发展或继发过程中，环境中有害物种类复杂、浓度高，时刻暴露于危险之下，此时，个体防护是最有效的安全措施。

3. 一般作业人员的作业危害比较单一，个体防护措施具有很强的针对性。而卫生应急救援人员往往面临的是多种或不确定的危险，其个体防护不得不考虑多种危害的需求，全面的个体防护突显其重要性。

4. 一般作业人员在重大事故发生时，往往是借助个体防护装备进行迅速的撤离。而卫生应急救援人员却需要进入事故现场进行探究、控制、搜寻和抢救，个体防护应保证他们经受住危害在时间和空间上的变化。

应急救援时，医学救援人员必须在保护自身安全的前提下开展救援工作，绝不能在情况不明时奋不顾身地去救援。只有佩戴良好的个体防护，确保了自身的安全，才能有效地完成营救任务，否则不但救不了别人，还可能引起中毒甚至危及自己的生命，成为被别人救护的对象。因此，正是通过保障个人安全，才能为保护他人安全赢得时间。需要强调的是，任何个体防护装备的防护性都是有限的，有效控制危害源、让中毒事件场所的人员，包括伤者迅速离开事件危险环境或隔离疏散，减少毒物损害才是最有效的个人防护措施。

（二）突发公共卫生事件中的危害因素

1. 危害因素　化学中毒事件发生后，事故现场及其周围环境中可能会存在以下危害因素：

（1）颗粒物：是悬浮在空气中的微小粒状物质，包括粉尘、烟、雾和微生物。粉尘和烟都是固体颗粒，粉尘一般产生于固体物料受力破碎过程中，烟却是物质燃烧气化后，在空气中冷凝所形成；雾为呈液态的颗粒物，多在液体喷洒或冷凝过程中形成；微生物包括各种细菌、病毒、真菌等，在空气中多以附着在其他颗粒物的形式存在。有些颗粒物还有挥发性，如某些溶剂性喷雾和酸雾以及某些生化毒剂等。放射性尘埃也为颗粒物，这种颗粒物具有放射性，吸入体内后可产生持续内照射危害健康。

（2）气态物质：常见的有害气体为一氧化碳、氯气、氨气、硫化氢和光气等。蒸气是在常温常压下呈液体或固体的物质经蒸发或升华产生，如各种有机溶剂蒸气、汞蒸气等。有些气体具有特殊气味或刺激，能够很快地感知到，而有些则没有，部分有毒气体可对皮肤和眼睛产生刺激作用，有些还可通过皮肤吸收。

（3）液体物质：有害液体种类很多，酸或碱液对皮肤有腐蚀性，并能挥发出有刺激性的气体、蒸气或产生雾，一些有机溶剂不仅挥发出有毒蒸气，也会经皮肤吸收，并刺激或腐蚀皮肤；有些液体还具有可燃性等。许多生物样本呈液态，传染病患者的部分分泌物具有传染性。

（4）缺氧环境：空气中氧气体积分数低于18%为缺氧环境，缺氧环境能对健康造成危害。

（5）燃烧：包括普通火灾和各种化学火灾，现场除高温、燃烧、塌方等安全危险因素外，燃烧还会产生各种颗粒物和成分复杂的有毒有害气体。

2. 危害水平　有毒化学品的毒性水平是分析化学中毒事件危害性水平的依据之一。也是选择个体防护的重要参考依据。在事故性化学中毒事件中，会涉及各种毒性水平有毒化学品，且通常可以预知有毒化学品的种类和可能的量级；在职业性化学中毒事件，通常不会涉及剧毒及高毒性有毒化学品，而是以中、低毒性的有毒化学品为主。与之相反，恶意性化学中毒事件，则是刻意地使用常见、易得或易制的剧毒或高毒性有毒化学品。危害水平受到下列因素影响：

（1）物质理化性质：在正常状态下，化学品以气态（包括蒸气）、液态（包括气溶胶、雾）和固态（包括粉尘）三种物理状态存在。同样，有毒化学品也是以这三种状态呈现。

（2）毒性及其效应：化学品对人的危害性是不同的，不同的化学品其毒性效应方式、靶器官、病理改变、代谢、长期影响等都不尽相同；与化学中毒事件相关的化学品的危害性实际上是指化学品对人体的毒性水平。以半数致死量为基础，对接触毒物的危害性分为极度、高度、中度和轻度危害共四级。《剧毒化学品目录》（2002 年版）列入该目录的剧毒化学品共有 335 种，其中也包括了典型的军用化学毒剂。采用的毒性判定界限是：大鼠试验，经口 $LD_{50} \leqslant 50mg/kg$、经皮 $LD_{50} \leqslant 200mg/kg$，吸入 $LC_{50} \leqslant 500ppm$（气体）或 2.0mg/L（蒸气）或 0.5mg/L（尘、雾）。

（3）接触方式：有毒物质致人中毒的途径分为经皮、经口和吸入三种途径，接触方式的不同也是判定危害水平的重要因素。

（4）暴露剂量：分为外暴露量和内暴露量。

（5）任务负荷和持续时间：应急人员的处置任务若需要在高负荷强度下进行、或者较长的任务时间，实际上承受的危害水平要增加。

二、个体防护装备的分类

个体防护装备主要分为三类：皮肤防护装备、呼吸防护装备和配套防护装备。

（一）皮肤防护

狭义的皮肤防护指的是对躯干防护的防护服，而广义的皮肤防护还包括颜面部、眼部、手、足部的全身防护。

1. 防护服　从防护性能最高的正压气密防渗透防护服到普通的隔离颗粒物防护服，各类防护服的性能有较大的差别，适用范围也不同。设计材料、形状、连接方式以有效的阻断有害物侵入为准则。在式样上，防护服分连体式、分体式、裙式等结构；主体材料有的使用不透气材料（如丁基胶涂敷织物、高分子复合材料等），有些使用透气材料（如基于活性炭吸附型防护材料等）；由于材质和性能不同，有些洗消后防护性能下降，分为一次性使用和反复多次使用。GB 19082—2009《医用一次性防护服技术要求》所涉及防护服属于应用于传染病疫情处理的隔离服，一般不用于处置化学中毒事件。防护服一般分为四级，分别为：

（1）A 级：带有面罩的全封闭气密性防护衣；

（2）B 级：全封闭非气密性防护衣；

（3）C 级：连体式化学防护衣；

（4）D 级：一般工装。

欧洲标准将化学防护服分为 6 个防护等级，分别为：

（1）气密型；

（2）非气密型；

（3）液体致密型；

（4）喷溅致密型；

（5）粉尘致密型；

（6）有限喷溅致密型。

防护服的选用要依据突发中毒事件中环境有毒物质的种类、存在的方式、环境条件及浓度等综合考虑。对具有腐蚀性气态物质（蒸气、粉尘、烟雾等）存在的现场，防护服要具有耐腐蚀性、高隔离效率和衣裤连体，袖口、裤脚有较好的密合性等；对于非蒸发性的固态或液态化学物，仅需要穿具有一定隔离效率的防护服即可。防护服的选用可参照 GB/T 11651—2008《个体防护装备选用规范》。

2. 防护眼镜、眼罩及面罩 眼面防护用具都具有隔离和防撞击的功能，并根据其他不同需要，分别具有防液体喷溅、防有害光（强的可见光、红外线、紫外线、激光等）、防尘等功效。如果事故现场能够产生对皮肤黏膜有害气体、液体喷溅的情况，应配备相应功能的防护眼镜、眼罩或面屏。眼罩对放射性尘埃及空气传播病原体也有一定的隔绝作用。针对具有刺激性和腐蚀性气体、蒸气的环境，建议应该选择全面罩，因为眼罩并不能做到气密，防护眼镜或眼罩通常与半面型过滤式呼吸防护器和防护口罩联合使用，也可以单独使用。

3. 防护手套 防护手套的种类繁多，除抗化学物类外，还有防切割、电绝缘、防水、防寒、防热辐射、耐火阻燃等功能，需要说明的是，一般的防酸碱手套与抗化学物的防护手套并非等同，由于许多化学物相对手套材质具有不同的渗透能力，所以需要时应选择具有相应防护性能的防护手套。

依据防护手套的特性，参考可能的接触机会，选用适当的手套，应考虑化学品的存在状态（气态、液体）浓度以确定该手套能抵御该浓度。如由天然橡胶制造的手套可应付一般低浓度的无机酸但不能抵御浓硝酸及浓硫酸。橡胶手套对病原微生物、放射性尘埃有良好的阻断作用。具体选择可参考生产厂家所附带的说明书。

4. 防护鞋（靴） 与防护手套类似，防护鞋靴的防护功能也多种多样，包括防砸、防穿刺、防水、抗化学物、绝缘、抗静电、抗高温、防寒、防滑等。防护鞋（靴）要对酸碱和腐蚀性物质有一定的抵御性，表面不应有能够积存尘埃的皱褶，以免积存尘埃。

（二）呼吸防护用品

在突发中毒事件中有较多的毒物为有毒气体或挥发性物质，对人的呼吸系统造成直接损害或因环境缺氧引起窒息、昏迷、甚至死亡。因此，在突发中毒事件卫生应急处置中，呼吸防护是个体防护的核心。

1. 呼吸防护用品的分类 根据气体来源呼吸防护用品分为过滤式（空气净化式）和隔绝式（供气式）两种类型。

（1）过滤式呼吸器：过滤式呼吸防护用品把吸入的空气通过净化部件的吸附、吸收、催化或过滤等作用，除去其中有害物质后作为气源，供使用者呼吸用，分为自吸过滤式和送风过滤式两类。自吸过滤式防护用品（non-powered air purifying respirator）靠佩戴者呼吸克服部件阻力，主要由头带、过滤元件和密合型面罩三部分构成。

按面罩形状分类：分为半面罩和全面罩，半面罩能罩住口、鼻，或口、鼻和下颌的密合型面罩。口罩也属于半面罩。全面罩，能罩住眼、鼻和口，与头面部紧密密合的密合型面罩。

按过滤元件是否可更换分类：分为随弃式和可更换式。随弃式是指过滤元件与面罩之间不可拆卸，过滤元件及其他部件失效后需整体废弃，只适用于半面罩。可更换式是指可更换的过滤元件，此外，呼吸气阀、头带等其他部件也允许更换。

按过滤元件的性能分类：分为单一防护和综合防护。单一防护包括防颗粒物（或称防尘）、防有毒气体或蒸气，综合防护可提供多种气体或颗粒物与气体的综合防护。有些滤毒元件同时配备了颗粒物过滤，有些允许另外安装颗粒物过滤元件。所有颗粒物过滤元件都必须位于防毒元件的进气方向。

按照头面部送气导入装置的种类分类：可分为密合型面罩、松配合面罩或头罩和送风面罩。密合型面罩包括半面罩和全面罩。松配合面罩或头罩开放型面罩只罩住使用者的眼、鼻和口，与脸形成部分密合，也称松配合面罩或头罩。送风头罩能完全罩住头、眼、鼻和口直至颈部，也可罩住部分肩部或与防护服联用。

按面罩内压力模式分类：可分为正压式和负压式，自吸式过滤式呼吸器为负压式，而电动送风以及隔绝式空气呼吸气为正压式。

（2）隔绝式呼吸器：将使用者呼吸器官与有害空气环境隔绝，靠本身携带的气源（携气式或自给式，SCBA）或导气管（长管供气式），引入作业环境以外的洁净空气供呼吸。以下是这类呼吸器的主要分类方法：

按照供气气流分：连续供气式（只适用于长管供气式系统）和压力需求式。由于应急响应作业中 A 和 B 级呼吸防护都选择正压全面罩空气呼吸器，也就是 SCBA，一般不会选择长管供气式。我国目前 SCBA 产品一般执行消防行业的空气呼吸器标准，目前在抢险作业中也有不少选择欧美进口产品。

还有一类是用于逃生的呼吸器称为逃生呼吸防护用品，只用于紧急情况下从有害环境逃生，可分为过滤式和供气式。

2. 呼吸防护用品介绍

（1）口罩

1）活性炭口罩：是在纱布口罩的基础上加入了活性炭层。此类口罩不能增加阻断有害颗粒的效率，活性炭的浓度不足以吸附有毒物质。所以同样不能用于各类突发公共卫生中毒事件现场防护。活性炭口罩有一定的减轻异味的作用（如处理腐烂物质），同样不能用于有害气体超标的环境。

2）医用防护口罩：GB 19083—2010《医用防护口罩技术要求》从 2011 年 8 月 1 日起开始实施，本标准参照了欧洲和美国等相关标准，结合我国产品的技术水平，除对材料的性能进行了规定之外，还增加了密合性等对产品整体性能的评价。符合标准的口罩能够滤过空气中的颗粒物，阻隔飞沫、血液、体液、分泌物等，包括传染性病毒。过滤材料不是简单阻隔，而是通过扩散效应、拦截效应、惯性效应、重力效应和静电效应综合作用。

3）无纺布防尘口罩：一般是用无纺布制成，主要用来防尘，防尘口罩主要是用来防止颗粒直径小于 5μm 的呼吸性粉尘经呼吸道吸入产生危害，主要用于浓度较低的作业场所。

4）N95 抛弃式防尘口罩：N95 是 NIOSH（美国职业安全卫生研究所）认证的 9 种防尘口罩中的一种，N 代表其材质仅适用于过滤非油性粉尘，95 代表其过滤效能达至少达 95% 效能。

根据 NIOSH 对过滤材料的分类定义，NIOSH 认证的 9 种口罩分别是：

N 系列：防护非油性悬浮颗粒，无时限。包括以下三个级别：①N95：过滤效果达到 95% 以上；②N99：过滤效果达到 99% 以上；③N100：过滤效果达到 99.97% 以上。

R 系列：防护非油性悬浮颗粒及汗油性悬浮颗粒，时限 8 小时。包括：①R95：过滤效果达到 95% 以上；②R99：过滤效果达到 99% 以上；③R100：过滤效果达到 99.97% 以上。

P 系列：防护非油性悬浮颗粒及汗油性悬浮颗粒，无时限。包括：①P95：过滤效果达到 95% 以上；②P99：过滤效果达到 99% 以上；③P100：过滤效果达到 99.97% 以上。

其他国家类 N95 等级过滤标准：

欧盟 EN149 标准：① FFP1：最低过滤效果 >80%；② FFP2：最低过滤效果 >94%；③ FFP3：最低过滤效果 >97%。

澳洲 AS1716 标准：① P1：最低过滤效果 >80%；② P2：最低过滤效果 >94%；③ P3：最低过滤效果 >99%。

日本 MOL 标准：① DS1：最低过滤效果 >80%；② DS2：最低过滤效果 >99%；③ DS3：最低过滤效果 >99.9%。

（2）过滤元件：一般分滤棉、滤毒罐和滤毒盒三大类。

滤棉用于防颗粒物，GB 2626—2006《呼吸防护用品　自吸过滤式防颗粒物呼吸器》中将防颗粒物（包括粉尘、烟、雾和微生物）过滤元件分成两大类。一类是适合非油性的颗粒物，作为 KN 类，它适合各类粉尘，如煤尘、水泥尘、石棉、面粉尘等，还适合金属烟和一些雾，如酸雾、油漆雾等。另一类同事适合油性和非油性颗粒物，作为 KP 类，除非油性颗粒物外，还适合油烟、油雾、沥青烟、焦炉烟等。这两类过滤元件分别有 3 个过滤效率级别，即90%、95% 和 99.97%，过滤元件对应标识为 KNK90/KN95/KN100 或 KP90/KP95/KP100。

滤毒罐和滤毒盒用于防化学物。滤毒罐的容量并不一定比滤毒盒大，这主要是执行产品的标准不同决定的，有单个也有成对使用的。化学过滤元件一般分单一和综合防毒两类，单一防毒主要用于单纯过滤某些有机蒸气类、防酸性气体类（如二氧化硫、氯气、氯化氢、硫化氢、二氧化氮、氟化氢等）、防碱性气体类（如氨气）、防特殊化学气体或蒸气类（如甲醛、汞），综合防毒可用于防护各类型气体。

GB 2890—2009《呼吸防护　自吸过滤式防毒面具》对过滤元件的分类给予了规定，见表 2-1。

表 2-1　过滤件类型及防护气体类型

过滤件类型	防护气体类型	标色	防护对象举例
A	用于防护有机气体或蒸气	褐	苯、苯胺类、四氯化碳、硝基苯、氯化苦
B	用于防护有机气体或蒸气	灰	氯化氢、氢氰酸、氯气
E	用于防护二氧化硫和其他酸性气体或蒸气	黄	二氧化硫
K	用于防护氨及氨的有机衍生物	绿	氨
CO	用于防护一氧化碳气体	白	一氧化碳
Hg	用于防护汞蒸气	红	汞
H_2S	用于防护硫化氢气体	蓝	硫化氢

3. **呼吸防护用品的选用**　呼吸防护用品的选用主要依据 GB/T 18664—2002《呼吸防护用品的选择、使用与维护》，该标准规定了职业用呼吸防护装备选用要求和方法，也可以用来指导选用应急人员的呼吸防护装备。重要判断依据是 IDLH 环境，IDLH 是指有害环境中空气污染物浓度达到某种危险水平，如可致命，或可永久损害健康，或可使人立即丧失逃生能力。IDLH 环境包括以下几种情况：①空气污染物种类和浓度未知的环境；②有害物浓度达到 IDLH 浓度环境。③缺氧环境（空气中的氧气含量低于 18%）也被归类于 IDLH 环境。常见毒物 IDLH 浓度可在 GB/T 18664—2002《呼吸防护用品的选择、使用与维护》附录 B 中进行查阅。

对过滤式呼吸器要根据现场有害物的种类、特性、浓度选择面罩种类及适当的过滤元件。当有害物种类不详或不具有警示性或警示性很差，以及没有适合的过滤元件时，就不能选择过滤式呼吸防护器。

GB/T 18664—2002《呼吸防护用品的选择、使用与维护》对各类呼吸器规定了指定防护因数（APF），即一种或一类功能适宜的呼吸防护用品，在适合使用者佩戴且正确使用的前提下，预期能将空气污染物浓度减低的倍数。危害因数用来广义描述有毒化学品的危害水平：危害因数 = 环境中化学品有毒化学品浓度 / 国家职业卫生标准规定浓度。危害因数 >1 说明存在呼吸危害，危害因素 <1 危害因数说明使用者实际接触的有害物浓度低于安全接触限值，属于安全水平。呼吸防护用品的选用原则为选择指定防护因数（APF）大于危害因数的呼吸防护用品。各类呼吸防护用品的指定防护因数各不相同（表 2-2），如 APF = 100 的全面罩可将空气中硫化氢浓度降低到 1/10。若现场所硫化氢浓度是卫生标准的 10 倍，全面罩就适合；若硫化氢浓度超标 150 倍，全面罩就不适合，应选用供气式呼吸器。

表 2-2 各类呼吸防护用品指定防护因数

呼吸器类型	指定防护因数			
	半面罩	全面罩	头罩头盔	松配合面罩
空气过滤式	10	50		
电动送风式	50	200～1000	200～1000	25
长管供气式	50	1000	1000	
便携式自给供气式		>1000		

呼吸防护用品的选用流程可参考流程图（图 2-3）。

（三）个体防护装备选配装备

由于突发中毒事件情况复杂，环境状况的不确定性，为了最有效地发挥卫生应急效率，确保应急救援人员的安全，在个人防护的基础上，尚应配有支持生命、防止意外情况发生的其他个人防护装备或辅助装置，以供救援小分队自救或互救运用。

1. **安全帽** 为防止在卫生应急救援中避免重物冲击或尖锐物穿刺导致头部伤害，常用头部防护装备，包括工业用各类安全帽等。

2. **防坠落装备** 防坠落装备是防止应急人员在高处作业或突发垮塌发生坠落的装备，包括高处临边保护措施、高处坠落保护装备、滑倒预警与保护装备、低处倾倒或翻到的保护装备，如安全带（包括安全钩、自锁器、缓冲器、滑轨、安全绳等）、安全网等。

3. **通信设备** 良好的通信设备既是应急救援工作所需要的，更是个人自我保护和自救的重要工具。此类设备包括对讲机、耳塞喉麦组件、卫星电话、便携式 GPS 定位仪等。

4. **降温背心** 穿着 A、B 级防护装备时会产生大量热量，可选用相变材料的降温背心，注意降温背心的使用说明，需要冷冻蓄冷的使用前要做好准备。

5. **洗消** 吸收辅料及皮肤洗消用品。主要用于应急人员出现意外情况时使用，对糜烂性液态毒物的进行尽快吸附、消洗。

6. **便携式氧气报警器和毒物报警器**

增加个人防护用品储备内容，如各级机构应储备数量，如何储备？

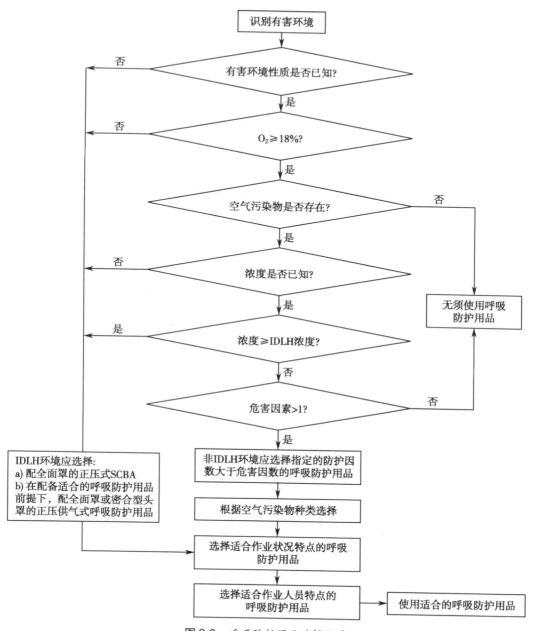

图 2-3　呼吸防护用品选择程序

三、个体防护装备的选用原则

（一）突发中毒事件的危险度分级和现场分区

1. 突发中毒事件的危险度分级　根据突发中毒事件的特点和现场情况，将突发中毒事件危险度分为三级（表 2-3）。

表 2-3　突发中毒事件的危险度分级

突发中毒事件危险度分级	高毒或剧毒	中等或低毒	三致性*	大量泄漏	少量泄漏	再次发生的可能性	恐怖或特殊性质	人员及动物伤亡	经口中毒事件
一级	√			√					
				√		√			
							√		
				√				√	
			√						
二级	√				√				
		√		√					
三级									√
		√			√				

* 可致癌、致畸、致突变；"√"表示同时出现的因素

2. 突发中毒事件的现场分区　突发中毒事件的现场根据风险进行分区（图 2-4）：

（1）隔离区或热区：GB/T 18664—2002《呼吸防护用品的选择、使用与维护》中定义的立即威胁生命和健康浓度（IDLH）环境，一级和二级突发中毒事件现场的核心区域，区域大小与有毒物质的释放量、毒性、空间以及气象条件有关，可通过实时监测或模型分析确定；隔离区半径可从数十米至数公里；

（2）"防护支援区"或"温区"：非 IDLH 环境，"热区"的周边区域，区域范围要远大于热区，并受多种因素影响；在该区域中处置作业时应考虑风向（上风向、下风向），并尽可能安排在上风向；防护支援区域的半径可至数公里范围；

（3）"安全支援区"或"冷区"：没有受到有毒物质沾染、或沾染浓度不能形成危害的区域，通常是"温区"的周边区域；要注意有毒物质扩散的影响，以及处置受害人员时可能产生的二次（次生）污染。

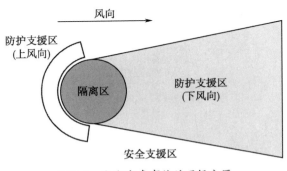

图 2-4　突发中毒事件的现场分区

3. 突发中毒事件的风险区域是基于对事件危害性、危害水平、人员可能受到伤害的风险及天气条件的综合评判，用以确定医疗卫生应急人员的防护状态。

4. 医疗卫生应急人员只有在执行特定的处置活动（如样本采集、危害性评价等）方可进入隔离区，其余情况医疗卫生应急人员应避免进入。

5. 一般来说，对一级和二级突发中毒事件应划定相应的风险区域边界，而三级突发中毒事件的风险区域通常不会形成"隔离区"。

（二）医疗卫生应急人员的防护等级及装备要求

在处置突发中毒事件过程中，医疗卫生应急人员的防护分为 A、B、C、D 四个等级，各防护等级及个体防护装备配备要求见表2-4。

表2-4　各防护等级个体防护装备配备表

| | 医疗卫生应急人员防护等级 | | | |
	A级	B级	C级	D级
适用场合	隔离区 同时存在高水平的呼吸和皮肤化学危害 存在化学危害的密闭或缺氧环境	隔离区 存在高水平的呼吸危害 存在腐蚀性化学危害 存在化学危害的密闭或缺氧环境	防护支援区 存在中、低水平的呼吸危害 非皮肤吸收气态有毒物，毒物种类和浓度已知；不缺氧	安全支援区 无呼吸及皮肤危害（低于职业卫生容许限值）
个体防护装备				
呼吸防护	正压式空气呼吸器（SCBA）	正压式空气呼吸器（SCBA）	全面罩过滤式防毒面具（APR）	无；或随弃式颗粒物防护口罩
皮肤防护	气密式化学防护服 化学防护靴	非气密式化学防护服 化学防护手套 化学防护靴	非气密式化学防护服(C1)或透气式防毒服(C2) 化学防护手套 化学防护靴	一次性防护服或隔离服 乳胶手套
选配器材	安全帽 通信器材 制冷背心 便携式毒物检测仪	安全帽 通信器材 便携式毒物检测仪 制冷背心	安全帽 通信器材 动力送风式呼吸器（PAPR） 便携式毒物检测仪	安全帽 半面罩过滤式呼吸器 防护眼罩 化学防护手套
主要限制	有限作业时间（一般约40分钟） 严重的热和体力负荷	有限作业时间（一般约40分钟） 严重的热和体力负荷	有限作业时间（一般约60分钟） 较严重热负荷	无明显限制

注：①在确认无皮肤危害时，B、C级防护也可以仅采取呼吸防护配置；②若皮肤危害物质易于被活性炭吸附，采用C2级透气式防毒服。③皮肤防护标准参见 GB 24539—2009《防护服装　化学防护服通用技术要求》

（三）突发中毒事件的响应程序及防护决策

突发中毒事件的危害性质和规模，决定医疗卫生应急人员角色，既可以作为应急处置整体队伍的有机组成部分，也可以单独作为处置特定中毒事件的主体执行者。

1. 突发中毒事件应急医学总体响应程序　医疗卫生应急人员对突发中毒事件的响应分为准备、救援与处置和后果管理三个阶段，医疗卫生应急队伍对突发中毒事件总体响应程序如图2-5所示。

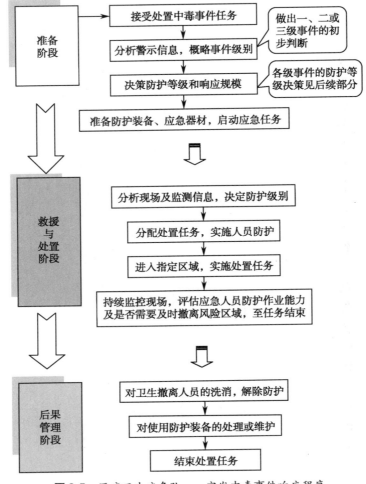

图 2-5　医疗卫生应急队——突发中毒事件响应程序

2. **一级突发中毒事件防护对策模式**（图 2-6）　一级突发中毒事件的发生概率较小。在统一组织和指挥下，医疗卫生应急人员主要承担对受害人员的医学救援、医学鉴别、紧急治疗和转送等任务。活动区域包括隔离区、防护支援区和安全支援区。制定防护对策的原则应是在维持处置作业的前提下，使医疗卫生应急人员承受最小化的风险。

3. **二级突发中毒事件防护对策模式**　二级突发中毒事件的发生概率较大。医疗卫生应急人员是处置该类事件的关键处置部分，同样承担对受害人员的医学救援、医学鉴别、紧急治疗和转送等任务。活动区域包括隔离区、防护支援区和安全支援区。各类风险区域的范围较小是区别于一级事件的主要特点，在出现紧急情况时，应急人员较易实施规避行动。防护对策与一级相似，其原则仍应充分考虑作业人员的安全性（图 2-7）。

4. **三级突发中毒事件防护对策模式**　三级突发中毒事件是国内最为常见的突发中毒事件。通常情况下，医疗卫生应急人员为主对中毒原因进行调查，以及对受害人进行医学救援、医学鉴别、紧急治疗和转送等任务。三级突发中毒事件一般不设定防护意义上的隔离区，应急人员的活动区域只包括防护支援区和安全支援区。在三级突发中毒事件中，应急

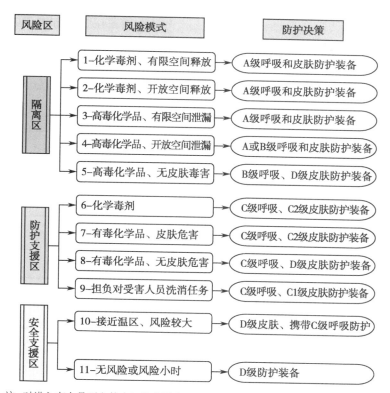

注：对进入有人员死亡的未知危害隔离区时，必须采用 A 级呼吸和皮肤防护装备；如现场存在坠落风险，应采取头部防护、坠落防护等设备。

图 2-6　一级突发中毒事件防护对策模式

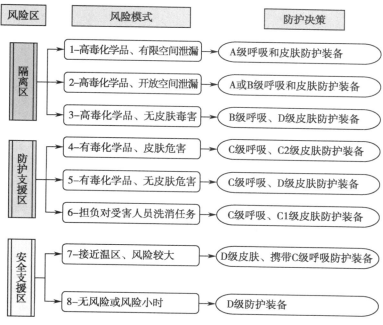

注：对进入有人员死亡的未知危害隔离区时，必须采用 A 级呼吸和皮肤防护装备。

图 2-7　二级突发中毒事件防护对策

人员的主要危害是呼吸道危害,但也要避免皮肤和黏膜直接接触有毒物质。制定防护对策的原则应是保障呼吸安全,以及使应急人员承受最小化的风险(图2-8)。

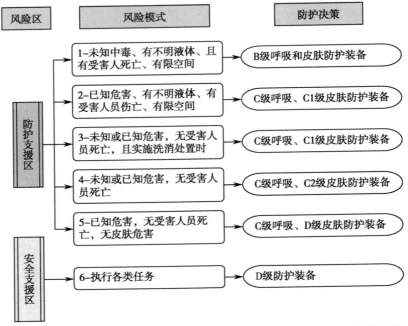

注:(1)在涉及进入伴随纵火或确知发生煤气中毒事件的有限空间、且没有进行适当的通风处置时,必须使用 B 级呼吸防护装备;(2)采用 C 级呼吸防护时,应根据呼吸危害的性质,选择适宜的尘毒过滤元件。

图 2-8 三级突发中毒事件防护对策

第六节 突发中毒事件风险分析

突发中毒事件能否发生?发生后会造成怎样的影响?该采取怎样的控制措施?等是公众、专业人员和政府管理人员关心的问题。要回答这些问题主要依据风险分析技术对发生的趋势,突发中毒事件的发生、发展、危害及相关影响因素进行评估。

风险源自于危害的存在、暴露等情况,并且,具有发生的时间、区域、人群等不确定性和复杂性等特征。危害物质种类繁多,《化学文摘》(*Chemical Abstract*, CA)登记的化学物质累计已超过 7100 万种,并每天以 1 万种以上的速度递增。危害物质引起的事件也日渐突出,因此,系统开展毒物及其危害的风险评估,能够回答以上所提出的问题,为政府部门风险管理和科学决策提供依据。

一、突发中毒事件风险分析概述

风险分析(risk analysis)是指通过风险监测与危害识别,进一步开展风险评估、管理、交流等一系列过程,以达到风险控制或降低危害,以及发生危害后的综合补救措施等。突发中毒事件风险分析是指突发中毒事件事前、事中及事后,依据相关资料,有效开展风险评估(risk assessment)、风险管理(risk management)和风险交流(risk communication)等的过程。

突发中毒事件风险分析三要素及其相互关系见图2-9。

风险评估技术来自于科学分析,通过量化方式表达风险发生的概率及其严重程度。主要分为定量风险评估、定性风险评估、半定量/半定性风险评估。其中,定量风险评估是指使用0~100%之间的数值描述风险发生概率和严重程度;定性风险评估则是分别用"高、中、低的发生率"或使用不同级别表达风险

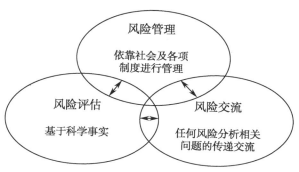

图2-9 突发中毒事件风险分析三要素

发生概率和严重程度;两者兼有的表达方法则为半定量/半定性风险评估。风险评估是风险分析三要素的科学核心,为风险管理者提供科学技术支撑,为风险交流提供科学信息。

风险管理为一决策过程,管理者根据风险评估结果,权衡政治、社会、经济和技术信息及风险相关信息,进行分析、比较和改进相关管理办法,为防止和有效控制潜在健康损害或环境危害选择合适的管理方案和正确的实施措施。风险管理应当遵循以下原则:一是应选择最优管理方案;二是确保人体健康和环境保护前提下节约成本及提高效益;三是公开透明风险管理的决策和执行情况;四是严格与风险评估过程进行功能区分,确保风险评估过程的科学性、独立性和完整性,并应减少风险评估和风险管理之间的利益冲突;五是风险管理决策应当考虑风险评估结果的不确定性;六是积极开展与相关利益团体间的风险交流。

风险交流是指风险评估者、风险管理者、公众及媒体等之间,就与风险有关的信息和意见进行相互交流。风险交流包括对风险评估结论及风险管理决策的采纳、风险及利益性质、风险评估的不确定性、风险管理措施等,风险交流可涉及风险评估及风险管理方面的任何问题,并且,这种交流的属性为双向性和互动性。风险交流通过所有参与者在交流过程中,进一步提高对突发中毒事件相关问题的认识及了解,有利于达成和增加执行风险管理决策时的一致性意见及其透明度,为理解风险评估结论和建议,有效执行风险管理决策提供良好平台,并且能够进一步培养和提高公众的理解、信任和信心。

二、突发中毒事件的风险评估技术

风险(risk)一词源于早期意大利语"risicare"。我国学者界定的风险是指不利事件发生的概率及其效应的严重程度,并具备不确定性,包括:①不利事件发生的可能性;②事件发生的概率;③不利事件产生的后果。

毒理学家将风险也称危险度,特指有害效应发生的概率。1971年联合国环境大会提出的风险是指接触某种毒物时发生不良效应的预期概率,是采用统计学方法定量评估机体接触毒物的可能性、接触程度和毒物对机体损害程度的统计学概率。我们把接触某种毒物发生损害的频率接近或略高于非接触机体时的概率,称为该毒物对机体健康产生危害的可接受风险(acceptable risk)。风险评估又称危险度评价,是指识别、评价对人类产生不良健康影响的可能性(发生概率)和严重程度;是对人类接触有害物质或(因素)后产生的潜在健康效应的特征进行系统而科学的描述。其目的是权衡健康危险与效益,确定风险目标水平,根据风险大小、轻重缓急确定管理活动的优先顺序,以及评估采取控制措施后的风险和风

险控制的效果等。

1983 年美国国家科学研究顾问委员会任命了专门工作小组制订发布了政府机构急性风险评估程序,统一了美国风险评估的主要内容与步骤。包括危害认定(hazard identification)、剂量 - 反应关系评价(dose-response assessment)、接触评价(exposure assessment)和风险描述(risk characterization)等 4 个步骤,主要涉及毒物的生物医学效应及对环境危害的评定。1994 年美国科学院进一步改进了该风险评估框架,将原有的危害认定、剂量 - 反应关系评价和接触评价 3 个步骤归纳为毒性评定(包括危害认定和剂量 - 反应关系评价)和接触评定两大部分,此外还强调了风险评估过程对毒理学研究的反馈和互动关系。

(一)危害认定

危害认定是风险评估的第一阶段,也是其定性阶段,危害认定基于已知的资料和作用模式来评价对机体有害作用的证据是否充分,并确定机体暴露于毒物的潜在有害作用和有害作用的影响因素。危害认定主要涉及物质毒性的确立以及暴露后的健康效应认定。根据剂量 - 反应关系,可分为无阈值危害和有阈值危害,根据毒物作用部位不同则可将危害分为一般毒性、致突变性、致癌性和致畸性等。

危害认定的主要方法是证据权重法,此方法充分评议来源于数据库、科学文献和研究报告等的科学资料,其不同研究方法的证据权重如下:流行病学研究 > 动物毒理学研究 >体外试验 > 定量结构 - 活性关系分析。

1. 流行病学研究 设计良好的流行病学研究,并得出人类接触毒物与危害之间确切联系的结果,是最有说服力的人类健康危害证据,为危害认定提供有价值的资料,甚至为危害特征分析提供定量资料。

然而,流行病学研究基本上属于机会性的。主要包括以已知暴露为起点,观察暴露和非暴露个体的队列研究;以病例为起点,比较患者和非患者暴露情况的病例对照研究;以及观察暴露和病例的静态分布状况的现况研究等。这些研究方法各有其优缺点,对于前瞻性研究,假说可能并不充分有力;对于回顾性研究暴露的估计也可能不够准确。另外各种社会因素、生活方式、个体遗传差异等都可能影响到流行病学结果的准确性。

但是,随着近年分子生物学的进展,分子流行病学学科的发展使流行病学家可以将统计学上相互关联的"黑箱"逐渐打开,将分子事件和疾病的发生发展联系起来,生物标志物的广泛应用也使流行病学和生物学关联的合理性大大提高,这些进展将对危害认定产生极大的应用价值。

2. 动物毒理学研究 获取大量新出现毒物的流行病学研究结果既不可能也不现实,所以动物实验结果成为危害认定过程中的关键组成部分。

(1)一般毒性认定:即毒物危害的器官和组织效应的认定。机体内少数细胞或组织受损或死亡一般不会引起明显的效应,随着受损细胞数量的增加,才表现出不同程度的中毒反应,一般可以按照有阈值毒物进行评价。

1)急性毒性试验:主要研究一次或 24 小时内多次接触毒物后短期内产生的毒作用,目的是获取毒物的致死剂量和其他急性毒性参数,初步评价毒物危害的特征、靶器官等,为后续的其他毒理学试验提供接触剂量的依据。包括经典的哺乳动物急性毒性试验和急性毒性的替代试验等。

2)亚慢性和慢性毒性试验:人体在生产和生活环境中接触毒物方式为长期、重复和低水平，所以需进行重复剂量毒性试验、亚慢性毒性试验和慢性毒性试验。此部分试验的目的是了解毒物的长期接触毒作用谱、毒作用特点和靶器官，观察不同物种毒效应的差异性，观察长期接触毒物危害作用的可逆性，并为下一步的剂量 - 反应关系评定提供参数。

3）局部刺激试验：某些未进入机体只作用于体表的毒物，可产生接触部位的危害作用，并应进一步了解这些毒物对皮肤、眼睛的局部刺激性、腐蚀性以及能否导致皮肤过敏的潜在毒性。常见的局部刺激试验包括眼原发性刺激试验、单次 / 多次皮肤原发性刺激试验、完整 / 破损皮肤刺激试验和皮肤致敏试验等。

（2）致突变作用的认定：致突变作用分为体细胞突变和生殖细胞突变，其中，基因突变、染色体畸变和染色体数目改变是较受关注的遗传损伤。常用的致突变动物试验包括：骨髓嗜多染红细胞微核试验、外周血微核试验、小鼠 M I 期精母细胞染色体分析、整体哺乳动物姐妹染色单体交换试验、果蝇伴性隐性致死试验、显性致死试验以及转基因小鼠致突变试验等。

（3）致癌作用的认定：根据毒物引起癌变的机制和模式不同可将致癌物分为遗传毒性致癌物和非遗传毒性致癌物。国际癌症研究所（International Agency for Research on Cancer，IARC）根据毒物致人类癌症的资料和实验动物致癌资料将致癌物分为 4 级：致癌证据充分、致癌证据有限、致癌证据不足和证据提示缺乏致癌性。

致癌物筛查的基本方法包括定量构效关系分析、遗传毒性试验、细胞转化试验、哺乳动物致癌试验（短期、长期）、促癌剂的检测等。

（4）发育毒性和致畸作用的认定：主要评价毒物对子代机体产生的危害，包括宫内死亡、畸形和出生后发育异常等。

常用的动物发育毒性试验分为三个阶段：①生育力和早期胚胎发育毒性试验（一般生殖毒性试验）；②胚体 - 胎体毒性试验（致畸试验）；③出生前后发育毒性试验（围生期毒性试验）。

3. 体外试验　随着科学技术进步和"3R"理论［Reduction（减少）、Replacement（替代）、Refinement（优化）］的不断深入人心，传统的毒理学动物实验表现出越来越多的缺点和不足，例如：采用啮齿类动物进行的终生致癌实验检测一个毒物需花费 100 万～300 万美元，耗时 3～5 年之久。为此，各国研究机构先后开发了多种体外试验方法用于毒物的危害认定。

在一般毒性认定方面，包括开发的鸡胚绒毛膜尿囊膜试验、绒毛膜尿囊膜胎盘蓝染色试验、荧光素漏出试验用于毒物眼刺激性的检测、开发的人工组织工程皮肤用于皮肤刺激性的检测；遗传毒性和致癌方面包括经典的细菌回复突变试验（Ames 试验）、体外微核试验和彗星试验等用于遗传毒物的初筛；发育毒性和致畸方面包括大鼠全胚胎培养试验、胚胎细胞微团试验和小鼠胚胎干细胞试验。

4. 定量结构 - 活性分析（QSAR）　任何一种物质的结构、溶解度、稳定性、pH 值等理化性质都是风险认定的重要信息，结构 - 活性关系分析可初步用于毒物的危害筛查。特别是计算机程序化的 SAR 方法，已被美国国家毒理学规划处用于化学物的致癌性预测。美国 OSHA 和 EPA 曾对 14 个职业性致癌物进行分析，发现其中 8 个属于芳香胺类化合物，并以 N- 亚硝基或者芳香胺基团、氨基偶氮燃料或菲核结构作为评价潜在致癌物的模型。

通过 QSAR 研究，特别是多个毒性重点的 QSAR 研究可为环境中混合毒物的风险评估提供相应基础。

（二）剂量 - 反应关系评定

剂量 - 反应关系是指化学物质的剂量与暴露群体中某种效应发生率之间的关系；剂量 - 效应关系是指化学物质的剂量与所致生物学改变程度之间的关系。剂量 - 反应关系评价是确定毒物暴露水平与危害发生频率及其危害程度的关系。根据毒物是否存在阈值反应又分为剂量 - 反应关系评价和剂量 - 效应关系评价。

危害认定是定性风险评估和粗略分类，从剂量 - 反应关系评定开始的 3 个步骤组成了定量风险评估。与危害认定一样，评定剂量 - 反应关系的资料也来自于流行病学研究、动物毒理学研究、体外试验和定量 - 结构反应关系分析，且以流行病学研究资料最优。

根据剂量 - 反应关系可以将毒物分为有阈值毒物和无阈值毒物两大类，所谓阈值是指诱发机体某种生物效应显现的最低剂量。阈值毒物的剂量 - 反应关系曲线常为非线性的 S 形曲线，非遗传毒性毒物（包括表遗传毒物）存在阈值，而遗传毒性毒物（包括遗传毒性致癌物和致突变剂）无阈值。

1. 有阈值的剂量 - 反应关系评定 有阈值毒物的风险评估多采用"安全剂量"概念。不同机构对"安全"或"阈下"剂量赋予许多不同名称。例如，加拿大卫生部采用的是每日容许摄入量 / 浓度（tolerable daily intake or concentration，TDI/TDC）；国际化学品安全司（IPCS/WHO）采用的是容许摄入量（tolerable intake，TI）；美国毒物与疾病登记署（ATSDR）采用的是最小危险水平（minimum risk level，MRL）；美国环境保护署采用的是参考剂量（reference dose，RfD）或参考浓度（reference concentration，RfC）；世界卫生组织则采用每日可接受摄入量（acceptable daily intake，ADI）；我国职业卫生标准同样提出了职业接触限值（occupational exposure limits，OELs）要求，指出"劳动者在职业活动过程中长期反复接触，对绝大多数接触者的健康不引起有害作用的容许接触水平，是职业性有害因素的接触限制量值。化学有害因素的职业接触限值包括时间加权平均容许浓度、短时间接触限值和最高容许浓度三类。物理因素职业接触限值包括时间加权平均容许浓度和最高容许浓度。"这些阈下剂量的估计所采用的基本方法是，根据危害认定过程中确定的关键健康效应的"无可见有害作用水平（no-observable adverse effect level，NOAEL）"（在规定的试验条件下，用现有的技术手段或检测指标未观察到任何与受试样品有关的有害效应的最大染毒剂量或浓度）或"可见最小有害作用水平（lowest observable adverse effect level，LOAEL）"（在规定的试验条件下，化学物质引起实验动物可观察到的形态、功能、生长发育等有害效应的最低染毒剂量或浓度），再给予一定的不确定系数（安全系数）。不确定系数（uncertainty factor，UF）又称安全系数（safely factor）、外推系数（extrapolation factor）或转换系数（transfer factor），在以动物实验数据外推到人，或以小范围人群调查结果判断所评价的化学品对大范围人群的有害作用时，为排除所涉及的不确定因素而设定的系数，用于制定化学品控制标准，以保证接触人群的安全。目前，正逐渐使用综合效应无作用剂量范围（benchmark dose，BMD）代替 NOAEL。

（1）基于 NOAEL 的推算方法：NOAEL 是指在生物学上和统计学上不引起危害"显著"升高的最高剂量，应用 NOAEL 计算安全剂量是沿用至今的一种传统方法，NOAEL 主要用于 RfD/RfC 和 ADI 的计算，以及"暴露范围（margin of exposure，MOE）"或"安全范围（margin of safety，MOS）"的获得。

RfD/RfC 和 ADI 的计算：

$$RfD / RfC = NOAEL / （UF \cdot MF）$$

$$ADI = NOAEL / （UF \cdot MF）$$

UF 和 MF 分别为不确定因素和校正因子，主要来自于种属间和种属内不同个体间的毒代动力学和毒效动力学的差异。

MOE 和 MOS 的计算：

MOE＝NOAEL/ 人群暴露量，MOE 是衡量人群暴露量和 NOAEL 差异大小的指标，MOE 越大，发生危害的危险性越小。

MOS＝人群暴露 / 安全限值（如 RfD/RfC），MOS 是衡量人群暴露量估计值与安全限值差异的大小的指标，MOS 越大，发生危害的危险性越大。

NOAEL 存在一定的局限性，例如：NOAEL 仅考虑了一个点的数据，忽视了剂量 - 反应关系的斜率；NOAEL 受到样本量的影响；NOAEL 不易获得，有时需要由 LOAEL 计算而来。

（2）基于 BMD 的推算方法：BMD 是指某种危害效应增加到一个特定水平的剂量，综合考虑了毒理学试验中得到的全部资料，可弥补 NOAEL 的不足，已应用于多种毒物的 RfD 和 RfC 的计算。

2. 无阈值的剂量 - 反应关系评定　无阈值毒物产生的危害主要是低剂量暴露的结果，但动物毒理学试验和流行病学研究通常为大剂量暴露，低剂量暴露的研究所需样本量极大，难以实施。解决此类问题的途径，只能利用试验研究的高剂量范围内的数据，来外推低剂量范围内的剂量 - 反应关系。

（1）完全禁止法：以零水平暴露作为暴露量的基础，完全"零容忍"该物质的暴露。优点是安全、保守，但经济技术上不合理，不适于大多数毒物的风险评估。

（2）不确定系数法：应用 NOAEL 和不确定系数求出评价危险人群风险的参考剂量。

（3）数学模型外推法：剂量 - 反应关系难以从试验资料中直接获得时，可以通过数学模型进行拟合，根据剂量 - 反应关系曲线的不同可能存在线性关系、超线性关系和次线性关系。常用的以生物学理论为基础的数学外推模型包括：概率分布模型（对数 - 正态模型、logistic 模型、Weibull 模型等）、机制模型（一次打击模型、多次打击模型、多阶段模型等）和效应发生时间模型等。

一般来说上述模型对同一组数据的拟合度都较好，但在外推剂量差异相对较大，上述模型的保守程度一般为：多次打击模型 > Weibull 模型 > logistic 模型 > 多阶段模型 > 对数 - 正态模型 > 二阶段线性模型。

目前尚无公认的最合适的外推模型，要充分考虑生物学证据和统计学证据并进行认真评价。

（三）接触评价

接触评价也称为"暴露评价"，是风险评估中的关键步骤，即使毒性再高的毒物，如果没有接触也不会发生危害，并且，接触也是不确定性的重要来源。接触评价的目的是确定接触的来源、类型、程度和持续时间。毒物浓度和接触毒物的程度是接触评价的两个重要方面。

1. 接触评价的基本概念

（1）接触：接触也称暴露，是指特定期间以一定频率到达靶机体、系统或人群的某种因子（有害因素）的浓度或量。

（2）剂量：剂量是指机体、系统或人群吸收某种因子（有害因素）的浓度或量。接触和剂量与健康效应的联系依次为：接触剂量→潜在剂量→应用剂量→内剂量→送达剂量→生物有效剂量。一般常用指标是接触剂量、潜在剂量和内剂量。

（3）暴露场景：暴露场景是指在某种情况下，用于评价和定量所接触的环境因素来源、暴露途径、暴露量或浓度以及受暴露机体等的一组条件或假设。

2. 接触剂量的计算

（1）环境浓度的检测：严格按照采样、检测和质量控制的要求进行检测。

（2）人体摄入量的计算：对于非致癌生物学效应可以采用日均接触剂量（average daily dose，ADD），对于致癌生物学效应可以采用终身日均接触剂量（life average daily dose，LADD）

$$ADD = C \times IR \times ED / BW \times AT$$
$$LADD = C \times IR \times ED / BW \times LT$$

其中，C 为暴露浓度；IR 为摄入率；ED 为暴露时段；BW 为体重；AT 为求算平均剂量所用的时段；LT 为终身时段。

环境监测所得数值与人体接触的实际数据可能会有较大差距，这时可进行个体检测减少不确定性。

（3）估计多介质、多途径的暴露量：分别计算多种多介质、多途径的暴露量，然后相加得出总暴露量。

（4）亚人群暴露量的估计：应根据暴露对不同社会生物属性人群的影响，分别计算其暴露量。

（5）内剂量和生物有效剂量的计算：对于人群实际暴露和剂量-反应关系进行准确评价，可根据公式推算内剂量或经验证的生物标志推算内剂量。

3. 接触特征分析 提供包括暴露来源、路径、途径和暴露人群相关信息的完整描述，也应包括高暴露人群、易感人群和易感生命阶段的讨论。

（四）风险特征分析

风险特征分析也称风险表征、风险描述，是风险评估的最后一步，也是最后的总结性阶段，此阶段的主要任务是对人群接触毒物可能发生的风险进行定性、定量估测，对风险评估有关资料的质量做进一步的评价，即不确定性分析。

1. 有阈值毒物的风险描述 有阈值毒物的风险描述可以计算人群的终身危险度。

$$R = (EED / RfD) \times 10^{-6}$$

式中：

R：发生危害的终生危险度；

EED：人群总接触量估计值。

2. 无阈值毒物的风险描述 无阈值毒物的风险描述，主要指致癌物的风险描述，包括超额危险度和超额病例数的计算。

计算终身超额风险 R：

$$R = 1 - \exp[-(Q \times D)]$$

式中：

Q：根据人群流行病学调查资料直接计算得到的人的致癌强度指数；

R：因接触致癌物而生癌的终生概率（数值为 0~1）；

D：个体日均接触剂量率，单位为 mg/(kg·d)。

计算人均年超额风险 $R_{(py)}$：

$$R_{(py)} = R / 70$$

计算特定人群的年超额病例数 EC：

$$EC = R_{(py)} \times (AG / 70) \times \sum P_n$$

3. 不确定性和变异性　风险评估的结论往往是在资料不足条件下做出，研究过程中存在很多不确定因素，因此在风险描述中也要对评估中所采用的资料做质量评价。

质量评价是指检验审核评定中发现有关危害的证据是否一致，是否足以说明问题或可下结论。质量评价包括实验设计科学性评价与实验证据的力度和权重评价。实验设计科学性评价包括：不同种属和不同靶器官的毒理学研究结果是否一致，重复实验的各种实验条件是否相同或接近，有关的实验方法及设计能否足以检出所观察毒性终点的有害效应等。"证据力度"是指某种实验结果的说服力，即可信度。危害认定、剂量 - 反应关系评定、接触评价 3 个阶段的研究均需要进行质量评价。

（五）突发中毒事件风险评估方法应用

1. 根据突发中毒事件风险发生概率和严重程度评估

（1）风险发生概率：根据突发中毒事件发生的可能性以及发生的区域性等特点，将其分成 A、B、C、D、E 五个等级，详见表 2-5。

表 2-5　风险发生概率

	可能性	特定事件
A	扩散、频繁	多个地区经常发生
B	可能	将再次发生几次
C	偶尔	将在某个区域时间发生
D	稀少	未必，但有可能发生
E	不可能	曾经历，不可能出现

（2）风险严重程度：根据突发中毒事件发生的后果严重性及其特点，将其分成 I、II、III、IV 四个等级，详见表 2-6。

表 2-6　风险严重程度

	严重程度	特点
I	灾难性	特别重大事件发生、系统破坏
II	重大	严重公众伤害、主要系统损害
III	微小	较小的伤害或暴露，较小的系统损害
IV	可忽略	更小的伤害或损害

（3）风险发生概率和严重程度判断：根据突发中毒事件发生的可能性和后果的严重程度，综合定性评估其发生的风险程度以及是否可接受，详见表 2-7。

2. 检查表法

（1）成立编制小组。

（2）编制检查表：客观实际、全面识别并分析系统危险性。包括采集信息、划分单元和编制表格。

表 2-7　风险发生概率和严重程度判断

发生概率	严重程度			
	Ⅰ　灾难性	Ⅱ　重大	Ⅲ　微小	Ⅳ　可忽略
A　扩散频繁	ⅠA	ⅡA	ⅢA	ⅣA
B　可能	ⅠB	ⅡB	ⅢB	ⅣB
C　偶尔	ⅠC	ⅡC	ⅢC	ⅣC
D　稀少	ⅠD	ⅡD	ⅢD	ⅣD
E　不可能	ⅠE	ⅡE	ⅢE	ⅣE

深色区域为高度风险，无法接受　　　　　较深色区域为中度风险，不可接受
较浅色区域为低度风险，风险降低后可接受　白色区域为极低风险，可接受，风险管理准备

（3）结论：可分为无风险、可接受风险、需要降低的风险、不可接受风险。

3. Delphi 法　也称专家调查法，"Delphi"起源于古希腊太阳神阿波罗预见未来的神话。1964 年由兰德公司首次使用。其主要特征为：匿名、专家意见、反复多次、趋向一致、最终评价。

（1）编制专家咨询表：包括评价内容的层次、评价指标的定义和必需的填表说明等。

（2）多轮咨询（一般为 4 轮）过程

第一轮：征询有关预测事件；将咨询表发给各位专家，凭借其知识经验和对其了解情况填表；组织者对专家意见整理归类；提出预测事件的新咨询表；再分发给专家。

第二轮：征询对事件的预测及其理由；专家对所列事件给出估计并说明理由；对专家评估意见归类处理；将整理后的数据设计在新的咨询表中并反馈给专家。

第三轮：专家根据反馈信息，再次判断并提出修改意见。

第四轮：在上一轮基础上，专家再次进行判断，或保留上一轮意见。

（3）结果处理：应用统计分析方法，整理并分析专家应答结果。

（六）风险评估实例分析：环境百菌清污染暴露的风险评估

某化工厂位于河流附近，由于生产事故导致 100kg 百菌清在短时间内进入河水，该厂下游 50km 有一自来水厂取水点。问管理部门是否应当关闭该取水点？

（1）已知信息：饮用水质量标准中百菌清的限量为 10μg/L，地表水中降解速率常数 k 为 10^{-6}/s，河流特征：深 d = 4m，宽 w = 100m，流速 1m/s。

（2）危害认定：经检索数据库得知，百菌清为有机氯类杀菌剂，毒性为低毒，可引起人体皮肤黏膜刺激作用及相应的健康危害。

（3）剂量 - 反应关系评定：毒性值描述详见表 2-8。

表 2-8　百菌清动物实验半数致死量

实验动物种类	接触途径	毒性
大鼠	经口	LD_{50} > 10 000mg/kg
大鼠	吸入	LC_{50} > 4.7mg/L（1 小时）
兔	经皮	LD_{50} > 10 000mg/kg

（4）暴露评价

混合带长度
$$L_{mix} \approx 0.4\frac{u \cdot w^2}{D_y}$$

横向分布系数
$$D_y = 0.6(\mp 0.3)du_*$$

剪切应力速度
$$u_* = \frac{u}{C}\sqrt{g}$$

Chezy 系数
$$C = \frac{1.5R_h^{1/6}}{n_{Maning}}$$

水力半径
$$R_h = \frac{wh}{w + 2h}$$

纵向散布系数
$$D_x = 0.011\frac{u^2 w^2}{du_*}$$

混合区下游浓度
$$C_{x,t} = \frac{M/A}{\sqrt{4\pi tD_x}}e^{\frac{(x-ut)^2}{4D_{xt}}-kt}$$

（5）风险特征分析：13 小时后取水口处百菌清含量达到最大浓度 12μg/L，超过水质标准。不确定性：危害认定、剂量 - 反应评定、暴露评价的过程均存在不确定性。

三、突发中毒事件风险管理

突发中毒事件风险管理是指在风险评估基础上，进一步制定并实施处理中毒事件相关风险的决策和措施等一系列过程。风险管理也称危机管理，包括风险管理准备、风险识别与确定、风险评估、风险处置、风险交流以及风险监测与更新等。

（一）风险管理相关概念

1. 风险预报　是指对风险的预先辨识报告，是风险预警、风险预控的基础。包括：现场监控、网络管理信息以及管理人员等的报警。

2. 风险预警　是指对风险的预先警示，是专业人员根据风险性质作出的专业化警告；是风险预控的根据。包括对决策层预警、管理层预警和公众预警等。

3. 风险预控　是指对风险的预先管理性防控措施。包括决策型预控（规划改进、治理、完善方案、启动应急预案等），管理型预控（规划、监督、检查、评估、审核等），以及反应型预控（应急响应、现场处置、公众逃生、风险交流、心理干预等）。

（二）风险的种类和本质

风险是指危害事件发生的概率及其后果的严重程度和损失，包括风险的负相性特征和风险事件发生的概率。但是，概率风险不能完全代替风险，有效进行风险管理的最基本工作是加深对风险概念本身的了解。

1. 从认识论角度，风险分为四类：

（1）真实风险（real risk）：由未来相关因素决定，是产生真实不利后果的事件，例如环境污染就是一种不利后果事件。

（2）统计风险（statistical risk）：利用现有数据加以认识的一类风险，属于历史不利后果事件的回归。

（3）预测风险（predicted risk）：通过对历史事件的研究，建立系统模型予以预测，属于未来不利后果事件。

（4）察觉风险（perceived risk）：通过经验、观察、比较等察觉到的风险，属于人类直觉的判断。

2. 从决策论来看，风险具有三维概念，并同时具备以下三种特性：①非利性：风险会有不利后果；②不确定性：不利后果的发生在时间、空间或强度等存在不确定性；③复杂性：难以用状态方程或概率分布来精确表达。显然，风险是一种复杂现象。忽略复杂性，风险概念则退化成概率风险，人们可以找到服从于某种统计规律的概率分布，并可以适当地描述风险现象；若再忽略风险的不确定性，风险概念则进一步退化为不利事件概念，如损失、破坏等成为更加具体的概念。

因此，从突发中毒事件角度出发，如果忽略发生突发中毒事件这一风险的复杂性，风险评估就是运用科学方法来估计其发生的概率分布，并运用相关方法计算和评估风险程度；风险管理就是要降低、观察和控制风险的人类行为。

（三）风险管理基本流程

风险管理包括风险管理准备、风险识别、风险评估和风险处置等四个基本环节，并在各环节中动态开展风险交流、风险监测与更新。

1. **风险管理准备**　建立突发中毒事件风险管理机制，分析自身情况及社会、经济和环境等因素，明确需求，制定风险管理目标；建立风险评估标准，包括技术、经济、法律、社会等，并考虑可行性以及权衡成本收益；做好风险管理计划，包括风险管理组织与工作机制、实施过程、人财物和技术保障等。

2. **风险识别**　基于较为完整的有毒物质及中毒病例的系统监测与风险管理体制和运行机制，通过系统搜集、整理和汇总可能存在的隐患、危险和薄弱环节，分析各种可能引发中毒事件风险的来源和可能产生的后果，从而识别出需要进行管理的风险。风险识别需要回答可能发生什么、为什么会发生、何时发生、如何发生以及主要受影响对象是谁等问题。

3. **风险评估**　根据风险识别结果，开展危害认定、剂量 - 反应关系评价、暴露评价和风险特征分析，并结合可能引发突发中毒事件的风险源特点、风险承受能力、卫生应急响应能力以及风险控制能力等因素，进一步分析风险发生的可能性、发生概率和后果的严重程度，进行风险级别确定；并将风险等级和预先设定的风险评估标准进行比较，对各种风险进行综合排序，确定管理优先级，为风险处置、风险交流等提供科学依据。

4. **风险处置**　根据风险评估结果选择风险处置策略，包括接受风险、降低风险、规避风险和转移风险。风险接受的策略应用于可接受范围之内的低风险，主要采取密切监控、及时预警和健康促进等措施；风险降低是通过采取针对性的处置措施，以减小风险的可能性和（或）后果的严重程度；风险规避是通过放弃某些可能引致风险的行为，消除风险的原因及其结果；风险转移则是通过法律、协议、保险或者其他途径，部分或全部转移责任或损失的策略（如保险等）。

风险处置过程一般为：

（1）风险分类：经过风险评估并取得风险表征后的风险分析工作重点，则是风险管理阶段，首先要进行的就是风险分类，即将风险进行估值，以确定是否需要降低风险。一般认为，风险分类的决策与风险接受相关，并同时考虑风险的不确定性。决策者必须同时运用和考虑与风险相关的技术、社会、文化、政治、教育和经济现象，来界定"可接受风险"或是"不可接受风险"。

具体包括：

上限——最大允许水平（MPL）；

下限——可忽略水平（NL）。

因此，划分成三个区域：高风险区（深色区域）、中等风险区（浅色区域）和低风险区（白色区域）（详见图 2-10）。其中，高风险区高于最大允许水平，风险不可接受，必须实施进一步的风险管理措施；中等风险区位于最大允许水平与可忽略水平之间，应积极采取降低风险的各项措施，直至降低至合理可接受水平；低风险区低于可忽略水平，应采取相应的风险管理准备。"二线三区"风险分类法还应同时考虑：①多次暴露（风险叠加效应和风险协同效应）；②风险预测的不确定性；③最大允许水平与可忽略水平之间应具备足够的区分空间。

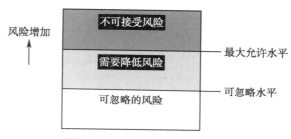

图 2-10　风险分类：二线三区法

（2）风险降低：是指为保护人群和环境健康，采取控制风险的措施。包括：技术措施、组织措施、警示信息、健康促进与防护措施以及环境保护措施等。

（3）风险决策：是指管理决策者根据风险识别、风险评估、风险级别确定以及动态评估风险降低效果，并综合分析社会、经济、文化、专业技术等方面的依据，所做出的一系列风险管理政策、风险控制方案、风险分析技术和风险交流指导等。风险决策的一般原则为：①明确表达公众健康和环境保护问题，认真分析证据的权重，支持对于人类健康和环境影响存在潜在风险的结论；②经过认真审查一系列管理和非管理的风险管理选择之后，并同时考虑技术评估、公众价值、知识观念等做出的决定；③基于可获得的最佳科学、经济和其他技术资料，综合考虑多来源、多介质、多重风险情况，成本效益合理可行，重在风险防范（而不仅仅是控制风险）等降低或消除风险的方式；④决策措施有效、迅速、灵活，并能获得利益相关者的支持；⑤可以证明对关注的风险有重大影响；⑥可以根据重要的更新资料进行修改和变更，同时避免"分析瘫痪"。

（4）风险控制：是指风险管理者采取各种措施和方法，以达到消除或减少风险事件发生的各种可能性，或者减少风险事件发生时造成的损失。即控制突发中毒风险事件发生的频率和损害程度。

5. 风险交流　风险涉及风险评估者、风险管理者、利益相关者等，任何一方的行动都会产生相应的影响，因此相互间的信息交流至关重要。不但要在政府组织内部建立信息共享和交流机制，还必须加强政府、技术专家、社会组织、公众和媒体之间的交流，建立面向社会、多方参与的双向互动式风险交流模式。

6. **风险监测与更新**　风险监测与更新贯穿风险管理的全过程,包括对风险本身的监测与更新,风险评估结果的监测与更新,对风险管理过程与内容,以及对风险处置效果的监测和更新。风险监测在环境暴露与人群健康影响的风险管理中发挥重要作用,比如健康风险管理中的生物监测揭示了暴露与影响的关系(图 2-11)。并形成不断得到循环改进的风险管理基本流程(图 2-12)。

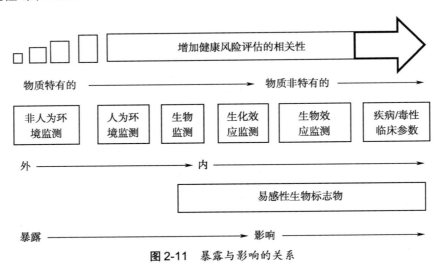

图 2-11　暴露与影响的关系

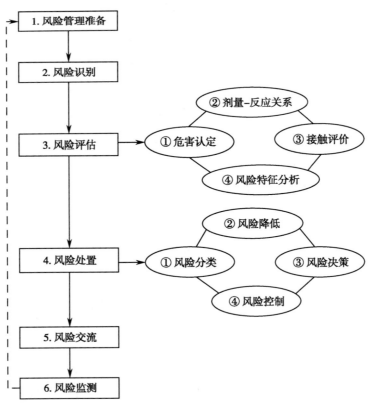

图 2-12　风险管理基本流程

四、突发中毒事件风险交流

在突发中毒事件事前、事中和事后的卫生应急工作中，风险评估者、风险管理者、各利益相关者的内部及其相互间，以及与媒体之间等，都将面临风险识别和风险交流的现实。适时科学、公正地开展风险交流，直接影响到突发中毒事件的处置效果。

（一）风险交流的基本特征

1. 风险交流概念　美国国家科学院（The National Academy of Sciences）定义的风险交流是指个体、群体以及机构之间交换信息和看法的相互作用过程；这一过程涉及多侧面的风险性质及其相关信息，它不仅直接传递与风险有关的信息，也包括表达对风险事件的关注、意见以及相应的反应，或者发布国家或机构在风险管理方面的法规和措施等。

风险交流为双向和互动过程。被科学和技术完全了解的风险很少，风险交流舞台为对话搭建，并非为转嫁到大众的单向沟通，同时，对话双方必须真诚。

20 世纪 50 年代，人们开始从心理角度研究风险行为；20 世纪 60 年代，心理学家开始研究风险认知；20 世纪 70 年代，研究者致力于研究风险情境分析和风险认知方式；20 世纪 80 年代以后，产出大量风险心理方面的研究。

1984 年，"risk communication"作为学术术语第一次出现在文献中，此后来自社会心理学、传播学、政治学、生命科学等领域的各种观点和范例，将风险交流融汇成一个多学科交叉的研究领域；2001 年，继北美之后，欧洲首次将"risk communication"作为标题出现在"Journal of Risk Research"文章中；2006 年，瑞典哥德堡大学组织了一次题为"风险交流的新观点：复杂社会中的不确定性"的学术研讨会，旨在进一步确立风险交流的独立研究地位，鼓励更广泛的跨学科研究，促使不同学科为风险交流研究提供更多的理论关照、研究成果和实践基础。

目前，风险交流几乎完全脱离了严谨的科学数字统计分析，研究者已经跳出定量研究空间，大量的风险交流研究广泛涉及传播策略、传播过程、决策制定进程等环节的经验性研究。风险交流的研究重点已经转移到社会公众围绕风险问题的讨论和对话。研究者普遍认为，风险信息的传播者和接受者应相互倾听、相互学习，密切关注风险传播内容对公众态度和行为的影响，发现与风险议题相关的社会舆论的形成机制和意见争端，并积极予以解决。另一方面，社会公众和政策的制定者及相关领域专家之间，也存在一定程度的风险认知上的分歧。比如，专家和公众在专业知识背景上的差别、风险决策影响因素以及谁是风险决策者、双方发生争论及如何实现合作、双方各自的风险感知和处理风险时所持价值观、哪些可以进入风险决策的进程，等等。因此，社会学、文化学、心理学、传播学等学科的相关理论已经成为风险交流研究进一步发展的理论支撑。

2. 风险交流目的　中毒事件具有突发性、不确定性等特点，在突发中毒事件的风险信息来源和流向的动态过程中，处置方通过针对潜在不确定风险的主动交流，为决策者提供科学支持，减少和规避风险，平息不利影响，控制和消除中毒事件的危害过程等，就构成了突发中毒事件的风险交流。

风险交流起源于风险评估和风险管理。"风险评估"包括危害认定、剂量 - 反应关系评估、接触评价和风险特征分析；"风险管理"包括对风险基本情况等相关信息的搜集，以及政策制定和实施体系；"风险交流"则贯穿风险评估和风险管理两个领域，起到信息互动和交流的重要作用,它是风险评估者、管理者以及其他各利益相关者,为更好理解风险及相关问题并做出决策,就风险相关因素进行信息交流和意见交换的平台,并且,对风险信息的识别和评估是风险交流的重要前提。

风险交流也是风险管理的重要途径之一,有效协调公众与政府对风险信息的认知、决策和行为,对控制风险起到至关重要的作用。另外,风险交流的有效性将在很大程度上影响到政府、公众和媒体的风险认知。

突发中毒事件卫生应急工作中开展的风险交流,同样涉及专业领域风险评估者、风险管理者、各利益相关者内部和相互间,以及与媒体之间的合作与对话。通过适时开展风险交流,有效建立各方与卫生部门及其风险处理机构之间的信任,使风险交流各方都能得到可理解、可运用的信息,并做出更加明智的风险决策和健康促进,以预防中毒事件的发生或减少和控制健康损害及环境影响。

从突发中毒事件卫生应急处置者角度看,风险交流的最终目的是将突发中毒事件的危害降至最低限度。突发中毒事件的风险与人体健康直接相关,非常容易引起"社会恐慌"现象,备受媒体关注。因此,在突发中毒事件事前、事中和事后处置过程中的风险交流,涉及影响人群健康和环境污染的各种风险信息,均需要开展科学的风险评估和有效的风险管理,及时客观、公正透明地进行相关信息的交流。

3. 风险信息确定 突发中毒事件具有不确定性,即事件的概率和事件结局的不确定。因此,适时确定事件前、事件中和事件后的风险信息,对卫生应急处置工作具有重大意义。肯尼斯·阿罗(K.J.A rrow)认为,信息是"根据条件概率原则有效地改变概率的任何观察结果"。对于某一特定事件,一切有助于行为者选择行为方式的知识和经验都是有用的信息,并且,通过及时正确的获取信息,可以有效减少行为的不确定性。

明确某一特定行为的所有可能结果,以及每一种结果发生的可能性有利于风险的确定,并且可以通过概率、期望值和方差等方法进行量化度量。其中,概率的形成依赖不确定事件本身的性质和人们的主观判断;期望值是对不确定事件的所有可能状态的加权平均,权数就是每种状态发生的概率;方差是指实际值与期望值之差绝对值平方的平均值。

(二)发布相关信息

1. 突发中毒事件的信息发布原则 《卫生部突发中毒事件卫生应急预案》指出:突发中毒事件是指在短时间内,毒物通过一定方式作用于特定人群造成的群发性健康影响事件。并依据暴露、中毒、死亡人数,时间界定,区域影响以及行政认定等因素,将突发中毒事件具体分为特别重大、重大、较大和一般四个级别。突发中毒事件的信息发布,应按照《突发公共卫生事件应急条例》、《国家突发公共卫生事件应急预案》等相关规定实施。

突发中毒事件的信息发布机制还应进一步完善。及时向社会公布突发中毒事件的相关信息,正确引导舆论,满足公众知情需求和增强公众卫生防护意识,达到有效控制和妥善处置突发中毒事件目的。应按照"及时、准确、客观、全面"原则发布相关信息,应做到"及时主动、准确把握,实事求是,正确引导,注重效果",并积极主动配合媒体,通过新闻宣传和舆论引导,有效推动突发中毒事件的防治和处置工作。

2. 突发中毒事件的信息发布

(1)发生特别重大(Ⅰ级)突发中毒事件后,根据《卫生部突发中毒事件卫生应急预案》以及其他相关规定,国家卫生计生委相关人员参加国务院应急指挥机构的新闻报道领导小组工作,通过召开新闻发布会、发布新闻稿件、接受记者采访等多种形式进行突发中毒事件信息的新闻发布,并对中央新闻单位重要的新闻稿件进行相关审核。

(2)辖区内发生重大(Ⅱ级)突发中毒事件后,各省、自治区、直辖市卫生行政部门在地方政府应急指挥部的统一指挥下,向社会发布本辖区内突发中毒事件相关信息,并配合宣传主管部门做好舆论宣传和引导工作。

(3)辖区内发生较大(Ⅲ级)和一般(Ⅳ级)突发中毒事件后,辖区内各级卫生行政部门在各级政府领导和统一指挥下,应及时发布有关信息,释疑解惑,做好中毒预防和控制的科普教育等工作。

(4)突发中毒事件信息的动态发布:根据事件处置情况,及时发布突发中毒事件的动态信息,主要包括事件总体情况和分布情况,发生各级突发中毒事件的起数、中毒人数、死亡人数、暴露人数和应急处置情况等。

3. 突发中毒事件的信息发布平台　常见的信息发布平台主要包括:

(1)电视:是比较强势的媒体传播方式,具有听众面广,影响力大,并可多次重复播出等特点,并且易于在短期内形成某种舆论、声势等。

(2)广播:具有较强的号召力,并且直播方便。对于经济不发达地区的传播尤其重要。

(3)报纸:适合对复杂问题进行深度报道和相关解释。

(4)网络:具有信息传播快捷,受众面广,社会影响大等特点。通过官方网站,可以及时发布突发中毒事件相关信息以及某些信息的澄清。

(5)其他:如短信息可以群发而具有一定的影响力,并可形成互动;其他还有壁报、传单、宣传画等,仍具有一定的存在空间,并发挥其特殊影响。

4. 突发中毒事件的信息发布形式

(1)例行新闻发布会:例行新闻发布会由新闻办公室负责定期组织召开,可由新闻发言人自行发布,也可由新闻发言人主持、邀请业务司局领导发布,必要时可邀请部领导出席例行发布会。发布主题由新闻办公室和业务司局商定。

(2)专题新闻发布会:根据突发中毒事件处置工作需要,报请主管部领导同意后有针对性地安排,新闻办公室和业务司局共同组织实施。专题新闻发布会由新闻发言人或新闻办公室负责人主持,请业务部门负责人向新闻单位介绍政策、措施,通报最新工作进展情况,并就媒体关心的问题交流信息、回答提问。

(3)发布新闻通稿:可快捷到达多家媒体,适于更新事件的最新信息。但属于单向交流。不适于对复杂情况的发布。

(4)集体采访:对于某些重要工作和重大问题,在提供新闻通稿的同时,可安排以新闻发言人的名义发表声明或谈话,也可组织中央主要新闻单位记者对部领导或司局负责人进行集体采访。特别重大及重大突发中毒事件的信息发布,按照相关法律法规要求执行。

(三)风险交流原则

1. 基本原则

(1)各级卫生部门应制定突发中毒事件卫生应急工作的风险交流预案。应将风险交流内容纳入各级突发中毒事件应急预案中,通过制定和完善风险交流预案,将风险交流纳入规范化、制度化建设轨道。突发中毒事件的风险交流预案,应包括风险交流组织原则,明确各自职责,确定信息公开范围、内容、途径及方式,建立卫生应急工作的风险交流机制,以便在突发中毒事件发生时迅速有效地开展风险交流工作。

（2）迅速反应原则：当今处于"信息爆炸"时代，对于突然发生的突发中毒事件，相关信息传播的非常迅速，极易引起新闻媒体和公众的极大关注，如若反应迟钝则会陷入被公众或媒体质疑的被动局面，因此，应迅速反应、及时主动公布事件事实，掌握舆论主动权。

（3）真实准确原则：风险交流应以准确为前提。要认真细致地核对事实，确保传播信息准确、无误。对于一些尚未弄清全部情况、较为复杂的突发中毒事件相关信息，或由于发布时机选择的需要，可先发简短消息，再作后续报道。应避免发布不实消息，以免给突发中毒事件整体卫生应急工作造成被动局面。

（4）真诚坦率原则：通常情况下，任何突发中毒事件的发生都会使公众产生种种猜测和怀疑，新闻媒体在无法获取准确信息时常可能放大事实，进行猜测性报道，这样，更容易引起公众的猜疑和不信任。因此，必须采取真诚坦率和公开透明的态度，围绕事实，放大有利的一面，但绝不掩盖事实，越隐瞒越会引起更大怀疑，争取得到公众和新闻媒体的信任和支持。

（5）维护信誉原则：保持政府的良好信誉是突发中毒事件卫生应急风险交流的出发点和归宿，在其卫生应急风险交流的整个过程中，卫生应急机构应努力减少对政府信誉带来的损失，争取公众的理解和信任。有时为了维护政府信誉，要勇于承担短期的利益损失。

（6）以人为本原则：富有同情心、以平等的态度、注意倾听公众声音和疏通公众情绪是以人为本原则进行风险交流的基本要素。突发中毒事件往往会造成生命、财产的损失，因此，在卫生应急时首先要考虑以人为本的原则。同样，在进行风险交流时，应增强同情心和爱心，通过各种途径表现出对人类健康和生命的重视，争取赢得各方尤其是公众的理解和支持，注意倾听公众声音，建立风险交流的公众信息平台，积极开展公众健康促进和心理干预工作。

（7）与其他部门合作：中毒事件相关信息的冲突和不一致，最能破坏公众对政府的信任。因此，应加强与相关部门共同开展风险交流，保持信息的一致性是获得公众信任的重要途径。

（8）了解媒体需求：媒体是风险交流信息的主要传递者，具有覆盖面广、传播便捷、可迅速复制等特点，其在信息传播方面具有很大优势。当发生突发中毒事件时，媒体会密切关注并了解有关信息，经编辑后通过电视、广播、报纸、网络等渠道迅速传播相关信息。因此，了解媒体的特性和需求，合理利用媒体，对中毒事件的信息交流可达到事半功倍的效果。

2. 公众交流原则

（1）把握舆情，能"说"会"道"：制定信息时应了解公众心态，并模拟其心态解读对该信息的各种反应。单纯从专家、政府或行政部门角度出发制定和发布的中毒事件信息，容易在传播过程中产生歧义，尤其是在心理应激条件下，公众会对信息进行过度解读，产生额外问题。

（2）使用最简单的语言表述最核心的信息：突发中毒事件发生后，最核心的信息要以最简单的语言告诉公众。

（3）少用或不用专业术语：要避免任何涉及复杂技术的文字或使用专业术语。使用专业术语可能因公众缺乏专业知识，仅从自身既有知识角度做出个人理解，可能导致同一条信息传达给不同公众将出现不同的理解，这样的交流会产生歧义、甚至无效。个别公众由于不能理解信息内容，还会过度反应，甚至采取非理性的态度和行为。公众交流中如果难以避免使用术语，则应该使用较为通俗易懂的语言给出相应解释。

（四）风险交流技巧

1. 会见媒体的十条原则　接受媒体采访要掌握新闻传播规律,尊重记者劳动,充分调动媒体的积极性,准确、客观地介绍突发中毒事件卫生应急工作的具体情况,加强正面引导。

以下三种情况将会与媒体会面:①新闻发布会:准备发布消息时;②个别专访:记者索取数据或了解进一步情况时;③危机事件:当有突发中毒事件发生时。

会见媒体时的原则有:①会见媒体不是威胁,而是机会;②做简单的自我介绍;③定出会见议程;④主动控制大局;⑤态度亲切有礼,有耐性;⑥发布的信息精简清晰;⑦回答问题精确扼要;⑧切勿说谎,切忌推想或推测;⑨集中精力注意关注提问者;⑩切勿提及个人意见或不拟被报道的资料。

2. 应对挑战性提问　遇到挑战性提问时应采取相应措施以减少事件的影响。具体见表2-9。

表 2-9　挑战性提问的应对技巧

挑战性提问方法	应对方法
打断你的话	保持礼貌,继续发言
坚持指出你曾说过某些话	表示反对,并重申你的重点信息
将虚假失实的资料说成事实或内幕消息	澄清失实之处
在你做完整而正面回答前转往另一问题	如有必要,回到上一问题,继续作答
诱使你做出不拟见报的评论	切勿提及任何不拟见报的信息
提出连珠炮式的问题,使你紧张出错	保持冷静,只选答1～2条自信并可自如应答的问题
要求你答复无法解答的问题	无须作答,只须重申你的重要信息即可
谈及另一部门	切勿直接谈及其他部门的名称
声称不明白"技术性"答案	简化用词,重申你的重要信息
要求你提出个人意见	切勿提出个人意见
以你的朋友自居,并表示会支持你	先视他们为专业记者,然后才视为朋友

3. 风险交流的要点

（1）风险交流是风险管理等工作的组成部分,并贯穿于风险评估和风险处置全过程。

（2）风险交流涉及政府公关、舆论调控、媒体交流、角色定位等多个方面。

（3）风险交流是一个多方平等参与的信息互动过程,面临风险的任何一方对信息渠道的垄断和对信息的隐瞒、曲解都会造成并遭致灾难性的后果。在风险交流中,政府与公众都应当看做是传播的主体。政府作为风险应对的组织者和接近信息源的权威机构,应当及时向公众发布风险信息,同时将公众视作共同应对风险的伙伴。而将公众的意见和监督看作与风险一样有威胁的对手加以防范的做法,会降低政府信用,并进一步扩大风险中健康损害、环境破坏和心理伤害的严重程度;作为风险交流的另一个主体,公众提供的信息同样具有重要的价值。风险决策者及其评估者通过深入调查可以了解风险事件的具体影响和危害程度。特别是可以了解公众对风险的认知和态度,并以此作为反馈信息,以便指导下一步的风险交流工作。

（4）风险交流是一项将受众心理与交流技巧相结合的工作。说服效果不仅与信息源的权威性呈正相关,而且也与交流双方心理的接近程度呈正相关。因此,风险交流常常被认为是一门涉及修辞、谈话技巧、演讲能力等技术性操作的工作。然而，所有这些技术环节都离不开两个重要的限制：一是对风险信息的准确评估和把握；二是对公众心理的仔细研究和正确理解。

（5）风险交流需要一个有效的制度体系作为依托。在研究风险交流时人们常常关注的是如何建立公众与政府之间的信任关系，而往往忽视政府组织内部的传播问题。而在政府组织内部，包括政府与科研机构等其他应对风险的团体之间的交流常常对交流的最后结果产生关键性的影响。

（五）特殊情况下的风险交流——新闻发言人制度

新闻发言人制度是政府和新闻界，并通过新闻界与公众进行交流的方式，是政府控制新闻传播的一种手段，也是处理突发中毒事件开展风险交流的重要手段。该制度通过新闻发言人，就某一重大事件的问题，举行新闻发布会，或约见个别记者，发布有关新闻或阐述本部门的观点立场，并代表组织回答记者的提问。我国的新闻发言人制度主要包括新闻发言人职责、风险信息交流机制、专家咨询制度和新闻审查制度等四部分。

1. 新闻发言人 新闻发言人是新闻发言人制度的最关键部分。一个优秀的新闻发言人必须经过严格的训练，学习并掌握各种风险交流技巧，通过媒体或直接与公众开展相应交流。

新闻发言人在突发中毒事件中的作用就是传达公众想要知道或必须知道的事件信息，以减少突发中毒事件给社会带来的负面影响。突发中毒事件发生时，新闻发言人应向公众传达如下信息：①个人或社会正面临什么样的健康威胁，他们会有何危险，以及如何规避该风险；②突发中毒事件的性质如何（何事发生，何时发生，何处发生，何如发生，何为发生，谁是受害者，有多少受害者，以及伤害程度如何等）；③正在采取哪些应对措施，效果如何，等等。

2. 建立新闻发布风险信息交流机制 风险信息交流机制是新闻发言人制度的基础。在突发中毒事件卫生应急管理中，围绕突发中毒事件的预防和控制，新闻发言人制度需要建立敏感、有效的信息监测交流机制，随时掌握有关信息动态，选择适时发布新闻的内容。

风险信息交流机制要建立在风险交流协调小组工作基础上，形成畅通的风险信息监测、研判、通报、信息发布建议、审批和发布等工作流程。

3. 风险交流专家咨询组 各级政府在开展突发中毒事件风险交流时，必须有权威信息源分析处理机构的有效技术支撑。建立风险交流专家咨询组是新闻发言人制度的重要组成部分。风险交流专家咨询组的加入使新闻信息的发布更为有效。研究表明，信息源的权威性和可靠性与风险交流的效果成正相关。风险交流专家咨询组主要包括：主流媒体记者、突发中毒事件处置相关学科专家、新闻传播专家等，并建立相关的工作机制。

风险交流专家咨询组的任务是，参与制定并修订风险交流政策指南和技术方案；对风险交流的内容、方式、对象等提出建议，对风险交流过程进行指导，并提出评估意见；负责组织编制风险交流培训教材，参与风险交流人员的技术培训和考核。

4. 新闻信息发布审查制度 国家建立了突发事件的信息发布制度，要求国务院卫生行政主管部门负责向社会发布突发公共卫生事件的信息。必要时，可以授权省、自治区、直辖市人民政府卫生行政主管部门向社会发布本行政区域内突发公共卫生事件的相关信息。信息发布应当及时、准确、全面。

为确保信息发布的准确性，信息发布前通常要经过审核与复核两级审核。

第七节 突发中毒事件卫生应急处置工作报告撰写及工作评估

在突发中毒事件卫生应急处置的过程中，随时都有可能根据需要撰写一些工作报告，或上报事件的进展，或寻求上级及相关部门的支持，或提出处置建议供领导决策等。在卫生应急响应终止后，也需要以不同的形式，系统地对突发中毒事件的发生、发展、应急处置、结果、经验、建议等进行总结，有时还需要对整个应急处置过程进行评估。本节对此进行一些讨论。

一、突发中毒事件卫生应急处置工作报告的分类

严格意义上讲，工作报告是我国行政机关公文中的一种类型，用于向上级汇报工作进程、总结工作经验、反映工作问题、提出工作建议等。但在实践中，通常将在突发中毒事件卫生应急处置全过程中，以对事件处置所得到的相关信息以及真实数据为依据，经系统整理、周密分析和研究所形成的，用于反映突发中毒事件客观实际的载体均归属于工作报告，其中大部分都具有调查报告的特征，绝大多数为文字材料。

（一）按用途分类

根据工作报告分发对象和撰写目的的不同，可以分为行政报告、业务报告、简报、新闻通稿等。

1. 行政报告 是在突发中毒事件应急处置的不同阶段所形成的，用于向上级部门报告事件发生、危害程度、发展变化趋势、事件原因、已经开展的工作、成绩、存在的主要问题、下一步工作打算和建议以及需要政府或卫生行政部门解决的问题等的文字材料。

2. 业务报告 一般是在对一起突发中毒事件卫生应急处置结束后，或对一起疑难繁杂中毒事件处置取得阶段性进展时所撰写的，以表述流行病学、卫生学调查过程及结果为主的文字材料。这种报告的格式较为自由，没有严格的格式和篇幅限制，能表明主题内容即可。

3. 简报 是在对一起突发中毒事件卫生应急处置过程中，为了传递某方面的信息所撰写的简短报告。它具有汇报性、交流性和指导性的作用，同时又具有简、精、快、新、实、活和连续性等特点。常见的"动态"、"简讯"、"要情"、"摘报"、"工作通讯"、"情况反映"、"情况交流"、"内部参考"等均属简报。

4. 新闻通稿 一般是为了正确引导舆论、统一宣传口径、控制不良信息为目的而拟发的，供新闻媒体统一使用的文字材料。新闻通稿具有一定的指导性和权威性，并应经过相应的管理和审核程序后方可发稿。

（二）按处置进程分类

《卫生部突发中毒事件卫生应急预案》中规定，突发中毒事件报告分为首次报告、进程报告和结案报告。应当根据事件的严重程度、事态发展和控制情况及时报告事件进程。

1. 首次报告 是在掌握了突发中毒事件发生的初步信息后所形成的，用于报告事件信息来源、危害源、危害范围及程度、事件性质、人群健康影响、已经采取和准备采取的控制措施等内容的文字材料。

2. 进程报告 是在突发中毒事件卫生应急处置过程中所形成的，用于报告事件危害进展、新的证据、采取的措施、控制效果、对事件危害的预测、计划采取的措施和需要帮助的建

议等内容的文字材料。

3. 结案报告 是在突发中毒事件卫生应急响应终止后，用于报告事件发生原因、毒物种类和数量、波及范围、接触人群、接触方式、中毒人员情况、现场处理措施及效果、医院内处理情况、对事件原因和应急响应进行的总结，提出的建议等内容的文字材料。

（三）按文体分类

按文体，可分为公文和非公文两类。

1. 公文 全称公务文书，是指行政机关、社会团体和企事业单位在行政管理活动或处理公务活动中产生的，按照严格的、法定的生效程序和规范的格式制定的，具有传递信息和记录作用的载体。在突发中毒事件卫生应急处置中形成的，向上级报送的报告和请示，政府发布的命令（令）、决定、公告、通告，或上级下发的通知、批复、意见，以及相关的函、通报、会议纪要等均属公文。

2. 非公文 与突发中毒事件卫生应急处置相关，不受公务法定程序和格式制约所形成的，具有传递信息和记录作用的载体则属非公文。业务报告就是一种非公文。

二、突发中毒事件卫生应急处置工作报告的内容及格式

（一）行政报告的内容及格式

行政报告是用于向上级报送的突发中毒事件卫生应急处置工作报告，是一种上行公文，虽然其实质内容只有标题、正文和结语等部分，但其格式和形式和管理必须符合《党政机关公文处理工作条例》（中办发〔2012〕14 号）和《党政机关公文格式》（GB/T 9704—2012）的要求，公文一般由份号、密级和保密期限、紧急程度、发文机关标志、发文字号、签发人、标题、主送机关、正文、附件说明、发文机关署名、成文日期、印章、附注、附件、抄送机关、印发机关和印发日期、页码等部分组成。简述如下：

1. 份号 公文印制份数的顺序号。涉密公文应当标注份号。

2. 密级和保密期限 公文的秘密等级和保密的期限。涉及国家秘密的，应当标明密级和保密期限，其中，"绝密"、"机密"级报告还应当标明份数序号。

3. 紧急程度 公文送达和办理的时限要求。根据紧急程度，紧急公文应当分别标注"特急""加急"，电报应当分别标明"特提"、"特急"、"加急"、"平急"。

4. 发文机关标志 由发文机关全称或者规范化简称加"文件"二字组成，也可以使用发文机关全称或者规范化简称。联合行文时，发文机关标志可以并用联合发文机关名称，也可以单独用主办机关名称。

5. 发文字号 由发文机关代字、年份、发文顺序号组成。联合行文时，使用主办机关的发文字号。

6. 签发人 上行文应当标注签发人姓名。

7. 标题 由发文机关名称、事由和文种组成。应当准确简要地概括报告的主要内容，如"关于××（某地）××（毒物名称）中毒的卫生应急处置情况报告"，或"关于××（某地）发生××例××（毒物名称）中毒死亡的情况报告"。标题中除法规、规章名称加书名号外，一般不用标点符号。

8. 主送机关 公文的主要受理机关，应当使用机关全称、规范化简称或者同类型机关统称。

9. **正文** 是报告的主要部分,一般应简要表述所需要报告的内容。比如基本情况、事件发生经过、现场调查和实验室检测结果、现场救援过程、事件发生的主要原因分析、结论、事件的卫生应急过程、采取的防治措施及效果、存在问题与困难及今后的工作建议等。

10. **附件说明** 公文附件的顺序号和名称。

11. **发文机关署名** 署发文机关全称或者规范化简称。

12. **成文日期** 署会议通过或者发文机关负责人签发的日期。联合行文时,署最后签发机关负责人签发的日期。

13. **印章** 公文中有发文机关署名的,应当加盖发文机关印章,并与署名机关相符。有特定发文机关标志的普发性公文和电报可以不加盖印章。

14. **附注** 公文印发传达范围等需要说明的事项。

15. **附件** 公文正文的说明、补充或者参考资料。突发中毒事件卫生应急处置所形成的业务报告及一些重要的照片或图表多被作为附件上报。

16. **抄送机关** 除主送机关外需要执行或知晓公文内容的其他机关,应当使用机关全称、规范化简称或者同类型机关统称。

17. **印发机关和印发日期** 公文的送印机关和送印日期。

18. **页码** 公文页数顺序号。

19. **用纸幅面尺寸及其他** 报告用纸须采用公文用纸采用 GB/T 148—1997 中规定的 A4 型纸,其成品幅面尺寸为:210mm×297mm,公文用纸天头(上白边)为 37mm±1mm,公文用纸订口(左白边)为 28mm±1mm,版心尺寸为 156mm×225mm。如无特殊说明,公文格式各要素一般用 3 号仿宋体字。一般每面排 22 行,每行排 28 个字,并撑满版心。特定情况可以作适当调整。如无特殊说明,公文中文字的颜色均为黑色。文字从左至右横写、横排。在民族自治地方,可以并用汉字和通用的少数民族文字(按其习惯书写、排版)。

(二)其他报告的内容及格式

1. **业务报告的内容及格式** 业务报告没有严格的格式和形式要求,写作中应依据实际情况确定表述的重点。如果卫生应急的难点是寻找中毒原因,那么报告重点表述的应是验证病因的数据、图表和分析推理过程;如果卫生应急的重点是控制污染食物的流通,则报告应更多地表述行政干预措施、实施过程、所取得的控制效果、存在的问题及解决方案。但业务报告一般均应包括标题、前言、基本情况、事故经过、现场调查与检测及中毒救治等现场卫生应急处置、初步结论及原因分析、防制措施及建议、报告单位和报告日期等内容。

(1)前言也被称为引言,是一段没有标题的段落,一般用来概要描述突发中毒事件的信息来源、发生、发展、调查和处置结果情况。内容可包括事件的报告时间、地点、起因、经过、中毒人数及严重程度、调查处置情况及效果等。

(2)基本情况主要表述事件经过,包括事发的时间、地点、起因、中毒人数、临床表现、波及范围、初步的控制和处理情况等。

(3)流行病学调查既要表述是否存在毒物或可疑毒物;中毒患者是否具有相同毒物的接触史、接触人群数、发病人数、调查人数、发病共同特点、首发病例、末例病例;是否存在人传人的现象;当地有无传染病流行等描述性内容。又要表述不同时间、地点和人群中病例的"三间"分布情况、潜伏期、接触剂量-效应关系;实施控制措施后的病例发生的变化情况等分析性内容。描述"三间"分布要用相对数来进行描述,尽可能用图表来表示,以求简单明了。

（4）卫生学调查对于环境和职业场所的中毒事件，应表述现场寻找毒物证据的过程、现场毒物的浓度等；对于食物中毒，则应表述生产经营单位的环境卫生状况，工作人员的持证和健康状况，食品以及原料的来源、卫生状况以及流向、可疑食品生产经营情况，产品配方、加工过程和生产加工数量和时间，采集可疑食品以及原料辅料和生产加工的有关环节样品，现场处理情况等。

（5）临床特点要重点表述中毒患者的共同症状和特殊表现，以便进一步分析和确定中毒物。如潜伏期的长短和是否发热有助于快速区别化学物中毒和细菌性食物中毒；特殊的体征，如瞳孔大小、皮肤黏膜特殊的颜色、呼出气的味道、小便的颜色和气味等均有助于中毒的诊断和鉴别诊断。

（6）实验室检测结果主要表述环境（空气、水、土壤、可疑毒物、食品用具等）以及生物样品（血样，尿、便、呕吐物、洗胃液、肛拭、鼻腔拭子等）的采集品种、采样、保存和转运方法、采样量、送检项目、检测方法和检测结果等。

（7）结论及原因分析应综合患者与可疑中毒物的接触情况、临床表现和发病特点、现场流行病学证据、实验室检测结果、数理统计结果、干预效果等作出病因推断，并适当表述排除其他病因的理由。

（8）防制措施与效果评价描述各种技术措施的落实过程情况，采取措施的时间、范围和对象等。选择过程性指标进行描述，如控制污染食物或水源等。防制措施实施后，应对其效果作出评价，并反之验证调查分析是否正确。如果效果不佳或发生续发病例，应说明原因。需要修正的控制措施，要分开描述已采取的防治措施和即将采取的防治措施。

（9）建议综合各方面的情况，根据调查结果、流行因素分析及措施落实情况、事件的复杂程度，分析预测该事件的可能发展趋势，提出下一步工作建议，包括进一步调查研究的建议和尚需解决问题的对策与方法。根据该起突发中毒事件的病因调查和卫生应急处置的实践经验，提出将来防止类似事件发生的建议。

（10）署名和时间一般均应在业务报告的末尾注明报告的起草单位和时间。

2. 简报的内容及格式 撰写简报是为了在一定的范围内传递某方面的信息，它具有类似报纸的新闻特点，要求有很强的时效性。由于它不只是用于向上级汇报工作，因此，只要能完整地表达出相关的内容，在格式上没有非常严格的要求。一般包括报头、报核和报尾等三部分。

（1）报头：简报首页间隔横线以上称为报头，包括简报名称、期数、编发机关、日期等元素，涉及机密的，还应有保密提示。

机关事业单位根据工作类别，一般都会设有不同的简报报头。根据需要，还可针对某一具体的阶段性工作专门设置临时的简报报头。为了直观明了，简报的名称可简单地用能够表明工作性质的关键词后加"简报"、"动态"或"进展"等组成。如《××疾控动态》、《××中毒卫生应急简报》等。

（2）报核：在报头以下、报尾以上的部分就是报核，它是由一篇或多篇反映相关工作内容的图文报告构成的。有时还可能包含一些编排元素，如报道较多时，可有目录或导读；如是新发行的简报，可有编者按等。单篇的报告则包括：

1）标题：根据表达意图提炼出的文字，应尽量简单，让人一目了然。

2）正文：表达具体情况的文字材料，还可配上相关的图表。与新闻报道不同的是，撰写突发中毒事件卫生应急处置相关的简报均应以事实为依据，报告具体的做法，或目前的进展，或取得的成绩，或总结出的经验，或是反映存在的问题等，也可以是上述几项兼而有之。主要根据表达意图而定，没有固定的框框，篇幅可长可短。但应尽量提供具体的数据和相关的证据，不要有过多的文学色彩性修饰。

3）署名：在正文后可用"××供稿"署名，表明来源。

（3）报尾：报尾在简报末页，用间隔横线和报核分开。包括分发范围和编印信息等简单内容。

三、突发中毒事件卫生应急处置工作报告撰写的注意事项

工作报告不是文学创作，不能有臆想的成分，所有的表述必须以事实为依据，所有的结论，必须能够得到验证。工作报告一般也不需要进行文学性语言修饰。同时，工作报告撰写要具有时效性与针对性、真实性与科学性、实用性与独特性、流畅性与规范性。

（一）时效性与针对性

工作报告所要反映的内容，多为最新发现或亟待解决的问题，是及时开展深入调查和做出决策的重要依据，要求有针对性地撰写并及时报告。

（二）真实性与科学性

工作报告必须以应急处置所得到的客观资料为依据，经过合理的数据整理和统计分析，结合实验室的检测结果，患者的临床表现等，进行合理地逻辑推理和判断，从而得出科学的结论。决不能为了迎合他人意图、或凭个人好恶随意地取舍客观资料，主观臆断结论。

（三）实用性与独特性

所撰写的工作报告应对社会和学科发展有现实意义和推进作用。特别是应对当前工作具有参考价值，对面上或全局工作具有指导意义。对今后处置类似事件有借鉴价值。撰写工作报告不能机械地复述、模仿或解释前人相类似的工作，要从不同的角度展示新的发现，体现独特见解，从而使工作报告具有生命力。

（四）流畅性与规范性

工作报告的撰写要结构合理、主题突出、文字精练和用词准确，不能含糊不清。要让人读起来简明流畅，易于掌握重点。同时，工作报告必须包含各基本要素，具备规范的格式，以便完整地记录和传递信息。

四、突发中毒事件卫生应急处置工作报告的分发

（一）分发范围

属于公文的突发中毒事件卫生应急处置相关的工作报告，只能严格按照行文规定的范围进行分发；其他类型的工作报告按撰写单位负责人批准的范围分发。

（二）时限及方式

1. **初次报告**　应在初步调查核实突发中毒事件后 2 小时内完成网络直报，同时要尽快完成书面报告。

2. **进程报告**　进程报告在事件发生的初期每天报告，无特殊进展时可适当延长进程报告时间。但重大及特别重大的突发中毒事件至少每日进行进程报告。对事件的重大进展、

采取的重要措施等重要内容应当随时口头及书面报告。

3. 结案报告　结案报告应当在应急响应终止后 7 日内呈交。

（三）注意事项

《突发公共卫生事件应急条例》规定了突发公共卫生事件的信息发布制度，由国务院卫生行政主管部门负责向社会发布突发事件的信息。必要时，可以授权省、自治区、直辖市人民政府卫生行政主管部门向社会发布本行政区域内突发公共卫生事件的信息。这种信息发布制度是政府对社会、对公众负责任的体现。及时、准确、全面地发布突发公共卫生事件信息是有效控制突发公共卫生事件的一项积极主动的措施。它有利于缓解社会的紧张，消除公众的恐惧；有利于发挥信息主渠道的作用，消除谣传的影响，稳定人心；有利于动员社会各部门和各方面力量协同行动，动员群众参与控制工作；有利于国际的信息交流，学习经验，汲取教训，建立国际的协作。

突发中毒事件是突发公共卫生事件的主要类别，因此，在处置突发中毒事件的过程中，任何个人均必须遵守信息的发布相关规定，不得随意对外散布相关的信息。

五、突发中毒事件卫生应急处置工作报告示例

为加深理解，下面提供了两个突发中毒事件工作报告示例，较为完整地提示了职业中毒调查报告和食物中毒调查报告的基本框架、主要内容和标准格式，供撰写报告时参考。

示例中的"××"表示被省略的内容，"☆☆"表示必不可少的内容，括号中的文字是说明或注释。

（一）职业中毒调查报告示例

关于☆☆（单位）

发生一起急性××中毒××事故的调查报告

☆☆（主送机关名称）：

☆☆年☆☆月☆☆日××：××时（用 24 时制表达），我（单位）接到××电话，称其接××报告：☆☆（地方）发生一起急性☆☆中毒死亡事故，已有☆☆人死亡，☆☆人正在☆☆医院接受治疗。接报后，我（单位）立即组织有关人员赴事故现场开展调查，并立即报告××局和告知××监督所。

一、基本情况

☆☆（企业名称）位于××（地址），为××（下属）企业，属××性质。该（企业）于××年建成投产，目前共有员工××人，主要产品为××。与事故相关的产品的主要生产工艺流程为：

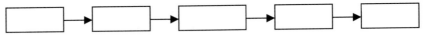

二、事故经过

事件经过：☆☆年☆☆月☆☆日××：××时左右，××（详细表述事故经过，包括谁去做什么、怎么操作、发生了什么现象导致中毒、中毒患者是怎么被发现的、如何救援、采取了什么样的控制措施、目前的暴露人数、患者人数及送救情况等）。

三、现场调查情况

事故发生于××（车间和岗位），××（描述调查人员在事故现场勘察到的情况，包括位

置、面积、空间、设备和防护设施的布局等,还包括事故发生后的现场情况,如设备的损坏情况,地面留有的相关物件和痕迹等)。

四、现场及实验室检测结果

××(检测单位)在现场用××(仪器名称)检测发现,事故现场空气中含有☆☆、☆☆和☆☆(毒物名称)等毒物,其中,××的浓度为 mg/m^3(ppm)、××的浓度为 mg/m^3(ppm)。

现场用××(什么方法和容器)采集了××(空气、原料、废水、环境污染物),经实验室用××(什么仪器和方法)检测发现了☆☆、☆☆和☆☆(毒物名称)等毒物,其中,××的浓度为 mg/m^3、××的浓度为 mg/m^3、××。

我国《工作场所有害因素职业接触限值 第一部分:化学有害因素》(GBZ 2.1—2007)中规定的××(毒物名称)的最高容许浓度 MAC(时间加权浓度 TWA、短时间接触容许浓度 PC-STEL)为×× mg/m^3,现场空气中××(毒物名称)的浓度超过此标准××倍。

五、患者情况及典型病例

共有☆☆名患者被送往××(医院名称)诊治,患者的主要临床表现是××(症状及程度描述,要注意特征性的症状和体征描述,以便明确诊断),经××(治疗方法和处理措施)治疗后,目前××(治疗结果描述)。

医院初步诊断患者为☆☆中毒(根据医院诊断病名和程度进行表述)。

可进一步描述典型病例的情况。

六、初步结论及原因分析

根据现场调查及检测结果,结合患者特殊的临床表现,初步认定本次事故属于☆☆(毒物名称)引起的××(急性或慢性)职业中毒事故。

××(毒物名称)是××(描述毒物的理化特性和毒性等)。本次事故发生时,××(详细表述和分析事故发生时,环境中毒物的浓度很高,患者已经接触到足以引起中毒的剂量)。

事故主要原因是××(详细表述引起事故的直接原因,如劳动者违反操作规程、未设置安全监护、岗位缺乏防护措施、个体没有进行有效防护、盲目施救等)。

目前,××部门正对事故做进一步的调查取证。

七、存在的问题及建议

为了更有效地处理好本起事故,并防止类似事故的再次发生,我(单位)建议如下:

××(详细表述对事故控制、患者救治、事故预防等方面的建议)。

附:中毒患者情况一览表

☆☆(报告单位名称,盖章)

☆☆年☆☆月☆☆日

附件:中毒患者情况一览表

中毒患者情况一览表

姓名	性别	年龄	身份证号码	工种	病情	备注
××	××	××	××	××	××	××
××	××	××	××	××	××	××
××	××	××	××	××	××	××

（二）食物中毒调查报告示例

关于××（事发地名称）

发生食物中毒事件的调查报告

☆☆（主送机关名称）：

　　☆☆年☆☆月☆☆日××：××时许，我（单位）接到××（报告单位名称）报告，称☆☆（事发地名称）发生一起食物中毒事件，共有☆☆人中毒，其中☆☆人死亡，☆☆人正在☆☆医院抢救治疗。接到报告后，我（单位）即派出××名专业人员赴现场进行调查处理。截止到☆☆月☆☆日，确诊中毒患者☆☆人，☆☆（用数据表述中毒人数、严重程度、救治情况，并简要表述中毒食品控制等措施落实情况）。现将调查处理情况报告如下。

　　一、基本情况

　　××县××乡××村××屯地处××（方位描述），全屯共有☆☆户☆☆人，××（简要表述人文、地理、经济、医疗卫生等情况）。

　　☆☆月☆☆日××：××时左右，村民××将自制的××（食物名称）分发给同村的××户亲友，××日××：××时左右，××（姓名、性别、年龄）开始出现恶心、呕吐、××（症状描述），未到医院诊治（诊治描述），次日病情加重，于××：××时在家中死亡。自××（首例患者）发病后××小时开始，××、××、××等相继出现类似症状。××（患者的诊治及处理情况描述）。××（末例患者）于☆☆月☆☆日××：××时发病，为最后一例患者。截止到☆☆月☆☆日××：××时，共有☆☆人中毒，其中☆☆人死亡，××人被送××医院抢救治疗。

　　二、现场调查及实验室检测结果

　　（一）流行病学调查

　　1. 发病情况

　　1）中毒时间：中毒发生在☆☆年☆☆月☆☆日～☆☆月☆☆日期间，☆☆月☆☆日××：××时出现首例患者，☆☆月☆☆日××：××时出现末例患者。

　　2）中毒人群：共有☆☆人中毒，其中男性☆☆人，女性☆☆人，男女比为1：××。患者年龄最小为☆☆岁，最大为☆☆岁，中位数为☆☆岁，平均为××岁。其中，小于10岁组有××人，10～岁组有××人，20～岁组有××人，30～岁组有××人，40～岁组有××人，50～组有××人，60以上组有××人。中毒以××人群为主。

　　3）中毒地点：患者全部集中在☆☆屯，其中，××（描述患者的分布情况）。

　　2. 进食情况：全屯共有☆☆户人家，有☆☆户接收过村民××的自制××（食物名称），其中出现中毒患者的有☆☆户，未接收到村民××自制××（食物名称）的人家无人中毒；中毒户中共有☆☆人，其中食用过村民××自制××（食物名称）的☆☆人，中毒☆☆人，占☆☆%。未食用者无人中毒；经卡方检验，食用组与非食用组存在明显的统计学差异；死亡患者均食用了至少××（进食量）以上的自制食物，××（描述剂量 - 效应关系），存在一定的剂量 - 效应关系；除了食用村民××自制××（食物名称）外，全屯所有人家在首例患者发生前72小时内均无其他特殊饮食史。

　　3. 接触者发病情况：中毒者均食用过村民××的自制××（食物名称），未发现人传人的中毒现象。

　　（二）卫生学调查

　　村民××为了××（表述自制并分发食物的原因），于××年××月××日在家里自行

制 ××（食物名称）。制作方法是，××（表述使用的原料和方法等）。在制作过程中，由于盐不够，村民 ×× 就将存放在 ×× 处的一塑料袋白色粉末状物质取出倒入盐罐，然后 ××（描述可疑中毒物品的混入环节和过程）。

该村民家中卫生条件很差，厨房间摆放了许多的杂物，调查时还在餐桌下发现存放有克百威、百草枯、利克菌等 ×× 种农药。在杂物间发现有 ×× 包粉状物，均未发现有什么标签。

村民 ×× 只上了 ×× 个月的小学，几乎为文盲。

现场用 ××（检测方法）对 ××（检测对象）进行了快速检测，未发现常见毒物。采集了 ××（食物名称）、"盐"、××（表述采集到的样品及数量）。

（三）临床特点

1．一般表现：本次中毒的主要症状有头昏☆☆人，占☆☆%，腹泻☆☆人，占☆☆%，☆☆（表述常见症状及占比）。

2．特殊症状和体征：阵发性抽搐和口吐白沫为本次中毒的特征性表现，有☆☆人发生过抽搐，占☆☆%。☆☆（详细描述所发现的特殊症状、体征及其发生比例）。

3．潜伏期：最短☆☆小时，最长☆☆小时，平均☆☆小时。

（四）实验室检测结果

经 ××（实验室）用 ××（检测方法）对 ××（样品）进行检测，在 ××（样品）检测出☆☆（毒物名称），浓度分别达到 ××（依次列出包括原料、食物、呕吐物、尿、便等各种阳性样品的定性及定量检测结果）。

三、结论及原因分析

根据现场流行病学和卫生学调查情况、实验室检测结果，以及中毒患者的临床表现，初步诊断为本次事件是由☆☆（毒物名称）污染食物而引起的群发性中毒事件。引起事件的主要原因是，村民 ×× 缺乏卫生常识，××（表述相关的原因）。

四、防制措施与效果评价

中毒事件发生后，××（领导和部门）十分重视，××（表述相关的指示、救援队伍的组织与派遣、相关的患者救治、各种预防措施及落实情况等）。

××（表述目前取得的成效及其评估）。

五、存在的问题及建议

×× 是一种禁而未绝，对人群危害极其严重的鼠药，目前仍然 ××（围绕毒物管理及防治中存在的问题进行表述），为防止类似事件的再次发生，建议做好以下几点工作：

××（提出具有可操作性的针对性建议）。

（必要时可附与上一示例相似的中毒患者情况一览表）

☆☆（报告单位名称，盖章）

☆☆年☆☆月☆☆日（成文日期）

六、突发中毒事件卫生应急处置的工作评估

《卫生部突发中毒事件卫生应急预案》要求在突发中毒事件卫生应急响应结束后，承担应急响应工作的卫生行政部门应当组织有关人员对突发中毒事件卫生应急处置工作进行评估，及时总结卫生应急工作中的经验、教训。评估报告上报本级人民政府和上一级卫生

行政部门。

（一）概念

突发中毒事件卫生应急处置的工作评估是以事前预防、事发应对、事中处置和善后管理全过程中的各项卫生应急工作中的某一项、几项或全部为目标，按照一定的评估标准和程序，收集相关的资料，然后用适当的方法进行数据处理、资料分析和判断，从而对应急处置工作的质量或效果做出综合性评判的过程。可以仅对某一次应急处置工作进行评估，也可以对某地区或某机构一段时期内的应急处置工作进行评估。

（二）评估的内容

完整的突发中毒事件卫生应急处置工作评估内容应涵盖应急准备、监测与预警、事件的发生、应急响应、应急处置、响应级别调整、应急响应终止、后勤保障、后期处置、恢复重建等各个主要环节。评价突发中毒事件卫生应急预案的可操作性、监测、预测与预警的准确性、应急响应的及时性、现场处置的正确与规范性、预防措施的有效性、事件定性的可信性、应急决策的科学性、现场指挥和行动的协调性、应急保障的持久性、恢复重建的可持续性、社会效益的显著性等。但可以根据需求，仅选一个或几个方面的内容作为评估目标。对卫生应急处置的具体行动和结果进行工作评估时，主要内容如下：

1. **事件报告** 主要评价是否规范、及时地完成突发中毒事件的初次报告、进程报告和结案报告。

2. **事件确认** 主要评价对该起突发中毒事件的定性是否正确，以及是否正确地进行突发中毒事件分级和开展相应级别的应急响应工作。

3. **事件处置准备** 主要评价是否有可操作性的突发中毒事件的卫生应急预案以及相应的应急队伍、设备、技术等准备。

4. **事件现场处置** 主要评价现场应急的组织是否有序、职责是否明确、调查是否规范、合理和科学。

5. **控制措施落实** 主要评价控制措施是否有效并具有可操作性。

6. **总结评估** 主要评价应急处置的相关资料是否齐全、数据处理是否正确、调查结论是否可信、控制建议是否可行、社会效益是否明显等。

（三）评估的组织方式和基本方法

1. **评估的组织方式** 突发中毒事件卫生应急处置工作评估可以由当地政府突发公共卫生事件应急管理部门、卫生行政部门或上级相关业务部门组织开展，也可由各应急机构自行组织开展。评估小组应由有经验的突发中毒事件卫生应急专家、行政管理人员和专业技术人员构成。

2. **拟定评估方案和评估实施细则** 此阶段要决定采取什么方法以及如何进行工作评估。突发中毒事件卫生应急处置工作评估可借鉴的方法很多，有层次分析法（AHP）、TOPSIS法、平衡记分卡、灰色综合评判法等十余种。目前的评估大多采用定性和定量相结合的方法进行，先建立一个评估量表，确定需要评估的内容、指标，分值、权重和评分标准，然后再进行综合评分。

建立量表是评估能否取得客观结果的最重要的环节，通行的做法是用德尔菲法（Delphi method），让专家来共同制定所有评估项目、评估指标、及权重。具体方法是，充分研究国家和地方对突发中毒事件卫生应急处置工作的相关要求和规定，制定出第一轮评估量表的德尔菲问卷,测试问卷,向专家组成员分发问卷,分析第一轮反馈结果;根据专家意见调整并制定出第二轮评估量表的德尔菲问卷,再次向专家组成员分发……如此重复多次(3～5 次)后定稿则较为可靠。

3. 采集数据并综合评分　此阶段主要是根据所选用的评估方法,采集相关的数据,并依据评估量表进行评分,然后再按选定的方法进行数据处理和综合评价。只要采集到的数据客观真实,此过程较为容易。比如,2008 年《疾病预防控制工作绩效评估标准》中的"突发公共卫生事件规范处置评估量表"对事件报告的赋值是 10 分,评分依据有"初次报告:①在确认事件 2 小时内完成网络直报报告。及时审核;②有报告单位、报告人及通信方式等记录材料(传真记录、电话记录)"等 10 项。评分原则是"全部符合得满分。初次报告不及时,本项不得分。10 个项目一项不符合或不完善减 1 分"。按这种类型的评估量表就能较为客观和方便地完成评分。

(四)评估报告的撰写

工作评估报告一般由标题、正文和落款等几个部分组成。

1. 标题　能体现被评估单位(项目)名称、事由和文种即可,如《关于××(名称)××××年突发中毒事件卫生应急能力的评估报告》。

2. 正文

(1)前言:简要表述评估的目的、评估人员组成、评估的时间、评估方法、评估步骤以及评估结果等。

(2)主体:这是评估报告的核心部分,主要表述被评估对象的基本情况;评估范围和评估时段;评估依据;评估标准;资料的采集范围及方法;评估程序实施过程和情况;各评价项目的评估结论;总评估结论;存在问题及建议;特别事项说明等。这部分尽量用事例和具体的数据反映被评估对象的状况是否符合评估标准,应有理有据,体现客观性和真实性。

(3)附件:应将评估量表、重要的相关数据、图片、表格等作为附件一并提交。

3. 落款　在评估报告的末尾需写明评估组织名称或评估人员姓名,注明评估报告的完成时间等。

(五)撰写评估报告的注意事项及要求

突发中毒事件卫生应急处置工作评估的目的是为了判断突发中毒事件应急管理和应急行动的质量和效率,发现存在的问题,总结经验和教训,从而为进一步完善应急预案和改进应急行动提供依据。同时也为了对参与突发中毒事件卫生应急工作的机构、单位和个人的表现给予客观公正地评价,以便对其进行合适的奖惩。因此,工作评估必须强调其客观性、公正性和科学性。

为写好工作评估报告,撰写者不但应熟悉评估目标、标准和办法,亲自参加评估过程,掌握第一手材料,还应注意以下几点:

1. 紧扣评价目标　每次工作评估都会有一个主要的评估目标,不但在评估前要围绕这个评估目标精选相关指标和方法,而且在撰写评估报告时也必须紧扣这个评估目标进行框架的构建,分层次有秩序地表述重点,让人对评价目标一目了然。

2. 适当表述方法　工作评估的方法和种类很多,评估指标丰富,有时候还会用到复杂的数理处理方法和结果。撰写工作评估报告时,应言简意赅地对这些指标、标准、计算公式、结果所表示的意义等进行表述。同时,还应适当表述评估的组织和实施过程,才能让人知其然,也知其所以然。

3. **正确处理数据** 评估指标的完成情况一般都是用数值表达的,其在评估项目中的相对重要程度又用到权重值,评价项目等级的确定还会用到分值。这就会涉及大量数据的处理问题,应在评估前就选择好合适的统计和处理方法,数据处理时做好录入和校验,以避免因数据处理不当而引起结论错误。

4. **公正显示结果** 评估总会得到不同的项目分值,撰写评估报告时,不能凭自己的意愿或受他人的示意只表达好的数值,或只表达差的数值,应当根据评价目标,完整显示正反两方面的结果,才能保证工作评估的公正性。

5. **客观分析问题** 项目分值的高与低反映了该项工作质量的好与差,撰写评估报告时,不能只依据印象进行表浅分析,而应当依据构成项目的每一个指标的完成情况进行综合分析,才能保证工作评估的客观性。

6. **合理提出建议** 评估的最终目的是为了促进工作质量的提高。因此,工作评估报告应针对评估中发现的问题,选择具有代表性的内容,提出具有指导作用的合理建议,才能发挥工作评估的促进作用。

第八节 突发中毒事件紧急医学救援

一、突发中毒事件现场紧急医学救援处理原则

(一)突发中毒事件临床特点

1. **背景资料** 进入 21 世纪,化学品已经成为人类生活、生产过程中不可或缺的重要物质。据不完全统计,目前我国常用的化学品达到 4 万多种,其中有相当部分为危险化学品。化学品突发中毒事件可以是自然灾害引起,例如洪水、飓风、火灾、地震;也可以由人为因素造成,例如爆炸、恐怖破坏、投毒、战争行为等。

任何灾害性事件都有可能衍变成突发公共卫生次生事件,其中也包括突发化学品中毒事件。例如一场火灾,不仅造成人员、财产的直接焚毁,还可能造成化学气体吸入急性中毒。

2. **突发化学品中毒事件的临床特点**

(1)无法预测中毒事件发生的时间、地点和化学品种类:临床工作中,对疾病的发生通常可以运用流行病学方法进行预测(例如每年急性心肌梗死发病概率),但是不能预测化学品中毒的发生概率(突发中毒事件发生的无法预知性,是突发中毒事件特点,作为临床特点不是很突出)。

(2)给人群造成突如其来的伤害:作为突发化学品中毒的受害者,没有任何心理准备,当中毒事件发生后,很难做到合理有效应对;不合理的处理方式可能扩大了中毒事件的损害效应。

(3)不同化学品造成对人体伤害特点可以有很大不同:反映到临床学科方面,神经系统毒物、呼吸系统毒物、血液系统毒物、肝脏毒物、多脏器损伤等等中毒事件均有可能发生,从医院管理角度,如何确定一种有效的首诊机制,至关重要。

(4)事前很难准备到位:中毒事件充满变数,在突发公共卫生事件中,传染病疫情、群死群伤意外事件和化学品突发中毒事件是危害社会的主要原因。比较而言,化学品突发中毒

事件将给我们带来更大的危害。就传染病疫情来讲，其病因是确定的，我们可以有效地准备，防控类似 SARS 和甲型 H1N1 流感传染病的蔓延，布置切断其传播途径，确定诊断与治疗方案。而病因难以预测的中毒事件，难以事前应对。对于交通事故、踩踏等群死群伤意外事件，救治的关键是及时的检伤和病员转运，因为任何一所综合性医院都具备相当的救治能力。

但是突发化学品中毒事件，由于化学品种类、发生的时间、地点和事件规模都具有高度的不确定性，很难进行有效的事前防范。从事急诊救治的医务人员，由于对诸多化学品闻所未闻，难以做出准确、及时的反应。

我国各种类型医疗机构以往处理突发化学品中毒事件的概率，目前还没有看到令人信服的统计。但是以往承担过突发化学品中毒事件救治任务的医院，通常是在匆忙之中被动应对，在总结各种案例时，常有遗憾之处。

（5）医疗机构确认没有发生化学品突发中毒事件比确认发生中毒事件难度更大：容易演变成具有广泛社会影响的政治事件，激发相关矛盾，影响社会稳定与和谐。

（二）医疗机构现场处理突发中毒事件的主要职责

1. 机制建设 化学品突发中毒事件所造成的巨大损失令人触目惊心，采取哪些措施才能杜绝其发生呢？对于中毒救治，有关部门采取了许多措施加强医疗机构的能力建设。但是考虑到化学品突发中毒事件所具有的特点，在强化能力建设的同时，更需要加强机制建设。最大限度地减少化学品突发中毒事件造成损失的方法，是建立科学有效应对、处理化学品突发中毒事件的合理机制。能力在合理机制运用下，才能发挥应有效能。

在完善公共卫生体制建设过程中，原卫生部决定在全国建立 30 个化学中毒救治基地。历时数年，衡量基准依然是能力建设。中毒救治基地的设置模式，是一个尚未解决的问题。目前存在独立职业病防治院、综合性医院和疾病预防控制中心等模式。基于不同的组织机构模式，如何建立合理的组织管理机制，值得进行深入探讨。

职业病与中毒医学属于边缘学科。在绝大多数综合性医院内，没有专门从事中毒救治的临床医师。当前学科的发展趋势是临床医师专业化程度越来越高，而中毒救治是跨学科的专业技术工作。因此，明确首诊科室成为关键的环节。

2. 突发化学品中毒事件应急预案体系建设 化学品突发中毒事件的应急处理体系应当包括预防、准备、响应和恢复四个阶段，阶段的划分是相对的，彼此间有密切关联。

（1）预防：根据有关法律法规，明确医疗机构在化学品突发中毒事件救治工作中应当承担的具体职责，在队伍建设、人员培训、应急演练、医疗物资保障、后勤保障等方面加以落实。在以下三方面作出努力：

1）教育培训：使专业技术队伍了解应对化学品突发中毒事件救治工作的基本技能和方法，熟悉相应的组织管理体系状况，能够按照设计程序有条不紊地开展工作。

2）制定预案：明确医疗机构工作职责，以及有效履行职责的管理体系、技术体系和物质需求方案，称之为医疗机构应对大型突发化学品中毒事件预案。目的在于缩短应急反应时间，科学合理、有效有序开展救治工作。

3）不断提高专业技术水平：现代医学技术不断更新，作为跨学科的中毒救治专业领域，需要把各临床学科的最新研究成果不断地引入中毒救治领域，给予患者合理有效的治疗。

（2）准备：落实医疗机构应对大型突发化学品中毒事件预案中的部分内容。包括防护用品、抢救药品、器材的采购和维护、后勤保障等；针对"预案"管理体系、不同专业技术预案技术体系的演练。

（3）响应：在发生大型突发化学品中毒事件后，按照整体应急预案的要求，启动医疗机构应对大型突发化学品中毒事件应对预案，参与院前现场救治工作和院内救治工作。

（4）恢复：涉及医疗机构参与人员和设备的清洗消毒、物资盘点、损失评估、人员休整和健康状况观察、设备保养等内容。也包括社会灾后重建方面的医疗需求救助。

综合性医院在完成突发化学品中毒事件救治工作后，需要就病因学诊断、中毒患者救治情况、应急处理措施效果等经验教训进行后期评估和总结，不断提高医疗机构应急救治能力。

3．突发化学品中毒事件危害识别与评价　发生化学品突发中毒事件，尽快确定出事地点、化学品种类、泄漏剂量、伤亡规模非常重要。同时应当了解事发现场地理与气象特点，交通状况，周围社区状况，是否已经发生了普通民众的伤亡。

在化学品种类不确定时，应当由疾病预防控制机构进行采样分析，确定危害因素种类。此时，医疗机构不能坐等分析结果，应当根据患者的临床表现，推断可能的化学品种类范围，需要动员医疗资源规模，尽快开展有针对性的临床救治。

4．信息发布与管理　突发化学品中毒事件一旦发生，在一定时限内会成为社会热点。实事求是地向公众传递准确信息，可以有效地确立事实报道基调，稳定公众情绪，协助政府决策，有利于社会稳定，容许有关部门有条不紊地处理好突发化学品中毒事件。

医疗机构有义务及时反馈患者的诊断、治疗、预后情况。医疗机构应当指定职能部门负责信息发布工作，实时掌握突发化学品中毒临床诊断治疗情况，以一个窗口对外宣传。

（三）医疗机构现场处理突发中毒事件的物质准备与后勤保障

在发生突发化学品中毒事件时，信息的及时传递、有条不紊的现场组织处理和充分的救治能力，对于控制、减少突发化学品中毒事件造成的生命财产损失至关重要。但是，如果物资与设备的保障不能及时到位，有效的处理与救治就是一句空话。

1．医疗设备器材的需求　应对突发化学品中毒事件，首先需要考虑院前急救和院内急救人数剧增的需求，可能与医院日常医疗工作有所不同。在院前急救和医院急诊抢救人数剧增的情况下，医院原先的设备可能无法满足救治需要，简易球囊呼吸器、麻醉咽喉镜、麻醉插管、手动负压吸引器等的供应、使用情况，关系到整体事件的救治效果。

突发事件的救治，我们可能面对几十名患者，也可能面对几百名患者，对于人工器械数量的需求不同。现场救治还存在对输液器、输液支架、患者生存保障等方面的需求。需要供货商和政府职能部门的积极响应。

2．药品的需求　突发化学品中毒事件的不可预知性使得药品的系统储备成为难题。医疗机构可能预先储备一定数量特效解毒剂。但是，由于不同的化学品损害特点不同，进一步的临床救治将可能涉及镇痛剂、抗生素、麻醉剂、中枢兴奋剂、镇静剂、抗休克血管活性剂、利尿剂、外用消毒剂等等。因此，药剂供应部门需要制订相应应急预案，明确职责分工，及时更新储备药物，在应对突发化学品中毒事件过程中，实现采购、管理和供应的程序化，保证临床救治的需求。

3．血液制品的需求　由于医学的发展，血液制品的临床应用已经成为临床抢救的重要手段，血浆置换、中毒患者同时存在复合外伤的需要全血或成分血补充等。由于血液制品的贮存周期限制,以及不同血型的随机需求,使得血液制品储备难于器械和药品储备。

在重大国际性活动举办期间,血液制品的储备,不仅需要考虑 A、B、AB、O 血型的构成比例;同时还要考虑针对欧美国家不同种族的血型特征,需要提高 Rh 阴性血液制品的储备比例。

在应对突发事件需血量激增状况时,库存的潜力是十分有限的;血液制品供应和企业生产能力无关,主要需要迅速组织供血者进行捐献。

4. 通信及生活保障　卫生应急队伍装备的通信手段,需要适应目前通信装备的发展要求。在条件许可时要求安装在指挥运载平台之上,实现卫星通信、短波通信、3G 通信等模式。

同时应当努力实现全员队伍的服装、携行装备、生活给养、宿营、供电、冷暖空调、运输力量、通信联络、网络办公的基本需求。

(四)突发中毒事件的现场检伤分类

1. 概述　"triage"一词是检伤分类的意思,来源于法语"trier",有排序或选择的含义,大约在 1792 年,首先被拿破仑帝国首席外科医师 Dominique Jean Larrey 男爵用于描述检伤分类过程。在当时,其目的在于有效利用现有的救治资源,使得更多的士兵得到救治后重返战场。在军事领域率先提出的检伤分类理念,在许多国家被逐步用于突发群体伤害事件的处理。

在突发群体化学品中毒和各种突发的灾害事故现场,由于短时间出现大量受害者,医疗救援资源往往有限,尤其在事发初期和院前救治过程中,急救资源可能十分匮乏。因此,需要保证有限资源的合理应用,优先抢救危重患者,这就需要对受伤害的群体进行检伤分类。检伤分类是临床医师依据患者病情和对资源的需求,迅速确定其治疗顺次的过程。

迄今为止,对于突发群体化学品中毒在内的各种突发灾害事故的检伤分类,国内外学者均进行过有限的研究和探讨,但是由于种种原因,不同国家和地区提出和应用的检伤分类方案存在显著的差异,阻碍了灾害医学中检伤分类水平的提高。突发群体伤害事件包括了创伤、中毒、核辐射、传染病等病因,而一个国家在处理某一种突发群体伤害事件时可以使用多种检伤分类方案。

目前在任何一个国家,处理突发群体伤害事件都是一项社会系统工程,涉及协调指挥、安全管理、交通疏导、有害因素分析、检伤分类、现场救治、分流转运、临床治疗等环节,需要诸多职能部门的参与;而突发群体伤害事件,可能覆盖多个行政管理区域。所以一个国家,或一个国家不同地区、不同部门处理突发群体伤害事件时执行不同的技术方案,会给救治工作带来混乱。对检伤分类体系的挑战,在于建立一个能够全方位处理临床状况的体系,从危重症到轻微损伤,从老年人到婴幼儿,从创伤到中毒、核辐射等病因,应答所有需求。

2. 突发中毒事件现场检伤的种类　1986 年,美国外科学会创伤委员会提出三种类型的检伤分类:现场检伤分类、院内检伤分类和大规模人员伤亡检伤分类,得到许多国家的广泛认同。就检伤分类而言,由于患者病情可能随时发生变化,可供利用的医疗救治资源也在不断变化,必然是一个动态、反复的过程。

3. 现场检伤分类　当医护人员面对现场大批患者,首要救援措施必然是快速检伤分类,将重症患者尽快从人群中筛检出来,按照伤情的轻重,依先后顺序给予医疗救治和转运。因此,突发群体伤害事件的现场检伤分类具有十分重要的作用。

4. 院内检伤分类　院内检伤分类通常在急诊科进行,检伤分类的目的是评估来诊病人病情的轻重缓急，迅速查明不能等待的危重症患者。急诊工作人员能够快速、准确地识别小部分需要立即治疗的患者，然后对其余不需要立即抢救、可以等待医师评估的病人进一步分类。检伤分类理念在 20 世纪 60 年代开始纳入急诊体系，今天，大多数医疗机构的急诊科在使用某种类型的检伤分类系统。

5. **大规模人员伤亡检伤分类**　大规模人员伤亡的检伤分类是一个关键的技能。然而在许多国家，大规模人员伤亡院前急救的系统分诊，在很大程度上处于随意状态或依赖于区域协议，很少具有一致性或行政区域之间的兼容性。

大规模人员伤亡事件具有突如其来的特征，通常由能赶到现场的不同专业的医疗卫生人员提供紧急救治。然而，在大规模人员伤亡事件，检伤分类的决定必须更加迅速，使用者在更短的时间内收集资料，据此做出他们的决定，因此选择统一、适当的检伤分类标准是一项至关重要的基础性工作。

绝大多数体系通过确定谁能够行走来开始分诊过程。在大多数情况下，这些病人被分诊为轻微受伤。这一决定是基于这样一个事实，可以按照指令步行的病人表明，他们有足够的脑灌注，机体损伤轻微，他们表现出充分执行指令的能力。简单的语音指令优先用于患者的个人评估，并告知可以步行到哪里寻求进一步的帮助。

大规模人员伤亡检伤分类涉及医学伦理学观念的转变，因为在这种极端情况下，任何医疗救治应当给予可能幸存的人，而不是即将死亡者。它成为灾难中医疗决策的任务，放弃一些受害者，避免试图挽救一个人而以几个人的生命为代价。

6. **我国目前突发中毒事件现场检伤准则**　现场检伤区设立在现场洗消区附近的冷区内，医疗卫生救援队伍负责对暴露人员进行现场检伤。参照通用检伤原则以及毒物对人体健康危害特点，将中毒病人及暴露人员分为优先处置、次优先处置、延后处置和暂不处置四类，分别用红、黄、绿、黑四种颜色表示。

标红色为必须紧急处理的危重症病人，优先处置；标黄色为可稍后处理的重症病人，次优先处置；标绿色为轻症病人或尚未确诊的暴露人员，可延后进行处置；标黑色为死亡人员，暂不处置。红标者应当立即送抢救区急救，黄标者和绿标者在观察区进行医学处理，黑标者送尸体停放区。

（五）突发中毒事件现场紧急医疗救援要点

1. 终止毒物吸收与清除毒物

（1）终止毒物继续吸收：针对经过呼吸道吸收导致中毒的病例，应当尽快将其移出中毒现场，使患者停留于空气流通处，接受进一步的诊治。对于经过消化道吸收中毒的病例，立即进行催吐，在可能的条件下予以洗胃，并给予活性炭（成人用量为 50～100g，儿童用量为 1g/kg，配成 15% 混悬液）口服。同时可以采取导泻措施，给予患者硫酸镁 5～20g 口服或灌胃。对有化学物污染身体，并可通过皮肤吸收引起中毒的患者，应当去除被污染的衣物，尽可能早期进行洗消。

（2）现场洗消：由于以往人们对于急性化学品中毒后洗消作用缺乏认识，常常忽视对相应患者的洗消处理。随着人们救治急性化学品中毒经验的积累，洗消已经成为必须的救治手段之一。洗消是针对人员、场地、物品和设施去除毒物污染的过程，依据不同的洗消对象而采取不同的洗消方法。

洗消的原则是既要及时、彻底、有效，又不能加重人体损伤。就人体洗消而言，主要依靠物理洗消方法，利用纱布等将集中存在的毒物清除掉，再用大量肥皂水和温热清水进行清洗。

必要时可以结合化学洗消方法，化学洗消方法主要有中和法、氧化还原法和催化法等。中和法利用酸碱中和的原理，依据毒物的酸碱性质，选择5%～10%碳酸氢钠溶液或弱酸溶液。氧化还原法利用了消毒剂与毒物发生氧化还原反应，对毒性大的油状液态毒物进行洗消，常用消毒剂有漂白粉或次氯酸钙。催化法是利用催化剂使毒物转变为无毒物或低毒物的化学反应，例如使用碱性溶液加速有机磷毒剂的分解。采用化学洗消方法时应慎重，保证洗消剂不会和毒物反应后对人体造成更大的伤害，例如利用酸碱中和的方法洗消，有可能产生热量作用于人体。

眼睛接触具有刺激性、腐蚀性的气态、液态及固体化学品，应及早使用流动清洁水源或生理盐水冲洗10分钟以上，尽可能减少对眼睛的化学性损伤。在洗消过程中，不可以忽略头皮、腋窝、会阴及其他皱褶部位的清洗。

有些毒物需要特殊洗消方法。例如苯酚污染身体后，首先需要用大量流动清水冲洗，而后用浸泡30%～50%乙醇的棉球擦洗创面，去除剩余苯酚，再用5%碳酸氢钠湿敷创面。皮肤接触黄磷后，需要立即用清水进行冲洗30分钟以上时间，而后用2%～3%硝酸银涂抹患处，防止黄磷自燃，也可以用1%硫酸铜溶液冲洗；必要时需要手术清创，防止黄磷吸收中毒。

现场洗消需要一定的设施，通常利用防化洗消车辆或洗消帐篷给患者进行洗消。

2. 现场复苏　对突发化学品中毒导致呼吸、心搏骤停的患者进行现场复苏，其前提是现场具备充分的医疗救治人员和相应的资源配置，在不影响其他患者检伤救治的前提下进行。

化学品急性中毒患者呼吸、心搏骤停，意味着循环和呼吸的突然中断。心肺复苏强调早期呼叫、早期心肺复苏和早期电除颤，强调"急救白金10分钟"的理念。心肺复苏在院前的条件下，由一系列抢救环节组成，其中每一步对于预后都是至关重要的。

（1）除颤：除颤的目的是使足够多的心肌细胞除极化，从而使得它们的活动协调一致。除颤成功与否，在于是否能及时实施。因此，室颤一旦被发现，就要尽快地实施除颤，按照首次200J，第二次200～300J，第三次300～360J进行。每个急救人员都必须意识到，在院前抢救呼吸心搏骤停患者的各种措施中，电击除颤的地位是第一的，其他一切措施都必须为此让路，不可延误时间。

（2）心肺复苏：专业救治人员到达现场后，需要对患者的心律进行分析，要区分为两种类型：①室颤和无脉性室速，其治疗主要为除颤；②其他无脉性心律，即心脏无收缩或者电 - 机械分离，只有进一步的心肺复苏或许有效。

气管插管是保证气道畅通的安全有效方法，经简易呼吸器通气给氧后可在无麻醉条件下进行。可以通过多种方法来确定插管处在正确位置：通过喉镜直接观察；通过胸廓两侧相等扩张来判断；通过胸部、腹部听诊来判断；通过透明插管上的水汽凝结现象来判断等。

进行心脏电除颤及气管插管后，立即建立静脉通道。外周静脉通道是首选；心内注射由于容易引起意外，现今已摒弃。经气道内给予肾上腺素或阿托品可以在建立静脉通道困难时替代静脉注射，为了达到有效血清药物浓度，剂量可以用到静脉内给药的3～5倍，随后要立即给予通气。同时可以进行胸外按压与人工呼吸。

3. 必要的支持治疗 突发化学品中毒的治疗方法来源于内科治疗学，但是需要根据毒物特点选择治疗手段。其治疗原则包括以下三个方面：

（1）病因治疗：又称特效治疗，目的在于拮抗毒物作用或促进毒物排泄。

（2）对症治疗：由于目前对很多毒物没有特效解毒剂，对症治疗占有很重要的位置，其目的在于抑制机体病变发展，保护和促进受损脏器恢复其功能。

（3）支持治疗：目的在于维持患者机体内环境稳定，为患者恢复健康提供基础条件。

以上三部分治疗措施往往同时采用，构成总体治疗方案。

4. 中毒患者的紧急护理 在突发中毒事件的院前急救中，护士配合医师共同完成救治任务。备足必需的急救药物及器械（包括车载呼吸机、气管插管器械、吸引器、洗胃机等）到达现场。

（1）护理评估：救护人员到达现场后，迅速准确地对病人及周围环境进行评估，以确保病人及施救人员的安全。通过与病人对话判断其意识状态、反应程度。在条件许可时系统测量病人的生命体征，包括检查瞳孔、血压、脉搏、呼吸、皮肤温度等。根据患者的生命体征确定患者病情的轻重缓急和危及患者生命的主要问题。如出现危及生命的呼吸、心跳停止应迅速施行心肺复苏（CPR）。

（2）现场检伤分类：遇到群体急性中毒，护士协同医师对伤员进行快速检伤分类。将检伤标识贴于伤者左前胸部。经过检伤分类后的伤员应按伤势标识分区集中救治。急救人员不足时按先重后轻的原则处理。

1）红标：此类病人需要立刻进行抢救与治疗，否则有失去生命的危险。如出现窒息、深昏迷、肺水肿、休克等危及生命的指征。护士需要立即参与紧急救治，医疗干预可能使患者改善预后。如立即给予心肺复苏、迅速建立静脉通路及抗休克等治疗。

2）黄标：此类病人病情也比较严重，需尽快治疗，但是在短时间内等待不会出现生命危险或永久性伤残。护士根据现场医疗救治资源状况，一旦完成红标患者的救治护理工作，需要尽快给予黄标患者必要的紧急处置，如给氧、开放静脉通路、安排医师有序参与救治等。

3）绿标：患者多意识清楚，能够行走，未出现严重并发症，生命体征平稳。护士根据病人的病情安排就诊顺序和专科分诊，使每一例病人能在恰当的时机接受治疗与护理。

4）黑标：为宣布临床死亡的患者。护士需要协助现场救治人员登记保管患者的相关身份证明、重要财物等。在完成对尸体的常规护理处置后，协助现场救治人员将死亡者集中于现场救治指定区域。

（3）迅速脱离中毒环境，防止毒物继续吸收：注意切忌硬性拖拉，以免造成继发性损伤。护士应熟悉各种阻止毒物继续吸收的方法，必要时给予伤员洗消。

1）吸入性中毒者：应立即脱离中毒环境，转移至空气新鲜、流通处，注意要在中毒环境的上风口。保持呼吸道通畅，给予吸氧。

2）接触性中毒者：应立即脱去被污染衣物，用大量流动清水彻底清洗皮肤、黏膜及毛发，冲洗液忌用热水。对于眼睛的化学灼伤，及时用清水冲洗，冲洗时间一般为 10～15 分钟。

3）经口中毒者：应采取催吐、洗胃、导泻法以排除尚未吸收的毒物。催吐用于意识清楚且合作者，让患者饮水 300～500ml，然后自行用手指刺激舌根或咽后壁，诱发呕吐。如此反复进行，直至呕出的液体清亮透明、无色无味为止。昏迷惊厥者、吞服腐蚀剂、石油蒸馏物禁用催吐方法。毒物进入消化道后，6 小时内均应洗胃。尽早、彻底洗胃是快速有效切断毒物经胃肠道吸收的有效方法，但严防呕吐物吸入引起窒息。洗胃后，口服硫酸镁 15g 予以导泻，注意肾功能障碍或昏迷者禁用。

（4）尽早足量使用特效解毒剂：诊断明确、且有特效解毒剂者，必须尽早应用。护士应熟悉特效解毒剂的作用、用法、剂量及不良反应。

（5）对症处理：针对中毒患者的全身状况，早期进行对症和支持治疗是救治急性中毒的重要手段之一。患者一般取平卧位头偏向一侧，给予吸氧，维持呼吸道通畅，注意清除鼻腔、口腔分泌物及呕吐物。快速建立静脉通路，注意固定牢固。护士应掌握输入液体及药物的药理作用、副作用及配伍禁忌，做好用药观察。院前急救用药中，医师只下达口头医嘱，护士必须做到听清、问清、看清，与医师复核药物的名称、剂量、浓度及用法。用后的安瓿应暂时保留，以便核对。护士要严密观察维护患者生命体征的平稳。注意保暖。呼吸衰竭的患者要紧急开放气道，协助给予气管插管和气管切开及必要的呼吸支持。对出现严重心律失常、中毒性肺水肿、中毒性脑病、脑水肿的病人，应及时给予对症支持治疗。

（6）尽快明确毒物接触史：接触史包括毒物名称、接触时间及吸收量，若不能立即明确，护士要及时留取洗出的胃内容物、呕吐物及排泄物送检测。

（7）准确记录：护士必须认真、准确、及时记录抢救过程，注意记录时间的准确性。

（8）如果现场有足够的场地和人力资源，每一位伤者都应得到及时救治和充分的照顾。可成立数个救护组，每组安排有 1 名负责人。如检伤组：由 1 名护士同医师一起检伤分类贴标；重症抢救组：由年资高、经验丰富的护士担任，每例贴红标的重症病人由 3 名护士实施救护，其中 1 名护士负责呼吸道管理，如清理呼吸道、给氧或呼吸机辅助呼吸，1 名护士负责洗消，监测病人生命体征，1 名护士负责迅速建立 1～2 条静脉通路；护理治疗组：由 1 名护士为贴黄标的病人进行治疗护理。

5. 中毒患者的转运　突发中毒事件患者的现场转运，往往是当资源不足以立即救治每一个人时，在众多受害者中确认优先权的过程，因此在突发群体中毒事件中，在尽可能保证其生命安全的前提下，优先转运红标患者。

中毒突发群体中毒事件，需要考虑区域中毒救治医疗体系建设情况。当中毒患者人数众多时，首先需要将病情严重者转往当地中毒救治中心；将病情较轻者转往其他医疗救治机构。化学品种类繁多，而每一种中毒的临床特征有所不同。转运中毒患者，需要考虑接诊医疗机构与患者进一步救治需求的一致性。例如对于急性窒息性气体中毒患者，如果对于氧疗有显著需求，原则上应当转往有中毒救治能力，且具有高压氧舱的医疗机构。

二、洗消及毒物清除技术

毒物损伤的主要染毒途径包括皮肤、呼吸道和消化道。皮肤洗消又是化学染毒现场早期处置的关键步骤。

（一）洗消装备及器材

洗消包括人员、器材与车辆和环境洗消等。人员皮肤是毒物染毒的主要途径之一，毒物污染皮肤后首要的医学处置措施即为染毒部位的洗消。现场洗消的主要任务是围绕皮肤洗消开展。皮肤洗消涉及装备、洗消剂与洗消技术。

1. 洗消车辆　一般洗消车辆按照有无自行机动能力分为拖挂型、车载型和自行型；无论拖挂、车载还是自行型，其洗消室有的采用车厢内，有的则在另搭建的帐篷内实施伤员的洗消。车载洗消系统主要由供水加热系统、污水收集系统、供暖系统、照明系统、洗消设施、供电系统、充气帐篷，以及配套使用的器材装备等部分组成。一般可同时进行2～4名重伤员的全身洗消和6～8名轻伤员或救援人员的自行洗消，并配有如眼等重点部位的局部洗消器材。

（1）洗消挂车：以美国MEDecon 3L（B型）洗消挂车为代表（图2-13）的作为一个机动的生、化洗消单元，已广泛应用于世界各地各个领域，包括军队、消防部门以及医院等，可用于对卧姿重伤员和站姿轻伤员进行洗消。该挂车设计了较为合理的作业流程及作业空间，整车通过隔板分为前、中、后三个隔室。前后隔室两侧均设置透明门帘，以便观察与阻隔气流。前部隔室分为卧姿重伤员洗消通道、轻伤员站姿洗消通道，后部隔室为轻伤员站姿洗消通道。

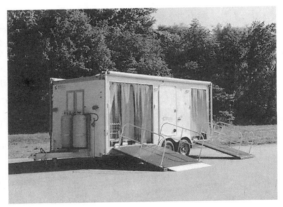

图2-13　美国MEDecon 3L（B型）洗消挂车

（2）自行型伤员洗消车：自行型伤员洗消车采用车载式或与帐篷结合模式，与拖挂车相比，主要是机动性能好、伤员通过量大。专门用于野战条件下或者遇到突发性事件时，对受到核、生、化等有害物质沾染的伤员或人员进行清洗和消毒。该系统具有展开撤收迅速、便于批量展开、洗消人员通过量大等特点（图2-14）。

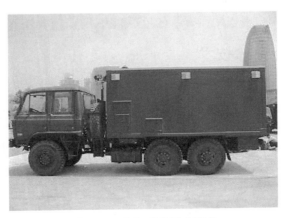

图2-14　自行型伤员洗消车

（3）洗消帐篷：洗消帐篷是由帐篷及其附属的供电、供水等系统组成，其功能与拖挂和自行式洗消车相当，但可独立于车辆单独使用，由于拆卸、连接和组装相对烦琐，一般安装在车辆上使用。洗消帐篷多种多样，有的是相对密封，内部可为正压或负压。洗消通道可设置单通道和多通道，根据救援任务不同配置一个或多个不同通道的帐篷。每个通道分为三部分，第一部分是去污室（图 2-15a），第二部分是洗消室（图 2-15b），第三部分是更衣室（图 2-15c）。帐篷前设置洗消池，主要用于进入帐篷前去除衣服表面和鞋底的污染物。洗消污水也是专门收集在污水袋内专门处理（图 2-15）。

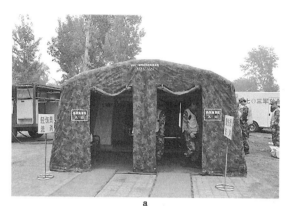
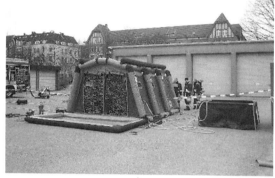

a   b

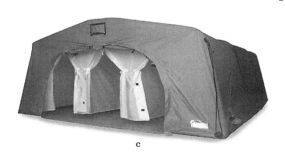

c

图 2-15　配套使用的洗消帐篷

2. 局部洗消器材　洗消车辆用于全身的洗消，对于局部皮肤、眼睛、伤口和黏膜表面，可以使用皮肤洗消机、洗眼器等，沾染衣服或皮肤表面的污染液滴，可以使用消毒手套去除毒物。

（1）皮肤洗消机：德国的 Mediclean 2000 是一个典型的针对伤员的洗消装备（图 2-16）。系统将泵的增压喷淋和负压抽吸进行了协同集成，洗消液喷淋与洗消液抽吸同步进行，洗消液可以被迅速吸收到独立容器中，减少了洗消液扩散的风险。喷淋器的压力、洗消液流量和温度可以根据伤员沾染情况和创面情况进行调节。该设备在法国、比利时、英国、挪威、俄罗斯、沙特阿拉伯、日本、约旦等国家均有使用。

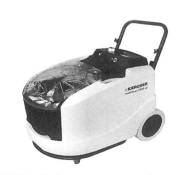

图 2-16　德国 Mediclean 2000 皮肤洗消机

（2）洗消手套：洗消液喷淋洗消外，洗消布擦拭也是一种应急洗消方式。通过非织造复合技术制备的活性炭布广泛用于化学战剂沾染皮肤的擦拭。如美军在 2009 年试用的 super wipe。该洗消布和浸有皮肤洗消剂的海绵在美军单兵洗消包中联合使用。在伤口防护材料方面，一类是可以起到物理隔离作用的材料，如聚氨酯、聚氯乙烯、丁基橡胶等，另外一类是能够催化化学战剂水解的聚合物，如聚乙烯亚胺。化学毒剂擦拭消毒手套为军用毒剂消毒包的升级产品，采用对战剂具有高效吸附性作用的新型材料为主要组分，具有使用简便、安全、实用等优点（图 2-17）。

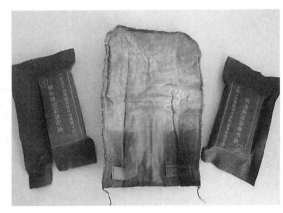

图 2-17　洗消手套

（3）洗眼器：洗眼器可分为便携式压力洗眼器、立式洗眼器等类型。便携式洗眼器又名移动式洗眼器，便携式洗眼器最大的优点：不需要安装，移动速度快，适用于没有固定水源或者需要经常变换工作岗位的地方使用。立式又名落地式洗眼器，有的立式洗眼器具有洗眼和喷淋双系统。当使用者眼部、面部、脖子或者手臂等地方受到化学品物质危害时，选择立式洗眼器的洗眼系统进行大水量冲洗（图 2-18）。

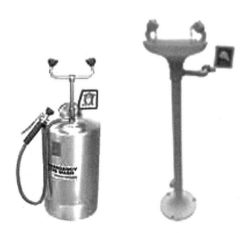

图 2-18　洗眼器

3. 洗消液　由于突发事件中毒毒物的不确定性，人员洗消也要区分外表或防护衣物以及全身或局部皮肤洗消，不同部位的洗消有时也需要使用不同成分或浓度的消毒剂。所以救援时洗消剂的选择与准备相对困难。因此，初期可以使用大量清水和肥皂水洗消。常用消毒剂包括：

（1）无机次氯酸盐：在伤员消毒过程中常需要使用两种不同浓度的含氯消毒剂溶液。一种是0.5%次氯酸盐溶液，用于所有伤员的冲洗和防毒面具的消毒。另一种是5%次氯酸盐溶液，用于消毒剪刀、围裙、在伤员消毒区工作人员的手套以及伤病员的头罩。次氯酸盐溶液置于桶内供消毒使用。桶上应有鲜明的标志，以区分两种不同浓度次氯酸盐溶液。这些溶液具有一定的皮肤刺激性，在较高温度下不稳定，有效氯易于挥发，最好临时配制或配制后储存在密闭容器中。

（2）有机氯类：包括氯胺T、二氯胺T、二氯异氰尿酸钠等，具有较强的氯化氧化能力，可消毒糜烂性战剂及V类战剂。水溶液稳定性差，不能长期储存，具有一定的皮肤刺激性，消毒后须用水冲洗干净。

（3）二巯丙醇软膏（眼膏）：为糜烂性毒剂——路易氏剂的特效消毒、抗毒药物。二巯丙醇分子中有两个巯基，能有效地与砷反应，络合成稳定的环硫化合物，减少毒剂毒害作用，因此可以有效地对抗路易氏剂对皮肤（眼睛）的毒性作用。

（4）化学毒剂活性皮肤消毒液（RSDL）：RSDL是对神经性战剂、糜烂性战剂均具有良好消毒作用的液体型皮肤消毒剂。该消毒剂消毒效果好，消毒产物毒性低，皮肤刺激性小，用于人员化学战剂皮肤染毒的洗消。染毒时，立即用海绵块蘸湿该消毒液后迅速擦拭染毒部位，然后用清水冲洗。

（5）敌腐特灵冲洗液：敌腐特灵冲洗液（如敌腐特灵皮肤应急冲洗液、敌腐特灵眼用冲洗液）是突发性化学事件（化学事故、化学恐怖袭击等）发生时，应急救援人员必备的个人皮肤防护用品，当强酸、强碱、强氧化剂、强还原剂等腐蚀性化学品及糜烂性毒剂、刺激性毒剂等毒物污染人体后，迅速应用该品进行洗消，可使化学物品迅速失去腐蚀性及毒性，从而有效避免人体化学灼伤及化学中毒。该品系公安部消防局指定装备的个人皮肤应急洗消用品。

（二）洗消流程与方法

伤员的洗消一般由医学救援队承担。无明显中毒症状的普通沾染人员洗消由消防或防化部队承担，救援队员可自行洗消。所有遭遇化学事故的伤员在进入医疗所前均应考虑洗消，除非有足够的证据证明未被毒剂污染。

1. **洗消原则与注意事项** 洗消应遵循"及时、彻底、有效"的基本原则。应注意以下几点：

（1）早期及时：由于现场洗消能力有限，从污染区撤离的大批人员，首先要脱去可能污染的外衣，或立即用吸水性物质吸去皮肤或衣服上可见的毒剂液滴；尽早使用流动清水进行周身冲洗，然后再进行洗消。

（2）分类洗消：由于毒物不同、人群伤情也不尽相同，因此洗消顺序、洗消流程及方法要区别对待。一是对于挥发性强的毒物，脱去可能污染的外衣，进行全身冲洗便可；二是对于不易挥发的毒物如糜烂性毒剂，把所有衣和物都要去除，皮肤需要用肥皂水等反复清洗；三是注意伤口、眼睛和上呼吸道黏膜等特殊部位沾染毒物的特殊洗消；四是生命体征不平稳的伤员先急救后洗消。

（3）污物处理：所有现场使用的物品，都需要经过处理，未处理的物品和器材不能继续在洗消后使用；洗消废液应集中收集处理，防止二次污染。

（4）防护与洗消并重：应注意在洗消过程中洗消救援人员与伤病员的防护。

2. 洗消方法　基本洗消方法包括：

（1）冲洗洗消法：通过水的物理冲洗作用进行消毒，在水中加入洗涤剂，如肥皂水等冲洗效果更好。这种方法是最常用的洗消法。

（2）吸附消毒法：吸附消毒法是利用具有较强吸附能力的物质吸附毒物，如活性白土、活性炭等。

（3）化学洗消法：化学洗消法是利用洗消剂与毒物发生反应，生成无毒或毒性很小的产物。如敌腐特灵冲洗液等洗涤剂等。

3. 洗消流程　人员洗消首先要区分是否需要或能够立即洗消，如已经死亡或濒临死亡的伤病员可暂时放置指定区域，待救援结束后特殊洗消处理；对于可能在洗消过程中发生意外的危重伤病员应先抢救即"先救命后洗消"；然后再区分伤情能否自行或辅助洗消，可使用伤票或伤标加以区分。最简单的分类方法是：可自主行动的轻伤病员由消防或防化部门设置的洗消站承担，由分类人员引导至洗消站进行自行洗消。有外伤和担架抬入或搀扶的伤病员由医学救援队承担；在伤病员病情危重需要立刻抢救时，可先进行抢救或暂停洗消。洗消步骤及方法包括：

（1）凡是从污染区域后撤下来的伤员和担架，进入洗消帐篷前，尽可能把污染严重部位的毒物去除，如采用净脚垫和衣物表面喷洒洗消液。如果有明显液滴或油状毒物，使用军用毒剂消毒包依次轻轻拍打伤员身体暴露皮肤、面具、衣服表面和污染担架，吸附去除沾染的毒物。

（2）将伤员抬入去污室（轻伤员自行进入去污室），剪去或脱掉伤员的衣服，并将被污染衣服装入污物袋内，个人贵重物品放入小物品袋内，并做好标记与登记。所使用救治器材如夹板、止血带、面罩等也尽可能去掉，或在洗消后更换。

（3）将重伤员抬上洗消担架上固定后推入洗消室，用温水冲洗全身去除污物，后用洗消液冲洗，再用温水反复冲洗，一般为5～10分钟。

（4）眼睛、口腔、鼻腔和外耳道的洗消。眼染毒时，应用洗眼器及时作彻底冲洗，可用0.5%氯胺水溶液，2%碳酸氢钠溶液或生理盐水等冲洗。口腔使用清水或生理盐水反复漱口；无破溃的鼻腔和外耳道可用湿棉球反复擦洗干净。

（5）将洗消后的伤员抬到更衣室，由专业人员进行洗消结果检测无毒物沾染后，更换洁净衣服后转运至后续治疗小组。

4. 伤口洗消

（1）污染伤口的潜在危险：污染伤口的潜在危险来自于伤口内异物（如衣服碎片）上残存的化学毒剂，近期动物实验研究结果发现高浓度芥子气染毒伤口表面也可检测到一定浓度的蒸气态毒剂；清创切除的坏死组织中萃取出未结合的芥子气，浓度超过规定的安全上限，提示处理芥子气染毒伤口时医务人员存在呼吸道吸入中毒、皮肤沾染中毒的可能，需采取相应的防护措施。

一般化学毒剂只能通过干燥状态的毒剂烟雾化继发传播到医务人员，伤口处理过程中使用0.5%次氯酸盐溶液去污或用清水或盐水冲洗均可使这种危险消失。手术人员无须配备超过标准屏障保护的防护器材。

　　伤员在洗消点进行的初次洗消过程中，需要去除绷带，并反复冲洗伤口，除非再次发生出血，否则无须更换绷带；更换清洁压迫止血垫（止血带），并彻底清洗最初的压迫止血部位；彻底洗消骨折固定材料，但只有医师才能去除骨折固定材料。伤员到达治疗室后再次去除新辅料，由医务人员对伤口作进一步检查处理。上述更换下来的绷带、辅料、止血垫（止血带）等应立即浸泡于 5% 次氯酸盐溶液中或放入专用塑料袋内封存。

　　（2）污染伤口评估与洗消剂：伤口内有无毒剂污染物可使用化学毒剂侦检器（CAM）侦检，一般需要 30 秒钟才能读得数据。CAM 只能检测蒸气态毒剂，无法检测伤口内异物表面的液态毒剂。

　　0.5% 次氯酸盐溶液是用于染毒伤员的有效皮肤洗消液，该溶液应现用现配，碱性范围在 pH 10～11 内。因可导致角膜损伤，该溶液禁用于眼睛洗消；因能导致局部粘连，同样不推荐用于脑和脊髓损伤。故目前仅用于腹腔盥洗。尚无研究表明能否用于胸腔盥洗。

　　（3）伤口处理：建议处理污染伤口的医师戴合适型号的（薄）丁基橡皮手套或双层乳胶手套，并经常更换，直到确定伤口内无异物。水溶液在 60 分钟内不会穿透（薄）丁基橡皮手套，而双层乳胶手套的防水能力为 29 分钟，所以应每 20 分钟更换一次手套。特别在伤口内存有骨刺或金属物时，手套随时可能在不知不觉中被刺破。

　　应使用手术器械而不是用手来暴露污染伤口。取出的衣服布条或碎片无须仔细检查，应立即放入含 5% 次氯酸盐溶液的容器中处理。然后再用 CAM 检查伤口，以便指导医师作进一步处理。CAM 检查需要 30 秒钟才能得到可靠数据，太快则无法检测到伤口内残留毒物。

　　伤口应常规清创，切除坏死组织，暴露创面。切除的坏死组织应放入含 5%～10% 次氯酸盐溶液的容器中，大块组织如截断的肢体应放入塑料袋或橡皮袋中（化学防护），然后封存。

　　较深的盲管伤在去除伤口内污染衣服后可使用稀释的次氯酸盐溶液（0.5%）滴入消毒，待它和污染毒剂中和变为无害物后（约 5 分钟）用吸引器吸除。然后再用生理盐水或其他外科溶液冲洗。由巨大碎片导致的或含有大量化学污染衣服碎片的穿透性腹部伤口非常少见，外科鉴别和去除腹腔内残留毒剂对大部分伤口是有效的。可能的话使用 CAM 评估。

　　生理盐水、过氧化氢溶液或其他冲洗液并不是必需的消毒剂，但可以用于伤口冲洗。冲洗液冲洗后，伤口内冲洗液不能用手术海绵擦拭，而应使用含大口径吸引头的吸引器吸净。尽管对病人和医护人员的危险极小，但从安全考虑，任何污染伤口的冲洗液体均有可能被毒剂污染。因此，用过的吸引器和液体均应使用 5% 次氯酸盐溶液消毒。表浅伤口无须清创，先用 5% 次氯酸盐溶液彻底冲洗，然后再用生理盐水或蒸馏水冲洗。

　　任何接触过伤口的手术器械和其他设备均可能被污染，使用完后均应置入 5% 次氯酸盐溶液浸泡 10 分钟，然后才能进行正常清洗和消毒。亚麻织物只有通过毒剂侦检确认无毒剂污染后方能重复使用，如发现有污染，应浸泡于 5%～10% 次氯酸消毒。

（三）体内毒物清除

　　体内毒物清除包括消化道内毒物去除和血液内毒物清除。常用消化道内毒物清除包括催吐、洗胃、吸附和导泻。血液内毒物清除则采用目前血液净化技术，如血液透析、血液灌流、血液滤过、血浆置换等方法。

　　1. 催吐和洗胃　服毒量小、毒物毒性低的清醒患者可使用催吐的方法清除胃内毒物，其余的口服中毒患者早期均应常规洗胃，镇静催眠类及抗精神病类药物中毒患者洗胃时间可延迟至 24 小时，农药中毒患者应保留胃管反复洗胃。洗胃时可同时灌入吸附剂如活性炭、白陶土等或络合剂。

2. 导泻 洗胃或灌入吸附剂后，再灌入泻药，加速肠道毒物排泄。常用 25% 硫酸钠和 20% 甘露醇。在灌入活性炭后用甘露醇或山梨醇导泻，可减少活性炭引起的肠梗阻，并增加未吸收毒物的排泄效果。一般不用油类泻剂，因其可增加斑蝥、酚类、磷和碘的溶解度，从而促进此类毒物的吸收。在导泻药物选择中，一般首选硫酸钠，凡脂溶性毒物忌用油类泻药。

3. 体内毒物的清除 主要采用血液净化方法。根据毒物的蛋白结合率、分布容积、体内再分配、内源性清除率等毒物动力学参数选择适当的血液净化方式。常用的血液净化方式有血液灌流、血液滤过、血浆置换等。并且应根据治疗后临床症状的变化及时调整治疗方法。对于能被活性炭吸附的毒物，血液灌流的清除率高于血液透析，对于小分子水溶性毒物，血液透析优于血液灌流。引起急性中毒性肝病的常见毒物如百草枯、毒蕈毒素、动植物毒素、异烟肼、甲氨蝶呤、对乙酰氨基酚等首选血液灌流，但对百草枯中毒病人预后影响不大。血浆置换原则上对存在血浆中的任何药（毒）物均可清除，但实际多用于与血浆蛋白结合率高，而不能以血液透析或血液灌流清除的毒物。其中对单室分布、分布容积小于 1L/kg 和内源清除率低的毒物疗效较好，临床上发现对三氯甲烷、有机溶剂类中毒效果较好。

三、解毒剂的临床应用

（一）通用解毒剂

1. 口服医用吸附剂 口服医用吸附剂常用于经口中毒的胃肠道残留毒物的吸附，这对于阻断毒物的继续吸收，进一步进行胃肠道净化具有重要意义。吸附毒物最常用活性炭。

活性炭（activated charcoal）：活性炭是比表面积极大的多孔物质，其表面积为 950～1500m²/g，主要用于胃肠道吸附毒物。活性炭能与许多种化合物结合，从而防止这些化合物被吸收。许多药物以及其他化学物质能结合在活性炭的微孔壁上，从而减少这些物质被吸收到血液中。活性炭的吸附是可逆的，但是解吸过程较慢。适应证：活性炭吸附能力强，未解离的盐类和高脂溶性低水溶性的化合物最容易被吸附，能产生肠肝循环的物质或者能够被分泌到胃肠道的物质，给予多剂量的活性炭，可以加速它们的消除。一般来讲如果在数小时前吞服毒物，则可以给予一个剂量的活性炭，即使更晚，如果患者仍有临床症状时，也可给予活性炭，为了增强效果，可以多次剂量给予。

禁忌证：肠阻塞或肠梗阻病人禁用活性炭治疗；肠鸣音减弱或应用能引起肠梗阻物质的患者应慎用活性炭。

不良反应：约有 15% 的患者可以出现呕吐。

用法和用量：按 1.0g/kg 剂量，使用时可用 500ml 液体混合成混悬液口服，如果患者不能吞服，可通过鼻胃管给予。也可与盐类泻药或甘露醇一起服用。必要时在 2～3 小时后可以重复应用。

2. 中和剂 有些毒物中毒可以用中和毒物的方式消除毒性，如吞服强酸时，可采用弱碱如镁乳、硫糖铝混悬液、氢氧化铝凝胶等中和；强碱可用弱酸如稀醋、果汁等中和。

3. 氧化剂　高锰酸钾（potassium permanganate）：高锰酸钾由于其较强的氧化性，在洗胃时通常在洗胃液中加入高锰酸钾，以氧化有机毒物而达到解毒的效果。高锰酸钾对巴比妥类、水合氯醛、生物碱类等中毒有效。通常用 1:5000 的高锰酸钾洗胃，浓度不宜过高，以防强烈刺激。即使低浓度溶液也不宜留在胃内，用高锰酸钾溶液洗胃后，最好再用清水洗胃一次。

注意事项：高锰酸钾可将硫磷类氧化为毒性更大的氧磷类，故农药 1605、1059 等中毒时禁用高锰酸钾洗胃。

4. 沉淀剂　有些化学物质可与毒物作用，生成溶解度低、毒性小的物质。如：乳酸钙或葡萄糖酸钙与氟化物或草酸盐作用，生产氟化钙或草酸钙沉淀。用法与用量：急性氟中毒需及时补充钙剂，可用 10% 葡萄糖酸钙注射液 10～20ml 静脉注射，每日 2～3 次，或根据血钙量随时调整剂量。局部氢氟酸灼伤也可用 10% 的葡萄糖酸钙溶液或 5% 的氯化钙溶液浸泡。

2%～5% 硫酸钠与可溶性钡盐作用，生成不溶性硫酸钡。生理盐水与硝酸银作用生成氯化银。

生理盐水与硝酸银作用生成氯化银沉淀。用法与用量：误服硝酸银后应迅速给予 2% 的氯化钠溶液缓慢洗胃；皮肤、眼睛被硝酸银灼伤立即用 0.9%～2% 氯化钠溶液冲洗。

普鲁士蓝用于铊中毒治疗就是利用胃肠道中的铊离子会置换出普鲁士蓝中的铁离子形成络合物，并形成沉淀，从人体的粪便中排出。用法与用量：普鲁士蓝 250mg/（kg·d）溶于 20% 甘露醇 250ml 中分四次口服。

5. 还原型谷胱甘肽（reduced glutathione tablets）　谷胱甘肽是属于含有巯基的、小分子肽类物质，具有两种重要的抗氧化作用和整合解毒作用。谷胱甘肽是由谷氨酸、半胱氨酸和甘氨酸结合而成的三肽，半胱氨酸上的巯基为其活性基团，易与碘乙酸、芥子气、铅、汞、砷等重金属盐络合，而具有整合解毒作用。谷胱甘肽能与某些药物（如对乙酰氨基酚）、毒素（如自由基）、丙烯腈、氟化物、一氧化碳、有机溶剂等结合，参与生物转化作用，从而把机体内有害的毒物转化为无害的物质，排泄出体外。并有保肝作用。适用于中毒和中毒性肝炎的治疗。

用法和用量：肌内或静脉注射：每次 600～1200mg，每日 1～2 次。

不良反应：少见恶心、呕吐和头痛、罕见皮疹。

注意事项：对本品过敏者禁用，不得与维生素 B_{12}、甲萘醌、泛酸钙、乳清酸、抗组胺制剂、磺胺类药及四环素等合用。

6. 糖皮质激素　糖皮质激素本身为应激激素，临床用途较广，中毒性疾病常用。其主要药理作用：

（1）抗毒素作用：可提高机体对有害刺激的应激能力，提高机体对毒物、细菌内毒素的耐受能力，而保护机体度过危险期而赢得抢救时间。

（2）抗炎作用：药理剂量时能抑制感染性和非感染性炎症，减轻充血，降低毛细血管通透性。

（3）抗休克作用：解除小动脉痉挛，增强心缩力，改善微循环，对中毒性休克等多种休克都有对抗作用。

应用原则：早期、足量、短疗程。

（二）特效解毒剂

1. 有机磷酸酯类中毒解毒药

（1）抗胆碱药：抗胆碱药能阻滞胆碱受体，使递质乙酰胆碱不能与受体结合而呈现与拟胆碱药物相反的作用。临床上用于拟胆碱药物或抗胆碱酯酶毒物中毒，常用阻滞 M 胆碱受体的药物。这些药物有：阿托品、盐酸戊乙奎醚（长效托宁）、氢溴酸山莨菪碱（654-2）、氢溴酸东莨菪碱等。其中以阿托品最为常用，长效托宁应用较多。

1）阿托品（atropine）：为阻滞 M 受体的抗胆碱药，能解除平滑肌的痉挛（包括解除血管痉挛，改善微血管循环），抑制腺体分泌；解除迷走神经对心脏的抑制，使心率加快；散大瞳孔及升高眼压；兴奋呼吸中枢。在临床解毒方面主要用于：①毒蕈中毒：阿托品主要用于精神神经型中毒患者。可根据病情，采用 0.5～1mg 皮下注射，每半小时至 6 小时一次。必要时可加大剂量或改用静脉注射。阿托品尚可用于缓解腹痛、吐泻等胃肠道症状，对因中毒性心肌炎而致房室传导阻滞亦有作用；②有机磷酸酯类农药中毒：阿托品主要用来对抗有机磷酸酯类农药中毒引起的毒蕈碱样症状和中枢神经症状，与肟类复能剂合用时有协同作用。阿托品轻度中毒每次皮下注射 0.5～1mg，隔 30～120 分钟 1 次；中度中毒立即皮下或静脉注射 2～4mg，继之 30 分钟 1～2mg，阿托品化后，每 2～4 小时 0.5～1mg；重度中毒即刻静脉注射 4～6mg，继之每 10～30 分钟静脉注射 2～3mg，阿托品化后每 2～4 小时 1～2mg。并根据病情逐渐减量和延长间隔时间。由于个体差异和病情不同，阿托品的用量有较大差别，但"阿托品化"是一致的，阿托品化的标准主要控制在：胆碱能危象消失，机体恢复到生理状态；③氨基甲酸酯类农药中毒：轻度中毒可用阿托品 0.5～1mg 肌内注射，必要时重复 1～2 次。重度中毒者开始应静脉注射阿托品，并尽快达"阿托品化"，但总剂量要比治疗有机磷农药中毒用量要小，用药间隔时间也适当延长，维持时间较短。

不良反应：常有口干、眩晕（严重时），瞳孔散大、皮肤潮红、心率加快、兴奋、烦躁不安。过量中毒时，可有谵语、惊厥、意识丧失、呼吸衰竭、血压下降等。

禁忌证：青光眼及前列腺肥大患者禁用。

2）盐酸戊乙奎醚：（penehyclidine hydrochloride injection）本品系新型选择性抗胆碱药，主要用于有机磷酸酯类农药中毒。它能透过血 - 脑屏障进入脑内，阻断乙酰胆碱对脑内毒蕈碱受体（M 受体）和烟碱受体（N 受体）的激动作用。因此，能较好地拮抗有机磷酸酯类农药中毒引起的中枢中毒症状，如惊厥、中枢性呼吸、循环衰竭和烦躁不安等。同时，在外周也有较强的阻断乙酰胆碱对 M 受体的激动作用。因而，亦能较好地拮抗有机磷酸酯类农药中毒引起的毒蕈碱样中毒症状，如支气管平滑肌痉挛和分泌物增多、出汗、流涎、缩瞳和胃肠道平滑肌痉挛等。它还能增加呼吸频率和呼吸流量，有利于预防呼吸衰竭。由于本品对 M2 受体无明显作用，故对心率无明显影响。对外周 N 受体无明显拮抗作用。本品毒性较小。

不良反应：用量适当时常常伴有口干、面红和皮肤干燥等。如用量过大，可出现头晕、尿潴留、谵妄和体温升高等。一般不需特殊处理，停药后可自行缓解。

禁忌证：青光眼者禁用

用法用量：肌内注射，可根据中毒程度选用首次用量。轻度中毒 1～2mg；中度中毒 2～4mg；重度中毒 4～6mg；同时伍用胆碱酯酶复能剂效果更好。首次用药 45 分钟后，如仅有恶心、呕吐、出汗、流涎等毒蕈碱样症状时只应用盐酸戊乙奎醚 1～2mg；仅有肌颤、肌无力等烟碱样症状或胆碱酯酶（ChE）活力低于 50% 时只应用氯解磷定 1.0g，无氯磷定时可用解磷定代替。如上述症状均有时重复应用盐酸戊乙奎醚和氯解磷定的首次半量 1～2 次。中毒后期或 ChE 老化后可用盐酸戊乙奎醚 1～2mg 维持阿托品化，每次间隔 8～12 小时。

（2）胆碱酯酶复能剂：胆碱酯酶复能剂包括碘解磷定、氯解磷定、双复磷、双解磷等。临床上应用较多的是氯解磷定和碘解磷定，双复磷和双解磷由于副作用较大现已少用。氯解磷定是目前胆碱酯酶复活药中的首选药物，作用较碘解磷定强。本品作用发挥快，肌内注射 1～2 分钟即可见效，水溶性好，可肌内注射和静脉注射。

胆碱酯酶复能剂，系肟类化合物，其季铵基团能趋向与有机磷杀虫剂结合的已失去活力的磷酰化胆碱酯酶的阳离子部位，它的亲核性基团可直接与胆碱酯酶的磷酸化基团结合而后共同脱离胆碱酯酶，使胆碱酯酶恢复原态，重新呈现活力。被有机磷杀虫剂抑制超过 36 小时已"老化"的胆碱酯酶的复能作用效果甚差。本品对有机磷杀虫剂引起的烟碱样症状作用明显，而对毒蕈碱样症状作用较弱，对中枢神经系统症状作用不明显。本品尚能与血中有机磷酸酯类直接结合，成为无毒物质由尿排除。

适应证：本品对急性有机磷杀虫剂抑制的胆碱酯酶活力有不同程度的复活作用，用于解救多种有机磷酸酯类杀虫剂的中毒。但对马拉硫磷、敌百虫、敌敌畏、乐果、甲氟磷、丙胺氟磷和八甲磷等的中毒效果较差；对氨基甲酸酯杀虫剂所抑制的胆碱酯酶无复活作用。

用法用量：以氯解磷定（pralidoxime chloride）为例，成人常用量。

①轻度中毒：肌内注射 0.5～0.75g，必要时 2～4 小时重复一次；②中度中毒：肌内注射或缓慢静脉注射 0.7～1g，根据病情 2～4 小时重复注射 0.5g，或首次注射后，0.25g/h 静脉滴注，至病情好转后酌情减量或停用；③重度中毒：首次 1.0～1.5g 静脉注射，30～60 分钟病情未见好转可再注射 0.75～1.0g，以后间隔 2 小时给 0.5g，或按 6～8g/24h，分次静脉滴注，也可分次肌内注射，连用 2～3 天，或视病情好转后酌情减量或停用。

不良反应：不良反应较少，偶见嗜睡、恶心、呕吐、眩晕、视物障碍、头痛等，用量过大、过快可致呼吸抑制，故解救时避免应用麻醉性镇痛药，大剂量可抑制胆碱酯酶，引起暂时性神经 - 肌肉传导阻断。此外，因吩噻嗪类有抗胆碱酯酶活性，禁与本品合用。肾功能不良者慎用。

（3）复合解毒剂：复合解毒剂包括解磷注射液和 HI-6 复方，其中以解磷注射液较常用。解磷注射液是由阿托品 3mg、苯那辛 3mg、氯解磷定 400mg 制成的 2ml 一支的复方制剂，肌内注射。此复方制剂的特点是给药简便而迅速，适用于院外急救用。

2. 金属中毒解毒药 金属中毒解毒药多为螯合剂，常用的有氨羧螯合剂和巯基螯合剂，在其结构中有两个或多个供电子基团（如氮、氧、硫等），能与多种金属离子以配位键结合成环状络合物，使被螯合的金属离子改变其原有的性质，成为无毒或低毒的可溶性物质，其结合较为牢固，一般不再解离，随尿排出体外，达到解毒的目的。金属中毒解毒药有：依地酸二钠钙、二巯丙醇、二巯基丁二钠、二巯基丙磺酸钠、青霉胺、琥巯酸、喷替酸钙钠、去铁胺、巯乙胺、半胱氨酸、硫酸钠、二乙基二硫代氨基甲酸钠、谷胱甘肽等。常用的有：依地酸二钠钙、二巯丙醇、二巯基丁二钠、二巯基丙磺酸钠、巯乙胺、硫酸钠。

（1）依地酸二钠钙（calcium disodium edetate）：本品能与多种金属结合成为稳定而可溶的络合物，由尿中排泄，故用于一些金属的中毒，尤其对无机铅中毒效果好（但对四乙基铅中毒无效），对钴、铜、铬、镉、锰及放射性元素（如镭、铀、钍等）均有解毒作用，但对锶无效。本品与汞的络合力不强，很少用于汞中毒的解毒。主要用于治疗铅中毒，亦可治疗镉、锰、铬、镍、钴和铜中毒，以及作诊断用的铅移动试验。

用法与用量：

1）肌内注射：每次 0.25～0.5g，1 日 2 次，每次加 2% 普鲁卡因 2ml 稀释后作深部肌内注射。

2）静脉滴注：每次 0.5～1g，1 日 2 次，用等渗盐水或 5%～10% 葡萄糖液稀释成 0.25%～0.5% 浓度。

3）小儿常用量每日按体重 25mg/kg。

4）口服：成人每次 1～2g，每日 2～4 次。因吸收差，效果不好。

一般以连用 3 日休息 4 日为 1 疗程，注射一般可连续 3～5 个疗程，总剂量不宜超过 30g。必要时，可间隔 2～3 个月再重复。

5）局部用药：0.5% 溶液于每晨作电离子透入 1 次，然后每 0.5～1 小时滴眼 1 次，每晚结膜下注射 1 次，治眼部金属异物损害。

6）铅移动试验成人每次 1g 加入 5% 葡萄糖注射液 500ml，4 小时静脉滴注完毕。自用药开始起留 24 小时尿。24 小时尿铅排泄量超过 2.42μmol（0.5mg）认为体内有过量铅负荷。

不良反应：①头昏、前额痛、食欲缺乏、恶心、畏寒、发热，组胺样反应有鼻黏膜充血、喷嚏、流涕和流泪。②少数有尿频、尿急、蛋白尿、低血压和心电图 T 波倒置。③过大剂量可引起肾小管上皮细胞损害，导致急性肾衰竭。肾脏病变主要在近曲小管，亦可累及远曲小管和肾小球。④有患者应用本品出现高血钙症，应予以注意。

注意事项：①本品与乙二胺有交叉过敏反应。②每一疗程治疗前后应检查尿常规，多疗程治疗过程中要检查血尿素氮、肌酐、钙和磷。③本品可络合体内锌、铁、铜等微量金属，治疗中注意补充。④剂量过大和疗程过长不一定成比例地增加尿中金属的排泄量，相反可以引起急性肾小管坏死。严重中毒患者不宜应用较大剂量，否则使血浆中金属 - 本品复合物增加量来不及从尿排除，反而增加铅对人体的毒性。

（2）二巯丙醇（dimercaprol，BAL）：本品主要用于含砷或含汞及金的毒物的解毒，但治疗慢性汞中毒效果差。也可用于某些重金属（如铋、锑、镉等）的中毒。与二巯丙醇解毒作用相似的药物是二巯丁二钠（$C_4H_4Na_2O_4S_2$）。这是我国创制的新解毒药，解毒效力比二巯丙醇强，且毒性较小。

用法及用量：一般用肌注方法给药，其剂量为每千克体重 2.5～4mg。最初 2 日每 4～6 小时注射 1 次，第 3 日每 6～12 小时注射 1 次，以后每日注射 1 次，1 疗程为 7～14 日。

不良反应：①有收缩小动脉作用，可使血压上升，心跳加快。大剂量时能损伤毛细血管，而使血压下降。②有恶心、头痛、流涎、腹痛、口咽部烧灼感、视力模糊、手麻等反应。

注意事项：肌内注射后 30 分钟，其血药浓度达最高峰，吸收与解毒于 4 小时内完成，经肾排出。对肝、肾有损害，肝肾功能不良者应慎用。碱化尿液可以减少络合物的离解而减轻肾损害。

（3）二巯基丙磺酸钠（sodium dimercaptosulphonate，Na-DMPS）：对汞中毒效力较二巯基丙醇好，毒性则较低。对砷、铬、铋、铜、锑等中毒亦有效。亦可用于治疗肝豆状核变性。

用法与用量：

1）治疗急性中毒：静注 1 次 5mg/kg，每 4～5 小时 1 次。第 2 日起每日 2～3 次，以后每日 1～2 次。7 日为 1 疗程。

2）治疗慢性中毒：1 次 2.5～5mg/kg，每日 1 次，用药 3 日停 4 日为 1 疗程，一般 3～5 疗程。

注意事项：可有恶心、心动过速、头晕等，不久可消失。个别有过敏反应如皮疹、寒战、发热，甚至有过敏性休克、剥脱性皮炎。用药后应密切观察，发现皮炎应立即停药。

（4）巯乙胺（mercaptamine）：能解除金属对细胞中酶系统活动的抑制，用于急性四乙基铅中毒，效果较好，能解除其症状（尤其是神经系统症状），但尿铅排泄则未见增加。还可用于预防和治疗因 X 线或其他放射能引起的放射病综合征。当机体应用本品后受到照射时，即产生大量的游离羟基（—OH）从而出现抗氧化作用。此外本品亦能与机体内某些酶相互作用，因而使之对放射能稳定。另也用于治疗铊中毒。

用法用量：

1）治疗金属急性中毒（如四乙基铅中毒）：静脉注射其盐酸盐 0.2g，每日 1～2 次，症状改善后可逐渐减量；亦可加入 5%～10% 葡萄糖液中静滴。治疗慢性中毒：每次肌内注射盐酸盐 0.2g，每日 1 次，10～20 日为 1 疗程。

2）防治放射病：预防时，首次照射 10～30 分钟后，静脉注射 10% 盐酸盐溶液 1～2ml，必要时每隔 5～7 日进行重复注射，在一放射疗程中共注射 4～7 次。或口服其水杨酸盐，于照射前 30～60 分钟服 0.2～0.3g。治疗时，每次服水杨酸盐 0.2～0.3g，1 日 3 次，5～7 日为 1 疗程，必要时重复，但应用 2～3 日无效者停用。

不良反应：无严重不良反应，但用药过程中应注意呼吸，如出现呼吸抑制，可给氧及呼吸兴奋剂等进行对症治疗。肝、肾功能障碍者禁用。

注意事项：①注射中可能出现呼吸抑制，故注射速度宜缓慢，病人宜取卧位。②由于巯乙胺与金属接触后变成暗色，并可发生沉淀，故应避免与金属接触，必须用玻璃注射器和不锈钢针头注射。

（5）硫酸钠（sodium sulfate）：用于急性钡中毒，与钡作用后产生不溶解的硫酸钡。

用法用量：如口服中毒，可于洗胃后将 10% 的硫酸钠 150～300ml 内服或注入胃内，一小时后可重复一次。严重中毒者可用 10% 的硫酸钠注射液 10ml 缓慢静注，或 1%～2% 硫酸钠溶液 500～1000ml 缓慢静滴，连用 2～3 天。

3. 氰化物中毒解毒药　目前公认的氰化物中毒特效解毒药是高铁血红蛋白形成剂和供硫剂。常用的高铁血红蛋白形成剂是亚硝酸异戊酯、亚硝酸钠（sodium nitrite）。亚甲蓝（methylene blue）为氧化还原剂，但也有高铁血红蛋白形成的作用，高浓度（5～10mg/kg）时直接使血红蛋白氧化为高铁血红蛋白，从而起到与氰离子结合的作用。二甲氨基苯酚（4-DMAP）为新的高铁血红蛋白形成剂，抗氰效力强。供硫剂是硫代硫酸钠（sodium thiosulphate）。

氰化物中毒的机制是氰离子与氧化型细胞色素氧化酶中的 Fe^{3+} 结合后，阻碍了 Fe^{3+} 的还原，失去递氢功能，引起组织缺氧，导致内窒息。氰化物中毒解毒药治疗氰化物中毒的机制是：高铁血红蛋白中的 Fe^{3+} 能与细胞色素氧化酶中的 Fe^{3+} 竞争结合氰离子，氰离子再与硫基结合成无毒的硫氰酸盐，从尿中排除，从而达到解毒的目的。

使用方法：立即将亚硝酸异戊酯 1～2 支（0.2～0.4ml）包在清洁的布内压碎，给予吸入 15～30 秒钟，5 分钟后可重复一次，总量不超过 3 支。小儿每次剂量为 1 支。本药用后在体内只形成少量变性血红蛋白，故仅作为应急措施。正规治疗：3% 亚硝酸钠 10～15ml 静注，每分钟注入 2～3ml。小儿给予 6～10mg/kg。用同一针头以同一速度注入 25～50% 硫代硫酸钠 20～50ml。小儿给予 0.25～0.5g/kg。必要时一小时后重复半量或全量，以后酌情重复使用。

注意事项：以上两药均能降低血压，有循环障碍者慎用。在缺乏亚硝酸钠时可以应用亚甲蓝，供硫剂的用法同上。另外，亚甲蓝还用于治疗亚硝酸盐及苯胺类引起的中毒及尿路结石，闭塞性脉管炎、神经性皮炎及口腔溃疡。

用法及用量：治疗氰化物中毒：用 1% 溶液 50～100ml 静注，再注入硫代硫酸钠。二者交替使用。

不良反应：静脉注射剂量过大（500mg）时，可引起恶心、腹痛、心前区痛、眩晕、头痛、出汗和神志不清等不良反应。

二甲氨基苯酚，用法及用量：立即肌注，10% 注射液 2ml，1 小时左右再给予静脉注射 25% 硫代硫酸钠 25ml。这种两者结合的方法，可使解救作用提高 20 倍以上。

4. 有机氟中毒解毒药　乙酰胺（acetamide）又称解氟灵，为氟乙酰胺等有机氟杀虫农药中毒的解毒剂，具有延长中毒潜伏期，减轻发病症状或制止发病的作用。其解毒机制可能是由于本品的化学结构和氟乙酰胺相似，其乙酰基与有机氟类产生的氟乙酸竞争，而夺取酰胺酶，致使有机氟类不能脱氨变成氟乙酸，从而消除氟乙酸对机体三羧酸循环的毒性作用，达到解毒的效果。

用法及用量：肌注，每次 2.5～5g，一日 2～4 次；或一日 0.1～0.3g/kg，分 2～4 次肌注。首次剂量为全日剂量的一半，疗效更好。危重病人首次剂量可达 5～10g，持续用药 5～7 日。对有机氟中毒的病人，包括可疑中毒者，不管发病与否，都应及时应用，尤其早期应给予足量。

注意事项：本品毒性低较安全，因 pH 低刺激性较大，注射可引起局部疼痛，一次注射量（2.5～5g）需加用普鲁卡因 20～40mg 混合注射以减轻疼痛。

5. 苯二氮䓬类中毒解毒药　氟马西尼（flumazenil）又称安易醒，是一种苯二氮䓬类受体拮抗剂。本品作用于中枢的苯二氮䓬（BZD）受体，通过竞争性抑制苯二氮䓬类与其受体反应，从而特异性阻断其中枢神经作用。它还能部分地拮抗丙戊酸钠的抗惊厥作用。

用法及用量：对苯二氮䓬类中毒病人，开始用量是静脉注射 0.5mg，如数分钟内尚未清醒，则再静脉注射 0.3mg，如仍不清醒必要时还可重复静脉注射 0.3mg，直至清醒或总量达 2mg 为止。如清醒后又困睡，则可静脉滴注 0.1～0.4mg/h，滴速个体化，直至完全清醒为止。对原因不明的意识丧失病人，可用本品来鉴别是否为苯二氮䓬类中毒所致，如反复用药也不能使意识或呼吸功能改善，则可判定为非苯二氮䓬类中毒。

注意事项：禁用于对本品过敏者和妊娠头三个月的孕妇；哺乳期妇女慎用。

6. 吗啡类中毒解毒药　盐酸烯丙吗啡（纳洛芬，nalorphine hydrochloride，miromorfalil）为阿片类药物拮抗剂，主要用于吗啡、芬太尼、哌替啶、二氢埃托啡等过量时的对抗药。

用法用量：静注或肌注，成人 5～10mg/ 次，必要时 10～15 分钟后重复使用 1 次，总量不宜超过 40mg。

不良反应：眩晕、烦躁、焦虑、血压降低、出汗等，大剂量可引起呼吸抑制和幻视，偶见恶心。

纳洛酮（苏诺，烯丙羟吗啡酮，N- 烯丙去甲羟吗啡酮 Naloxone）：纳洛酮化学结构与吗啡很相似，与阿片受体专一性结合，是纯粹的吗啡拮抗药，可全部阻断吗啡与阿片受体结合。临床上主要用于麻醉性镇痛药急性中毒解救，1～2分钟即可解除呼吸抑制及其他中毒症状，可使患者从昏迷状态迅速恢复。此外，还可用于乙醇中毒及心博骤停患者的复苏，并具有抗休克作用。可显著增强心肌收缩力，升高血压，改善组织的血液灌注。

用量用法：皮下、肌注、静注，用于麻醉性镇痛药急性中毒解救，每次0.4～0.8mg，效果不好可重复应用，总量以不超过4mg为宜。用于心脏骤停急救，以2mg/（kg•h）静滴。

注意事项：对阿片类药物已耐受者，使用本品后会立即出现戒断症状；孕妇、新生儿不宜用；高血压及心功能障碍患者慎用；极少人数出现心动过速及肺水肿。

盐酸纳美芬（nalmefene hydrochloride）：是继纳洛酮之后合成的又一纯阿片受体拮抗剂，具有长效、强效、安全和副作用更少的特点。同时具有快速阻断内源性和外源性阿片类物质的作用。临床适用于麻醉后复苏或治疗吗啡等鸦片类药物滥用导致的中毒后引起的呼吸抑制，同时也用于心力衰竭、休克、酒精中毒、成瘾等的治疗，是纳洛酮的升级替代产品。

用法与用量：用于已知或怀疑使用阿片样物质过量，静脉注射，初始剂量0.5mg/70kg，如有必要，2～5分钟后给予第2个剂量。如总剂量达到1.5mg/70kg仍无临床作用，则增加剂量也不会起作用。当呼吸频率达到正常情况后，就应停止给药，以尽可能减少发生心血管事件的危险与促使戒断综合征发生的概率。

注意事项：与阿片样物质无关的镇静及低血压的病例，本品不产生作用。因此，只有根据患者使用阿片样物质过量的历史或呼吸抑制并伴随瞳孔收缩的临床特征，判断阿片样物质过量的可能性较大的情况下，才给患者使用本品进行治疗。

7. 甲醇中毒解毒药

（1）乙醇：从1940年乙醇就用于治疗甲醇中毒，是传统解毒剂。乙醇可抑制甲醇氧化，其分布容积为0.6～0.7L/kg，90%～98%在肝脏代谢，其代谢速度是甲醇的7倍，与乙醇脱氢酶的亲和力约是甲醇的10倍，通过与甲醇竞争乙醇脱氢酶的位点而抑制甲醇代谢为甲酸。通常用5%～10%葡萄糖液加入灭菌的无水乙醇，配成10%的乙醇溶液，按每小时100～200ml速度滴入。也可口服乙醇和白酒。使血液中乙醇浓度维持在21.7～32.6mmol/L（100～150mg/dl），可连用几天。当血中甲醇浓度低于6.24mmol/L以下时，可停止给药。如无检测条件，可首次用乙醇0.75g/kg溶于10%的葡萄糖液中滴注，随后再按0.5/kg每4～6小时1次，或10%乙醇溶液每次100～200ml静滴，每日1～2次，连用数天。

（2）叶酸：动物实验和人肝细胞体外研究发现甲酰四氢叶酸能促进甲酸代谢为二氧化碳和水，推荐用法为每4小时静脉注射50mg，共5次，之后每天注射50mg，直到甲醇和甲酸已被清除。

（3）甲基吡唑（4MP）：从1981年就开始应用于甲醇和乙二醇中毒的治疗。甲吡唑是乙醇脱氢酶抑制剂，抑制甲醇代谢为甲酸，它与乙醇脱氢酶的亲和力是乙醇的500～1000倍。动物试验和人类研究均表明血清甲基吡唑浓度大于0.8mg/L可持续抑制乙醇脱氢酶活性。美国最近两个多中心前瞻性研究证实了甲吡唑治疗甲醇中毒是有效的。

用法与用量：一般摄入20mg/kg后，24小时体内无甲酸形成。

8. 亚硝酸盐及苯的氨基硝基化合物中毒解毒药 亚硝酸盐可使血液中的部分血红蛋白变为高铁血红蛋白，导致组织缺氧和周围血管扩张。苯的氨基硝基化合物在体内能形成氧化物，可使血红蛋白的二价铁氧化成三价铁而形成高铁血红蛋白症，造成一系列缺氧症状。治疗应尽早应用高铁血红蛋白还原剂亚甲蓝。

亚甲蓝（methylthioninium chloride，美蓝，methylene Blue）：为一氧化还原剂，在体内借酶的参与，起着递氢体的作用。随着剂量的不同对血红蛋白有相反的双重效应，即小剂量（1～2mg/kg）具有还原作用，能将高铁血红蛋白还原为血红蛋白；大剂量（10mg/kg）具有氧化作用，能使血红蛋白氧化为高铁血红蛋白。

用法与用量：急救用 1% 亚甲蓝溶液 5～10ml（每次 1～2mg/kg），加入 25%～50% 葡萄糖液 40ml 中，缓慢静脉注射 10～15 分钟，如注射后 1 小时内发绀不见消退，则用同量或半量重复一次。同时给予维生素 C 3～5g 加入 50% 葡萄糖液 40ml 中静脉注射，或维生素 C 5.0g 加入 5% 葡萄糖液 500ml 静脉滴注，效果更好。

9. 抗凝血类灭鼠药中毒解毒药 抗凝血类灭鼠剂的化学结构与维生素 K 相似，进入人体后通过与维生素 K 的竞争性作用，在体内取代生物酶维生素 K 的地位，因而引起维生素 K 的缺乏。由于维生素 K 是肝脏合成凝血酶原及部分凝血因子必须的生物酶组成部分，因此当维生素 K 的缺乏时凝血功能发生障碍，从而使凝血时间及凝血酶原时间延长，导致出血。因此，维生素 K 是抗凝血类灭鼠剂的拮抗剂。

维生素 K_1（vitamin K_1）：维生素 K_1 和肝脏合成四种凝血因子（凝血酶原、凝血因子Ⅶ、Ⅸ及Ⅹ）密切相关，如果缺乏维生素 K_1，则肝脏合成的上述四种凝血因子为异常蛋白质分子，它们催化凝血作用的能力大为下降。人们已知维生素 K 是谷氨酸 γ- 羧化反应的辅因子。缺乏维生素 K 则上述凝血因子的 γ- 羧化不能进行。此外，血中这几种凝血因子减少，会出现凝血迟缓和出血病症。

用法与用量：轻度中毒者，用维生素 K_1 10～20mg，肌注每日 3～4 次，重度中毒，用维生素 K_1 10～20mg 加入 50% 葡萄糖液 40ml 中缓慢静注，可于 4～6 小时后重复 1 次。也可用维生素 K_1 40～60mg 加入 5% 葡萄糖液 500ml 中静滴，日总量可达 120mg。应用维生素 K_1 后 1～3 日常可止血。以后每日肌注 30～40mg，连用 10 日，观察 15 日，以免复发。

10. 肉毒中毒解毒药 精制肉毒抗毒素（purified botulin antitoxin）：用于治疗和预防肉毒中毒。本品系用 A 型、B 型或 E 型肉毒类毒素分别免疫马匹，所得血浆或血清，经胃蛋白酶消化后，用硫酸铵盐析法制成的抗毒素球蛋白制剂。A 型、B 型或 E 型肉毒抗毒素每 1ml 不得少于 3000U。

用法与用量：中毒类型未确定前可同时用三型。用量：预防，皮下或肌内注射每次 1000～2000U（一个型），情况紧急可酌情静脉注射。治疗，肌内注射或静脉滴注，第一次注射 1 万～2 万 U（一个型），以后视病情可每 12 小时注射 1 次，病情好转后减量或延长间隔时间。凡已出现肉毒中毒症状者，应尽快使用本品治疗。对可疑中毒者亦应尽快用本品预防。

注意事项：注射前必须先做过敏试验，试验阳性者可作脱敏注射。

11. 毒蛇咬伤解毒药 精制抗蛇毒血清：本品系用蛇毒免疫马的血浆所制成的球蛋白制剂，供治疗毒蛇咬伤之用，其中蝮蛇抗血清对竹叶青和烙铁头咬伤有效。

用法与用量：常用静脉注射，也可肌内或皮下注射。每次抗蝮蛇血清用 6000U，抗五步蛇血清用 8000U，银环蛇用 10 000U，眼镜蛇用 2000U。上述用量可中和一条蛇毒，视病情可酌情增减。儿童与成人同，不得减少。

注意事项：

（1）注射前先做过敏试验，阴性者方可注全量。过敏试验法：取 0.1ml，加 1.9ml 生理盐水（稀释 20 倍），前臂掌侧皮内注射 0.1ml，经 20～30 分钟判定。可疑阳性者，可预先注射氯苯那敏（扑尔敏）10mg（儿童酌减），15 分钟再注本品。阳性者则采用脱敏注射法。脱敏注射法：用生理盐水将抗血精稀释 20 倍，分次皮下注射，每次观察 20~30 分钟，第 1 次注 0.4ml，如无反应，酌情增量，3 次以上无反应，即可静脉、肌内或皮下注射。注射前使制品接近体温，注射应慢，开始每分钟不超过 1ml，以后不超过 4ml。注射时如反应异常，应立即停止。遇有血清反应，立即肌注氯苯那敏（扑尔敏）10mg。必要时，应用地塞米松 10mg 或氢化可的松 100mg 加入 25%~50% 葡萄糖液 20~40ml 中静脉注射。亦可稀释后静滴。

（2）不管是否被毒蛇咬伤，伤口有污染者，应同时注射破伤风抗毒素 1500~3000U。

12. 蓖麻抗毒血清 用于蓖麻籽中毒（castor bean poisoning）。蓖麻毒素（ricin）是大戟科蓖麻属植物蓖麻籽中含有的一种糖蛋白，能抑制蛋白合成，引起脂质过氧化导致细胞损伤。蓖麻籽中毒是由于误食过量蓖麻籽或榨油副产品蓖麻籽饼后，引起的剧烈腹痛、严重腹泻、运动失调、肌肉痉挛、呼吸困难及心动过速等的综合征。根据接触和采食蓖麻籽或压榨蓖麻油后的残渣及蓖麻籽饼的病史，结合临床症状不难做出诊断。确诊需要进行毒物分析，或进行免疫学检验。本病的特效解毒剂是蓖麻籽免疫血清或蓖麻籽抗毒素，其次可应用强心、输液、镇静和保护胃肠黏膜与其功能的对症治疗。蓖麻籽免疫血清或蓖麻籽抗毒素进行肌内注射或静脉注射。

四、急性中毒的血液净化治疗

自 1955 年 Schreiner 首次报道应用血液透析成功治疗一例急性中毒患者，多种血液净化疗法先后被尝试用来清除急性中毒患者体内的毒物，并取得比较好的疗效。体外循环血液净化技术（extracorporeal blood purification treatment）已成为现代中毒、急危重症救治领域中引人注目的治疗方法之一。

血液净化疗法用于急性中毒，不仅能够有效清除体内毒物，同时还有维持及替代重要脏器功能（主要是肝、肾功能）、维持内环境稳定的作用，最终达到：①促进毒物从体内排出；②缩短病程和减轻病情的目的。

血液净化疗法抢救急性中毒，相比于急性中毒对症治疗和解毒拮抗剂治疗，有其特别之处，如具有创伤性，需要建立血管通路和血液肝素化，使用血液净化设备，费用较为昂贵，有并发症风险等。因此，在实施血液净化方法治疗急性中毒时，除了毒物动力学因素外，还要综合考虑血液净化方法的本身特点、患者的因素与病情严重程度以及医疗机构的具体情况等。

（一）血液净化治疗的基本概念

血液净化治疗是将患者血液引出体外通过净化装置，清除其中某些毒物或致病物质，达到治疗中毒或疾病的一系列技术，包括血液透析、血液滤过、血液透析滤过、血液灌流、血浆置换和连续性肾脏替代治疗等。

（二）血液净化治疗中毒的适应证

临床上并非每个中毒患者均需采用血液净化方法治疗，需要根据中毒剂量、病人病情，以及医疗机构技术条件等因素决定。

1. 血液净化治疗中毒的适应证

（1）服药剂量过大，血药浓度达到或超过致死量。

（2）两种以上毒（药）物中毒，或不清楚所用药物及毒物剂量者，病情迅速进展，危及生命。

（3）病情进行性恶化或出现意识障碍、呼吸抑制等器官功能衰竭。

（4）合并严重肝、肾功能不全导致机体清除毒物障碍者。

（5）毒（药）物对机体内环境有严重影响或有明显延迟效应（甲醇、乙二醇、百草枯等）。

2. 以下情况不建议血液净化治疗

（1）作用迅速的毒物（如氰化物）；

（2）毒（药）物的代谢清除率超过血液净化清除率时；

（3）毒（药）物造成损害是不可逆的（如百草枯中毒后期）；

（4）未造成严重毒性的药物（如对乙酰氨基酚、巯乙胺）；

3. 禁忌证　无绝对禁忌证，但下列情况应慎用：

（1）颅内出血；

（2）血管活性药难以纠正的严重休克；

（3）严重心肌病变并有难治性心力衰竭；

（4）活动性出血；

（5）精神障碍不能配合血液净化治疗。

4. 最佳治疗时机　如果条件允许，最好在中毒后尽早采取措施，否则毒物很快被组织吸收，与特异性靶部位结合，导致脏器损伤，从而严重影响治疗效果。

（三）毒物的理化特性对血液净化清除毒物效果的影响

毒物的理化特性对体外血液净化效果的影响包括：毒物的分子量、清除率、蛋白结合率、半衰期、分布容积、溶解性等。

1. 毒物分子量大小　决定是否能通过透析器膜、滤过器膜、血浆分离器膜，从而选择使用不同血液净化方式，如血液透析只能清除水溶性小分子物质，血液灌流能清除脂溶性中大分子物质，血浆置换能清除血液中大中小分子各类物质。

2. 毒物清除率　是指单位时间内清除毒物的量，包括肝、肾等器官和血液净化清除物质量的总和。

3. 毒物蛋白结合率　指毒物在血液中与各种血浆蛋白（主要是白蛋白）结合的能力。药物或毒物进入体内后，不论是在血液中还是在组织器官中都以游离型和结合型两种形式存在。结合型是药物或毒物的储存形式，一般不发挥其生物活性，不容易被机体本身及血液净化所清除；而游离型药物或毒物可发挥其活性，并在血液净化治疗过程中被清除。绝大多数药物或毒物的结合状态是可逆的，从而使其游离态和结合态浓度保持相对的动态平衡。

4. 毒物半衰期　指血浆中毒物浓度下降一半所需的时间。半衰期 = 0.693 × 分布容积 / 清除率，通常超过 5 个半衰期，体内的药物或毒物残留仅剩 3%。影响药物或毒物半衰期的因素较多，如老年患者及肝肾功能不全患者药物在体内半衰期可由正常人的 30 小时延长至 100 小时以上，因此应考虑以上因素，选择足量合理的血液净化治疗方式。

5. 毒物分布容积　是指毒物在血管内外分布的比例，与组织结合率高的物质其分布容积大，主要分布在血管外；与血液中蛋白结合率高的物质，其分布容积小，主要分布在血管内。一般来说，分布容积越小的药物或毒物被机体排泄的速度越快，在体内存留的时间越短；反之，分布容积越大的药物或毒物被机体排泄的速度越慢，在体内存留的时间越长。因此，该特性对体外血液净化治疗方式及治疗频率的选择至关重要。

6. 毒物溶解性　是指血浆毒物具有的脂溶性和水溶性，以油 / 水分配系数为指标。油 /

水分配系数越大,则脂溶性越大;油/水分配系数越小,则水溶性越大;一般来说,水溶性高的药物或毒物蛋白结合率较低,可通过对流和弥散的净化方式清除;脂溶性越高的药物或毒物蛋白结合率较高,应用吸附和血浆分离的方式清除效果可能会更好。

（四）血液净化清除毒物的模式及选择原则

血液净化根据治疗方法的不同,分为间歇性和连续性两种。主要用于清除毒物的血液净化治疗模式包括:血液透析（HD）、血液灌流（HP）、血浆置换（PE）、血液滤过（HF）、连续性血液净化（CBP）等。但临床最常用的模式还是 HD、HP。

1. 血液净化技术模式

（1）血液透析（hemodialysis, HD）

原理:血液透析是利用半透膜原理,让患者的血液与透析液同时流过透析膜两侧,借助透析液两侧浓度差和水压差,通过弥散、对流及吸附的原理清除毒素,通过超滤清除多余水分。主要用于清除血液中分子量较小（分子量在 500Da 以下）、水溶性、蛋白结合率低、在体内分布比较均匀的毒物,如阿司匹林、醇类（甲醇、乙二醇）及尿酸、尿素氮、肌酐等,在现代急性中毒救治领域中发挥重要作用。

临床应用:目前,经临床证明能够通过透析膜的毒物有:阿司匹林、醇类（甲醇、乙二醇）、2,4 双氯苯氧酸、普鲁卡因、硼酸和硼酸盐、溴化物等。

主要并发症及防治原则:①失衡综合征:因透析使体内渗透压下降太快,或者纠正酸中毒过速,使血液和脑脊液之间出现渗透压及酸碱不平衡,导致脑水肿、颅内压增高。主要表现为头痛、烦躁、恶心、呕吐,严重者嗜睡、昏迷等。可通过镇静、提高血浆渗透压、输注甘露醇等办法来防治;②发热:与急性中毒导致神经中枢功能异常、感染及热原反应等有关,予对症处理;③低血压:与中毒导致心血管功能障碍、血容量不足、休克及超滤速度过快或醋酸盐透析引起,予以抗休克治疗,最好采用碳酸氢盐透析;④出血:常见部位为消化道,与透析全身肝素化有关,可采取对症及无肝素化透析。

（2）血液灌流（hemoperfusion, HP）:血液灌流是借助体外循环,将患者的血液引入装有广谱高效吸附效果的活性炭或树脂等吸附材料制成的灌流器中,通过吸附剂的吸附作用,清除体内毒物,达到净化血液的目的。HP 的吸附解毒作用优于 HD,中性大孔类的树脂吸附剂,对于疏水、带亲脂基团或环状结构的大中分子物质、脂溶性高的物质具有很强的吸附性能,同时它还具有相对特异的吸附性能,吸附容量大、体表面积大、吸附速率快、生物相容性好及无热原质等特点,所以临床应用较广。HP 具有广谱清除效应,不仅对脂溶性及与蛋白质结合率高的毒物有较好的清除作用,而且对血液中游离的毒物也具有清除作用。

临床应用:能清除的药物或毒物常见的有:①镇静安眠药类,如地西泮、水合氯醛等;②解热镇痛药,如对乙酰氨基酚、水杨酸类等;③抗精神失常药,如阿米替林、多虑平等;④抗菌药物;⑤心血管药,如洋地黄类、奎尼丁等;⑥抗肿瘤药,如甲氨蝶呤、氟尿嘧啶等;⑦其他毒物:如除草剂、杀虫剂、有机磷类、灭鼠药、毒蕈、鱼胆、蛇毒、蜂毒、百草枯等。血液灌流也有其局限性,它只能清除毒物本身,不能纠正毒物引起的水、电解质和酸碱失衡。因此对合并急性肾衰、心力衰竭、肺水肿的危重患者可联合应用血液透析、血液滤过来弥补血液灌流之不足,即能迅速清除毒物、减轻毒物对各系统的损害、减少并发症的发生、迅速改善内环境、纠正水、电解质紊乱、纠正急性左心功能衰竭、肾衰竭、肺水肿等严重并发症。

主要并发症及防治原则：①血小板减少：HP 时吸附血小板及血小板破坏有关，治疗过程中严密监测凝血时间、血小板及出血情况；②低血压：与血容量减少有关，可适当补液处理；③凝血：与肝素用量不足及血容量不足有关，注意预冲时充分肝素化；④出血：与血小板减少、抗凝剂使用不当有关；⑤血钙、血糖降低：注意操作中严密监测，给予补充；⑥发热：与使用前管道冲洗不净、脱颗粒、污染及热原反应现象有关，对热原反应主要采用对症治疗和抗过敏药物。

（3）血浆置换（plasma exchange，PE）：将血液分离为血浆和细胞成分，弃去血浆，把细胞成分和所需补充的白蛋白、新鲜血浆及平衡液等输回体内，达到清除毒物的目的。在治疗急性中毒方面，PE 不仅可以迅速清除血浆中的毒物或药物，还可以非特异性地清除炎性介质、补充正常的血浆成分、增强机体的免疫功能等。血浆置换的缺点是需要大量血浆，来源受限、价格昂贵、容易感染经血液传播的病毒，不能纠正水、电解质、酸碱平衡紊乱等。

临床应用：对血药浓度高、毒性大、临床症状严重的中毒，应尽早行 PE 治疗。

主要并发症及防治原则：①低血容量、低血压：处理应密切观察病情，减慢血流速度，降低血浆的置换量，补充血容量，维持血浆渗透压；②过敏反应：可予以抗组织胺、皮质激素和钙剂；③感染：PE 有发生经血液传播的感染性疾病的可能；④出血倾向：与凝血因子的减少有关，注意补充。

（4）血液滤过（blood filtration，HF）：是模拟正常人肾小球的滤过及肾小管重吸收原理，以对流方式清除血液中的水分和毒素，一般截留分子量为 $400\sim5000Da$ 的分子物质，对小分子的清除能力逊于透析，对中、大分子的清除能力优于透析。单纯 HF 很少用于急性中毒的治疗，常和其他血液净化方法合用，且费用甚高。

主要并发症及防治原则：①低温：主要加热置换液②营养物质丢失：可给予对症处理。

（5）连续性血液净化（continuous blood purification，CBP）：CBP 是危重症抢救当中最常用的血液净化技术之一，常用的有连续性静脉静脉血液滤过（continuous venovenous hemofiltration，CVVH）、连续性静脉静脉血液透析（continuous venovenous hemodialysis，CVVD）及连续性静脉静脉血液透析滤过（continuous venovenous hemodialysis filtration，CVVHDF）。其利用对流、弥散及吸附原理，连续、缓慢地清除毒物，同时能持续维持内环境稳定。对于病情较重、血流动力学不稳定的重症中毒患者，因其对血流动力学影响小、能够持续清除毒物，此时不失为一有效选择。CBP 在治疗急性中毒患者时，也可清除患者血液中的炎性介质，从而有效地降低重度中毒患者 SIRS 及 MODS 的发生率。CBP 还可以和其他血液净化方式联用，增强毒物清除的效果。但 CRRT 对于与蛋白质相结合的毒素，清除能力有限。

主要并发症及防治原则：①出血：可采用体外肝素化或无肝素法；②感染和败血症：注意严格无菌操作；③水、电解质平衡障碍：严密监测出入量；④凝血：注意充分肝素化。

2. 治疗中毒血液净化模式选择原则　血液净化在急性中毒中的疗效与其技术特点、毒物的理化特性及动力学等因素有关，在临床应用选择时应将二者结合起来考虑。分布容积大、与组织亲和力高的毒物在血液中的浓度低，从而导致毒物"二次分布"和"二次中毒"现象。"二次分布"是指毒物吸收入血液后很快分布到组织中，故强调早期血液净化治疗，即在毒物还未从血液再分布到组织之前就开始血液净化；"二次中毒"是指血液中的毒物被清除后组织中的毒物会不断转移到血液中，引起血液中毒物浓度反跳与病情反复。血液净化主要是清除血液中的毒物，而对组织中毒物的浓度影响较少，所以血液净化时需要重复治疗或依据毒物特性联合应用几种血液净化方法以持续清除毒物。在多种血液净化技术中，由于血液灌流对脂溶性高、蛋白结合率高、分子量较大的毒物的清除率远大于血液透析，故血液灌流是急性药物或毒物中毒时首选的血液净化方式，加之其设备简单、操作简便、易于掌握，已在临床广泛开展。

在临床治疗中毒选择血液净化模式时，可参考如下原则：①重度中毒或特殊毒性强的毒物中毒，如百草枯，必须遵循早期、反复、长疗程、联合治疗原则。②对可能引起肾功能损害的毒物中毒采用 HP 联合 HD 或 HF 治疗。③清除炎性介质采用 HP 联合 CBP 治疗。④治疗频率根据血药浓度及相关临床症状体征综合判定。

（五）常见毒物血液净化方式选择

1. **药物中毒**　相当部分引起临床药物中毒的药物为脂溶性，且多易与血清蛋白结合，血液灌流对多数药物中毒具有良好的治疗效果，尤其是镇静催眠类和巴比妥类药物中毒，首选 HP 治疗，清除效率高达 90% 以上。此外，HP 对抗精神失常药、解热镇痛药、洋地黄类、茶碱类和抗癌药等中毒的治疗，均有较好的疗效，临床上对此进行了大量的报道。同时，血液灌流和血液透析联合治疗（组合型人工肾）可显著提高疗效。

2. **甲醇中毒**　甲醇的分子量为 32.04，分布体积 0.7L/kg，并不与血浆蛋白结合。甲醇的血液透析清除率为 95～280ml/min，而肾清除率只有 1～3.1ml/min。血液透析可使其排出增加 16～22 倍。另外，血液透析还能纠正中毒引起的代谢性酸中毒并有效地清除其有毒代谢产物甲酸，甲酸的透析清除率为 150ml/min。故急性甲醇中毒，是绝对血液透析指征。

3. **有机磷农药中毒**　有机磷农药中毒为我国主要农药中毒类别之一，病死率高。由于 HP 对脂溶性较高且易与蛋白结合的毒物具有较好的清除作用，因而可用于急性有机磷农药中毒的抢救，并在临床实践中表现出了独特的治疗效果。研究表明：HP 不但能迅速清除体内有机磷农药，使胆碱酯酶活性显著升高，减轻脏器的损害，降低病死率，而且设备简单，安全性良好，因而具有广泛的应用前景。另外，临床研究和实践显示 HP 还可降低中间综合征（IMS）发生率、缩短病程、改善患者临床预后。循证医学 Meta 分析结果也表明，血液灌流可提高重度有机磷中毒患者的治愈率。

4. **毒鼠强中毒**　毒鼠强为神经毒性杀鼠剂，为白色晶状粉末，无味，微溶于水，属剧毒，对人的致死剂量为 0.1mg/kg。人口服后数分钟至半小时内发病，若抢救不及时，多在 2 小时内死亡。尚无特效的解毒剂，病死率高。从目前试验研究及临床应用 HP 治疗毒鼠强中毒的文献来看，树脂灌流器对毒鼠强有较好的清除作用，可有利于控制抽搐及防止多脏器功能障碍综合征的发生。

5. **百草枯中毒**　除草剂百草枯（1,1' 二甲基 4,4' 二氯二吡啶）中毒正逐渐上升为急性中毒主要致死原因之一。由于除草效果好，近年来被广泛用于农业生产，因而常有中毒病例出现。据报道，百草枯总中毒致死率为 25%～75%，口服中毒致死率为 60.8%～87.8%。百草枯中毒患者预后与中毒剂量及就诊时间密切相关：服毒量越大、中毒症状越重、病死率越高；就诊越早、毒物清除越早越彻底、吸收越少、预后越好。研究证实，血液灌流对百草枯的清除率是血液透析的 5～7 倍，在血中百草枯浓度低于 0.2mg/L 时，仍有清除作用。运用循证医学方法 meta 分析结果也提示，血液灌流治疗百草枯中毒有效，能降低死亡率。

6. **其他中毒血液净化方式选择**　其他常见临床毒（药）物中毒推荐应用血液净化模式见表 2-10。

表2-10　常见中毒血液净化方式选择

常见毒物及药物	血液净化方式		
	血液透析（HD）	血液灌流（HP）	血浆置换（PE）
有机磷农药	+	+++	++
百草枯	+	+++	++
毒鼠强		+++	++
阿司匹林	+	+++	
地高辛	+	+++	
洋地黄毒苷	+	+++	
奎尼丁	+	+++	
镇静、催眠、抗癫痫药：			
苯二氮䓬类（氯氮䓬、地西泮等）	+	+++	
巴比妥类（苯巴比妥、巴比妥、司可巴比妥、硫喷妥钠）	+	+++	
苯丙胺		+	
丙米嗪	++	+++	
吩噻嗪类抗精神病药（氯丙嗪、奋乃静、氯氮平、多塞平）	+	++	
苯妥英钠	++	+++	
卡马西平		++	
普鲁卡因	++	+++	
氨茶碱	++	+++	
抗生素类	++	+++	
奎宁		+++	
海洛因	+++		
甲醇	+++	−	
乙二醇	+++		
异丙醇	+++		
2,4双氯苯氧酸	++		
苯酚	+++		
苯胺	+++		+++
砷化氢		++	+++
硼酸和硼酸盐	++		
溴化物	++		
重铬酸盐	++		
氯酸盐	++		
重金属（砷、钡、铜、镁、汞、锶）	++	+++	++
蛇毒	+	+++	+++
毒蕈	+	+++	+++
鱼胆	+	+++	

注："+"表示有一定效果；"++"表示有效；"+++"表示显效；"−"表示无效；"空白"表示不详

五、突发中毒的氧疗

（一）氧疗的基本概念

1. 氧疗的基本概念 氧是维持人生存的必需物质，代谢所需的氧全靠呼吸器官不断从空气中摄取，并借助循环和血液系统的功能运往全身的器官和组织，缺氧可导致体内的代谢异常和生理紊乱，严重者可导致重要脏器组织和功能障碍，甚至细胞死亡危及生命。

氧气疗法（oxygen therapy，简称氧疗），是指通过额外向肺内吸入氧气，以提高血氧饱和度以增加组织、细胞摄氧率，从而改善或纠正低氧血症及组织缺氧的治疗方法。氧疗因效果肯定、方法简便和价格低廉，已成为临床中应用最为广泛的呼吸疗法。合理应用氧疗，能最大限度地发挥氧疗在中毒患者救治中的作用，减少不合理氧疗给人体带来的危害。

2. 氧疗的生理学基础 氧气通过呼吸道、肺泡动脉血、动脉循环、细胞，最终到线粒体，氧分压逐渐降低，这个过程称为氧降阶梯（图 2-19）。临床常用的评估血氧代谢和肺通气功能的指标包括：动脉血氧分压（PaO_2）、动脉二氧化碳分压（$PaCO_2$）、血氧饱和度（SO_2）、氧合指数（PaO_2/FiO_2）、肺泡 - 动脉氧差（$A\text{-}aDO_2$）等。

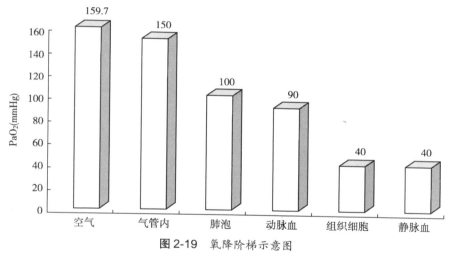

图 2-19 氧降阶梯示意图

（1）氧分压（PO_2）：指物理溶解氧分子所产生的压力，分为动脉血氧分压（PaO_2）和静脉血氧分压（PvO_2）。动脉血氧分压（PaO_2）正常值 80～100mmHg，静脉血氧分压（PvO_2）正常值为 35～45mmHg，前者可用于判断有无缺氧及缺氧的程度，低于 80mmHg 为氧分压降低，小于 60mmHg 机体产生缺氧，临床可诊断呼吸衰竭。后者可用于评估组织氧利用的情况。当机体器官和组织氧利用障碍时，如氰化物中毒时，组织细胞氧代谢障碍，PvO_2 会增高。且动脉血氧和静脉血氧分压的差值降低。

（2）动脉血氧含量：指血液中血红蛋白实际带氧的状况，由于人的机体正常情况下存在少量的分流，故而，血氧含量通常低于血液氧容量。

（3）动脉血氧容量：指血液内血红蛋白所能够带氧的能力，通常每克血红蛋白能结合氧1.34ml，若按每 100ml 血液含血红蛋白 15g 计算，则每 100ml 血液可带氧 20ml。血液氧含量主要取决于 PaO_2 与血红蛋白的质和量，以及血红蛋白结合氧的能力。如果血红蛋白含量减少（贫血）或血红蛋白结合氧的能力降低（如高铁血红蛋白、碳氧血红蛋白），则氧容量减少。

（4）氧饱和度（SO_2）：是指血红蛋白与氧结合达到饱和程度的百分数，也即血氧含量与血氧容量的比值。氧饱和度高低主要取决于氧分压的高低。正常值为：95%～98%，反映机体血红蛋白带氧的实际状况。

（5）氧合指数（PaO_2/FiO_2）：是指动脉血氧分压与吸入氧浓度的比值，正常值为400～500mmHg，反映肺的弥散功能，是急性呼吸窘迫综合征（ARDS）的诊断标准之一。依照2012年新的柏林定义：轻度ARDS患者氧合指数为201～300mmHg；中度ARDS患者氧合指数为101～200mmHg；重度ARDS患者氧合指数≤100mmHg。

（6）肺泡-动脉氧差（$A\text{-}aDO_2$）：正常人在肺动脉系统和肺静脉系统之间有解剖学上的短路，肺的各部分通气血流比例也不完全一致，因而肺泡与动脉的氧分压有一定的差别，即为肺泡-动脉氧差。正常人呼吸空气时肺泡-动脉氧差为5～15mmHg，$A\text{-}aDO_2$增大表示换气功能障碍，可见于解剖分流、通气/血流失调、弥散功能障碍。

3. 缺氧的类型和特点　　正常人在安静状态下平均耗氧约250ml/min，活动时，耗氧量增加。但人体内氧储量极少，有赖于外界环境氧的供给和通过呼吸、血液循环不断地完成氧的摄取和运输，以保证细胞生物氧化的需要。当组织得不到充足的氧，或不能充分利用氧时，组织的代谢、功能、甚至形态结构都可能发生异常变化，这一病理过程称为缺氧。临床常以动脉氧分压评价缺氧的严重程度，正常人在静息状态，呼吸海平面空气，动脉氧分压为80～100mmHg。动脉血氧分压60～80mmHg为轻度缺氧、40～60mmHg为中度缺氧、重度缺氧患者动脉血氧分压20～40mmHg。

急性中毒时根据缺氧的原因和血气分析变化的特点，可将缺氧分为四种类型（表2-11，图2-20）：

（1）低张性缺氧：是指由于肺泡氧分压降低，或静脉血分流入动脉，血液从肺摄取的氧减少，以致动脉血氧含量减少，PaO_2降低。常见于支气管-肺实质疾病，如支气管哮喘、重症肺炎、刺激性气体中毒引起的肺水肿；环境性缺氧，如高原、单纯窒息性气体中毒（如吸入高浓度的氮、氢、水蒸气或二氧化碳等）；此外，吗啡、巴比妥类等中毒可直接抑制呼吸中枢；箭毒类能阻断神经肌肉接头点；有机磷、毒蕈碱等可抑制胆碱酯酶活力，阻碍神经-肌肉传导；肉毒杆菌毒素可导致肌肉松弛，造成呼吸肌麻痹，妨碍肺的通气功能，引起低张性缺氧。

急性低张性缺氧时动脉血氧分压、氧饱和度和氧含量都降低。肺实质病变，导致有效通气肺泡容积降低、肺弥散功能障碍，如中毒致急性肺水肿，急性呼吸窘迫综合征，则表现为动脉血氧分压、氧饱和度降低，此时，氧合指数（PaO_2/FiO_2）降低，肺泡-动脉氧差（$A\text{-}aDO_2$）增大。如果长期慢性缺氧，使血液内红细胞数和血红蛋白量代偿性增多，此时氧容量增加。

（2）血液性缺氧：血液性缺氧是指由于血红蛋白含量减少或性质发生改变，致血液携带氧量减少，血氧含量降低，或血红蛋白结合的氧不易解离所引起的缺氧。由于以物理状态溶解在血液内的氧不受血红蛋白的影响，此型缺氧的PaO_2正常，属于等张性低氧血症。血液性缺氧可见于慢性中毒引起的贫血、一氧化碳中毒引起碳氧血红蛋白（HbCO）血症及亚硝酸盐、过氯酸盐等引起的高铁血红蛋白血症。

高铁血红蛋白血症和碳氧血红蛋白血症所致血液性缺氧时，PaO_2正常，血氧饱和度正常，氧容量和氧含量减少。贫血性缺氧时，PaO_2正常，血氧饱和度正常、血氧含量和氧容量降低。

（3）循环性缺氧：是指由于血液循环障碍，供给组织和器官的血液减少而引起的缺氧，常见于重症中毒患者合并循环功能衰竭、休克、急性心功能不全等。此外，由于动脉狭窄或阻塞,致动脉血灌流不足而引起局部缺氧,称缺血性缺氧;由于静脉血回流受阻,血流缓慢,微循环淤血,导致动脉血灌流减少而引起的缺氧,称淤血性缺氧。

循环性缺氧患者动脉血氧分压、氧饱和度和氧含量、氧容量正常。由于血流缓慢和氧离曲线右移,组织从单位容积血液内摄取的氧增多,静脉血氧分压、氧饱和度和氧含量降低,动静脉血氧差加大。循环性缺氧时不仅组织缺氧,组织内代谢产物也不能及时运出,所以循环性缺氧比低张性缺氧对组织细胞损害更为严重。

(4)组织性缺氧:指由于组织、细胞利用氧障碍所引起的缺氧,可见于各种无机或有机氟化物、硫化氢、砷化物、氰化物、磷及甲醇中毒等。组织性缺氧时动脉血氧分压、氧饱和度和氧含量正常;静脉血氧分压、氧饱和度和氧含量高于正常,动脉和静脉间血氧差变小。

表 2-11　各型缺氧的血氧变化

缺氧类型	动脉血氧分压	动脉血氧饱和度	血氧容量	动脉血氧含量	动 - 静脉氧差
低张性缺氧	↓	↓	N	↓	↓和N
血液性缺氧	N	N	↓或N	↓或N	↓
循环性缺氧	N	N	N	N	↑
组织性缺氧	N	N	N	N	↑或↓

注:↓降低;↑升高;N正常

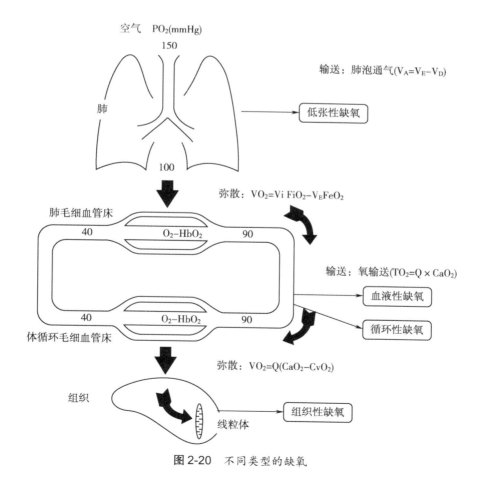

图 2-20　不同类型的缺氧

（二）氧疗的适应证、并发症及氧疗技术

1. 氧疗的适应证 急性中毒患者存在低氧血症或存在有低氧血症风险者即需行氧疗。目前国内尚无关于中毒患者的严格的氧疗标准，美国胸科医师协会和心肺血液研究所（ACCP/NHLBI）推荐的氧疗指征为：①急性低氧血症：成人、幼儿 $PaO_2 < 60mmHg$，或 $SaO_2 < 90\%$，新生儿 $PaO_2 < 50mmHg$、$SaO_2 < 88\%$；②心跳呼吸停止；③低血压状态（收缩压 $< 90mmHg$）；④呼吸窘迫（呼吸频率 > 25 次 / 分）；⑤一氧化碳中毒；⑥心绞痛和心肌梗死；⑦低心输出量和代谢性酸中毒；⑧术后麻醉恢复期。

对于急性中毒患者，尽管其中仅提到一氧化碳中毒需要吸氧，但急性中毒的患者常合并呼吸、循环功能障碍，亦有氧疗指征。急性中毒时根据毒物对机体产生不同的损害分类，推荐氧疗的适应证包括：

急性呼吸中枢抑制和呼吸肌麻痹：麻醉药、镇静催眠药物中毒及箭毒类、有机磷类、毒蕈碱、肉毒杆菌毒素等中毒；

气道、肺组织损伤：刺激性气体如氨气、氯气、二氧化氮、二氧化硫、金属烟雾、烷类及百草枯等中毒。

窒息性气体中毒：单纯窒息性气体（高浓度的氮、氢、水蒸气或二氧化碳等）；化学窒息性气体（一氧化碳、硫化氢及氰化物等）。

氧疗无绝对禁忌证，仅对于部分产生大量氧自由基造成机体损害的中毒如百草枯中毒早期患者，如果不存在严重低氧血症，不提倡行氧疗。

2. 常用氧疗技术 无论何种中毒引起的氧代谢功能障碍，都有开展氧疗的指征，在开始氧疗前必须保持呼吸道通畅。中毒致呼吸骤停的患者应立即行心肺复苏，昏迷患者需保持呼吸道通畅，如频繁呕吐或呼吸道分泌物多时，应使患者头部侧卧，及时吸引分泌物以免发生窒息。有健全的排痰功能的患者，可应用祛痰、平喘药物雾化吸入，注意呼吸道的湿化和痰液的稀释；无呛咳反射的患者需加强气道分泌物的吸引，必要时行气管插管术。

在通畅呼吸道的基础上，根据患者的实际情况，及时选择恰当的氧疗技术和方法。临床上有多种给氧装置可供选择和应用（表 2-12、图 2-21），根据氧疗是否有创可分为无创给氧和有创给氧；根据给氧流量不同可分为低流量给氧和高流量给氧；根据给氧浓度不同可分为低浓度给氧和高浓度给氧；根据给氧压力不同可分为常压给氧和高压氧。

临床常用的氧疗技术包括：

（1）鼻导管（鼻塞）吸氧（图 2-21a）：是目前临床最常用的给氧方法。氧气通过鼻导管（鼻塞），经由上呼吸道直接进入肺内，具有简单、价廉、方便及舒适等优点。此类方法是利用病人的鼻咽腔作为氧的储备腔，容积约 150ml，基本固定不变，所以吸入氧浓度主要随吸入氧流量的变化而变化。一般来说，氧流量每增加 1L，FiO_2 大约增加 4%，因此可用公式计算：$FiO_2(\%) = 21 + 4 \times$ 氧流量（L/min）。实际上还受潮气量和呼吸频率等影响，如潮气量增加、患者张口呼吸、进食等，均可使 FiO_2 计算值低于实际值。鼻导管（鼻塞）吸氧当氧流量 $\geq 6L/min$ 时，增加氧流量并不能提高氧浓度，气流对局部黏膜刺激加大，干燥的氧气可致鼻黏膜干燥，故而，通常建议鼻导管（鼻塞）给氧的氧流量 $\leq 5L/min$。

（2）简易面罩吸氧（图 2-21b）：简单给氧面罩一般用塑料制作，面罩盖在口鼻之上，一侧注入氧气，呼气则从面罩的两侧逸出，面罩的容量宜小，以减少重复呼吸气量。氧浓度取决于氧流量和患者的通气量，由于面罩增加了气道死腔量，应用简单面罩时，给氧流量一般应

表 2-12 不同氧疗方式的给氧流速及氧浓度

氧疗方式	氧流速（L/min）	FiO₂
鼻导管	1	0.25
	2	0.29
	3	0.33
	4	0.37
简单面罩	4~6	0.37~0.45
	5~6	0.4
	6~7	0.5
	7~8	0.6
储氧面罩		
部分重复呼吸	6	0.6
	7	0.7
	8~10	>0.8
无重复呼吸	4~10	0.6~1.0
氧帐	3~5	0.4~0.5
Venturi 面罩	2	0.24
	4	0.28
	6	0.35
	8	0.4
	12	0.6
机械通气		0.21~1.0
体外膜氧合		1.0

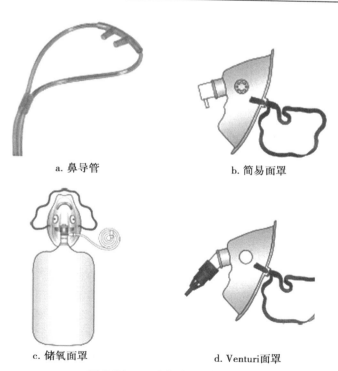

a. 鼻导管　　　　　b. 简易面罩

c. 储氧面罩　　　　d. Venturi面罩

图 2-21 不同类型的给氧方法

为 5L/min 以上,否则呼出气体便积聚在面罩内被重复吸入,导致 CO_2 蓄积。氧流量在 5~6L/min 时,FiO_2 大约为 40%,氧流量每增加 1L,FiO_2 大约增加 10%,但氧流量超过 8L/min 时,由于储备腔未变,FiO_2 增加很少。简单面罩适用于严重缺氧而无二氧化碳潴留的患者。面罩与鼻导管(鼻塞)相比,优点是能提供较好的湿化;缺点是影响患者进食和咳嗽,面罩易移位和脱落。

(3)带储气囊面罩见图 2-21c。

1)无重复呼吸面罩(图 2-22a):在部分重复呼吸面罩的基础上增加了三个单向活瓣,面罩两侧各一活瓣,允许呼出气排出防止空气摄入,第三个活瓣位于面罩和储气囊之间,以保证储气囊气体至面罩的单向流动。由于没有空气的摄入,无重复呼吸面罩的给氧浓度几乎可达到 100%。

2)部分重复呼吸面罩(图 2-22b):为提高供氧系统的氧分压,在给氧装置中增加了 600~1000ml 的储气囊作为氧储备装置,面罩留有侧孔允许空气摄入和呼出气排出。患者呼气时部分气体注入储气囊,该容量气体主要来源于解剖无效腔,仅含有少量二氧化碳;吸气时,吸入储气囊中的气体及部分新鲜气体,因而称为部分重复呼吸。在呼吸周期中,需保持气囊的适当充盈,吸入的氧浓度因给氧流量而变化,最高可提高大于 80% 的氧浓度。

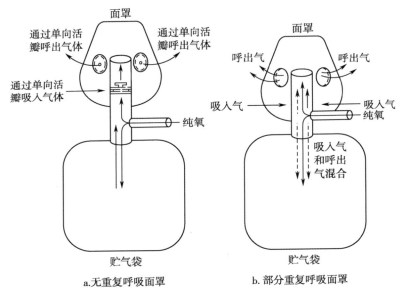

a.无重复呼吸面罩   b.部分重复呼吸面罩

图 2-22 呼吸面罩原理

(4)Venturi 面罩(图 2-22d):根据 Venturi 原理,即氧气通过狭窄的孔道进入面罩时,在喷射气流的周围产生负压,携带一定量的空气从面罩侧面开口处或喷射器开口处进入。随着氧流量增加,进入空气量也相应增加,使空气与氧气混合后可保持固定比例,可以调节面罩空气进入口径大小改变空气与氧的比例,比例的大小决定吸入氧浓度的高低,是一种能控制氧浓度的面罩。常用氧浓度有 24%、26%、28%、30%、35% 和 40% 等。由于喷射入面罩的气流量大,不断冲洗面罩以排出 CO_2,基本上无重复呼吸,保证每次呼吸周期吸入的都是新鲜混合气体,并且由于喷射入面罩的气体流速超过患者吸气时最高流速和潮气量,所以它不受患者通气量变化的影响，耗氧量小，不需要湿化，吸入氧浓度恒定，不受张口呼吸的影响，且面罩不需密闭，患者佩戴舒适性高。

（5）氧帐和头罩：主要用于新生儿、幼儿和重症不合作的患者，以有机玻璃或塑料制成不同大小的氧帐或头罩，头罩内的氧浓度、温度及湿度均可调节。患者用之较为舒适，吸入氧浓度较为恒定，但是此法不便于观察和护理，耗氧量较大，有的设备较复杂。

（6）经气管给氧：用于因疾病治疗需要行气管插管或气管切开的患者，可经气管直接给氧，其氧疗确切。对自主呼吸无法保证氧合的患者需行机械通气，利用呼吸机上的供氧装置进行氧疗，可根据病情需要准确调节供吸氧浓度，吸氧浓度可调范围为21%～100%。必要时还可应用持续气道正压通气、间歇气道正压通气、呼吸末正压、气道压力释放通气及反比通气等方式增加肺内氧合。

（7）体外膜肺氧合：体外膜肺氧合（extracorporeal membrane oxygenation，ECMO）是体外循环心肺转流技术范围的扩大和延伸。其原理是将血液从体内引流到体外，经过膜式氧合器（膜肺）氧合再利用泵将血液灌流入体内，可进行长时间心肺支持。ECMO治疗期间，心脏和肺得到充分休息，全身氧供和血流动力学处在相对稳定的状态，此时膜肺可进行有效的氧摄取和二氧化碳排除，驱动泵代替心脏泵血功能驱使血液在体内循环，为肺功能和心功能的恢复赢得宝贵时间，可对危重患者进行有效的循环和呼吸支持。对于急性中毒的患者，出现严重肺氧合功能障碍，特别是经人工气道机械通气后不能改善缺氧，或机械通气有禁忌证，如气道压伤时可考虑行体外膜肺氧合。

（8）高压氧：高压氧（hyperbaric oxygenation，HBO）治疗是将患者置于一个特殊的耐高压的密封设备内，吸入高于一个绝对大气压（absolute atmosphere，ATA）的纯氧，使血浆中的溶解氧量增加，动脉和组织血氧分压升高（表2-13），达到改善缺氧治疗疾病的目的，另外HBO可提高氧弥散、改善细胞代谢，促进部分已丧失功能的恢复。虽然，中华医学会高压氧医学分会提出的HBO治疗的适应证包括三大类74种。其中，中毒所致缺氧性脑病是其疗效确切的主要适应证。涉及中毒的有显著疗效的适应证包括：急性窒息性气体，如一氧化碳、硫化氢、天然气、氰化物、四氯化碳、有机汞、苯及苯胺、甲醇、亚硝酸盐、磷化氢和氮氧化物等中毒引起的缺血、缺氧性脑病和神经系统损伤。

表2-13 不同压力下动脉血氧分压及溶解量的变化

环境压力	呼吸气体	PaO$_2$(mmHg)	SaO$_2$(%)
常压	空气	100	0.3ml
常压	纯氧	650	2.0ml
2ATA	纯氧	1400	4.2ml
2.5ATA	纯氧	1770	5.3ml
3ATA	纯氧	2140	6.4ml

3. 氧疗的并发症

（1）氧中毒：当吸入气的氧分压过高时，因肺泡气及动脉血的氧分压随着增高，使血液与组织细胞之间的氧分压差增大，氧的弥散加速，组织细胞因获得过多氧而中毒。氧中毒的发生取决于氧分压而不是氧浓度。吸入气的氧分压（PiO$_2$）与氧浓度（FiO$_2$）的关系如公式：$PiO_2 = (PB-47) \times FiO_2$，式中 PB 为吸入气压力为 150mmHg，47mmHg 为水蒸气压。潜水员在深 50m 的海水下作业 PB 为 4560mmHg 时，虽然吸入气的氧浓度正常（$FiO_2=0.21$），氧分压可高达 948mmHg，从而可导致氧中毒；相反，宇航员在 1/3 大气压环境中工作，即使吸入纯氧（$FiO_2=1.0$），PiO_2 也仅 206mmHg，不易出现氧中毒。

人类氧中毒有两型：肺型与脑型。肺型氧中毒发生于吸入一个大气压左右的氧 8 小时以后，出现胸骨后疼痛、咳嗽、呼吸困难、肺活量减少、PaO_2 下降。肺部呈炎性病变，有炎性细胞浸润、充血、水肿、出血和肺不张。故氧疗时应控制吸氧的浓度和时间，严防氧中毒的发生。

脑型氧中毒：吸入 2～3 个大气压以上的氧，可在短时内引起脑型氧中毒（6 个大气压的氧数分钟；4 个大气压氧数十分钟），病人主要出现视觉、听觉障碍、恶心、抽搐、晕厥等神经症状，严重者可昏迷、死亡。

（2）吸入性肺不张：正常呼吸情况下肺泡中氮气浓度平衡后氮气仍存留在肺泡内，维持肺泡的开放，当吸入高浓度氧时，肺泡里的氮气被洗出而充满氧气，高浓度的氧气被吸收后可发生肺不张。

（3）气压伤及减压病：主要见于高压氧氧疗，因压力失衡引起中耳、鼻窦或肺的挤压伤称为气压伤，中耳气压伤是高压氧疗最常见的并发症，表现为剧烈耳痛、鼓膜充血和中耳腔渗液。减压病主要因高压氧治疗过程中减压过快，溶解在血液中的大量氮气外溢形成气泡，在血管内外造成栓塞和挤压所致，一旦发生减压病应立即再用高压氧治疗。

（三）常见突发中毒的氧疗

1. 刺激性气体中毒

（1）概述：指对眼、呼吸道黏膜和皮肤具有刺激作用的一类有害气体引起的中毒，在化学工业生产中最常见。常见的有氯气、氨、光气、氮氧化物、氟化氢、二氧化硫、三氧化硫、金属烟雾等。接触刺激性气体后，主要由呼吸道吸入，作用于支气管、细支气管和肺泡。低浓度氯气中毒仅侵犯眼、上呼吸道，可引起局部黏膜包括眼、鼻口腔和呼吸道黏膜的刺激症状；高浓度中毒时可引起肺泡壁、肺毛细血管通透性增加，肺表面活性物质减少，肺泡和肺间质渗出增加产生急性肺水肿，致氧的弥散障碍；可发生支气管痉挛、化学性肺炎、急性肺水肿，甚至引起迷走反射性心搏骤停。

刺激性气体中毒的损害程度及部位与毒物浓度、作用时间和溶解度有关，浓度越高，接触时间越长，其引起机体的损害越严重，长时间低浓度接触可造成慢性损伤。此外，刺激性气体的水溶性，其病变部位和临床表现也不同，高溶解度气体主要作用于眼及上呼吸道，局部刺激作用较强，可引起喉痉挛、支气管痉挛、反射性中枢抑制，甚至出现昏迷和休克。主要见于氯气、氨、二氧化硫及氟化氢等中毒；低溶解度气体主要作用于下呼吸道，刺激作用较轻，易对肺组织产生刺激和腐蚀引起化学性肺炎和肺水肿。主要见于光气、氮氧化物中毒。

（2）诊断分级：刺激性气体中毒根据其临床病情程度，诊断通常分为①观察对象：接触氯气后出现一过性眼和上呼吸道刺激症状，肺部无阳性体征或偶有散在性干啰音，胸部 X 线无异常表现。②轻度中毒：符合急性气管 - 支气管炎或支气管周围炎。如出现呛咳、少量痰、胸闷，两肺有散在性干、湿啰音或哮鸣音，胸部 X 线表现可无异常或可见下肺野有肺纹理增多、模糊。③中度中毒：临床表现为急性化学性支气管肺炎、局限性肺泡性肺水肿、间质性肺水肿或哮喘样发作。④重度中毒：出现弥漫性肺泡性肺水肿或中央性肺水肿，急性呼吸窘迫综合征（ARDS），严重窒息，气胸、纵隔气肿等严重并发症。

（3）治疗原则

1）现场处理：立即脱离接触，出现刺激反应者，根据接触气体的不同，严密观察至少12～24小时，并予以对症处理。吸入量较多者应卧床休息，以免活动后病情加重，并给予吸氧；必要时静脉注射糖皮质激素，有利于控制病情进展。

2）氧疗：可根据病情选择适当方法给氧，对于轻度、中度中毒患者可给予鼻导管（鼻塞）吸氧，重度中毒者短时间可采用面罩高浓度给氧，长期吸入氧浓度不应超过60%，使动脉血氧分压维持在60～80mmHg。如发生严重肺水肿或急性呼吸窘迫综合征，常规氧疗不能改善，则应建立人工气道，机械通气。

3）糖皮质激素：应早期、足量、短程使用，并预防发生副作用。

4）维持呼吸道通畅：可给予雾化吸入疗法、支气管解痉剂。

5）预防发生继发性感染。

6）维持血压稳定，合理掌握输液及应用利尿剂，纠正酸碱和电解质紊乱，对于良好的护理及营养支持等。

2. 窒息性气体中毒

（1）概述：指经吸入使机体产生缺氧而直接引起窒息作用的气体。包括影响氧的供应、摄入、运输和利用等各个环节的所有气体。可分为单纯窒息性气体中毒和化学窒息性气体中毒。

1）单纯窒息性气体中毒：惰性气体或毒性低的气体在空气中浓度过高时，空气中的氧浓度降低，引起肺内氧分压下降、组织缺氧，称为单纯窒息性气体中毒，如甲烷、乙烷、氮气、二氧化碳、乙烯及水蒸气等气体中毒。

2）化学窒息性气体中毒：指吸入气体对血液或组织产生特殊的化学作用，使血液运输氧的能力或组织利用氧的能力发生障碍，引起的组织缺氧称为化学窒息性气体中毒，如一氧化碳、一氧化氮、氰化物及硫化氢类等中毒。依据血液运输氧能力障碍或组织利用氧能力障碍又分为血液性窒息中毒和细胞性窒息中毒。

（2）诊断分级：单纯窒息性气体中毒根据其临床病情程度，通常诊断分级为：①观察对象：出现头痛、头昏、心悸、恶心、乏力等症状，吸入新鲜空气后症状可消失。②轻度中毒：具有下列之一者：明显头痛、头晕，兴奋、烦躁、胸闷、呼吸困难、发绀；轻度至中度意识障碍。③重度中毒：具有下列之一者：昏迷；抽搐；猝死。

（3）治疗原则

1）迅速脱离现场，清洗污染皮肤、更换污染衣物；严密观察，注意病情变化；对呼吸或心搏骤停者，立即进行心肺脑复苏术。

2）迅速给予解毒治疗：如有特殊解毒剂者给予特殊解毒剂，如为氰化物中毒，可静脉注射硫代硫酸钠溶液或使用亚硝酸盐 - 硫代硫酸钠疗法，亚硝酸盐中毒可使用亚甲蓝等。

3）氧疗：单纯窒息性气体中毒时，吸入气体的氧分压下降，首先应将患者脱离中毒环境，轻症患者可经鼻导管（鼻塞）给予40%的低浓度给氧，重症患者应提高吸氧浓度，现场和到达医院后的短时间内可采用气囊面罩给氧，如果病情许可则积极行高压氧治疗。化学窒息性气体中毒时常规低流量低浓度给氧难以改变组织缺氧，应予高浓度、高压给氧，急症患者短时间呼吸面罩提高吸氧浓度，如病情许可有条件的医院宜在早期行高压氧治疗。

4）积极防治脑水肿，如早期足量应用糖皮质激素、抗氧化剂及脱水剂、利尿剂等。

5）积极给予其他对症及支持治疗，纠正酸中毒，维持水、电解质平衡及微循环稳定。

3. 非气态中毒 非气态中毒的氧疗参照气体中毒，根据毒物作用的机制不同，采用合理的氧疗方法。

（1）引起肺通气功能障碍的非气态中毒：麻醉药、镇静催眠类药物中毒如吗啡、巴比妥类药物主要抑制呼吸中枢引起中枢性呼吸衰竭；箭毒类、毒蕈碱等可引起呼吸肌麻痹，造成肺泡通气量减少，其低氧血症常伴有二氧化碳潴留，需建立人工气道，必要时予机械通气，一般宜给予中低浓度氧疗。

（2）引起血液性缺氧及组织性缺氧的非气态中毒：类似于化学性窒息气体中毒患者，如有机氰化物、亚硝酸盐等中毒，宜在早期采用气囊面罩给高浓度氧，高浓度给氧时间不宜过长（6个小时以内），以避免氧中毒发生。重症中毒患者应积极行高压氧治疗。

4. 慎用氧疗的特殊情况 以形成氧自由基对机体造成损害毒物中毒氧疗需慎重。如百草枯中毒，吸收后主要蓄积于肺组织，被肺泡Ⅰ、Ⅱ型细胞主动摄取和转运，经线粒体还原酶Ⅱ、细胞色素C还原酶催化，产生超氧化物阴离子、羟自由基、过氧化氢等，引起细胞膜酯质过氧化，造成细胞破坏，导致多系统损害。早期轻度百草枯中毒患者多无缺氧，可不予吸氧，当患者 $PaO_2 < 60mmHg$ 或 $SaO_2 < 90\%$ 时给予 $2\sim3L/min$ 低流量鼻导管给氧，切不可予高浓度给氧。

总之，急性中毒的氧疗需在明确中毒机制的基础上有针对地进行，切不可在常规给氧效果不明显的基础上盲目地"高浓度"或"高压力"给氧，以避免因为不恰当的氧疗给机体造成额外的损伤。

六、生物毒素导致突发中毒的临床救治

（一）生物毒素的基本概念

生物毒素（biotoxin）又称天然毒素（natural toxin），是一类生物来源的有毒化学物质，包括动物、植物、微生物产生的有毒害作用的各种化学物质。人类对生物毒素的认识是一个循序渐进的过程，早在公元前600年，亚洲西部就记载有人们因食用裸麦而发生麦角中毒的事件，但此时，人类对生物毒素的认识是很肤浅的。后来随着经验的积累，人类对生物毒素的认识更为深入、理性，不但学会了鉴别有毒生物，还学会了利用生物毒素，如印第安人和印度人利用有毒动植物的毒素来杀人，我国药物学家李时珍著的《本草纲目》中记载了许多毒物以及它们的治病方法。目前，生物毒素已经形成了一门成熟的学科，1962年成立了国际毒素学学会，出版专业杂志 Toxicon。

生物毒素的种类很多，按照来源分为细菌毒素、真菌毒素、动物毒素和植物毒素。细菌产生的毒素称为细菌毒素，1888年人类发现第一个细菌毒素，即白喉毒素，随后，肉毒毒素、破伤风毒素、铜绿假单胞菌外毒素A、产气荚膜梭菌α毒素、炭疽毒素、霍乱肠毒素等多种毒素被发现，到1986年，已发现220种细菌毒素。真菌毒素是一类由真菌产生的有毒代谢产物，黄曲霉毒素、赭曲霉毒素、展青霉素、呕吐毒素等均属于真菌毒素。由动物体产生的毒素即为动物毒素，如蛇毒、蜂毒等。多种植物含有有毒物质，这些有毒物质称为植物毒素，据报道大约10%的植物有毒，如蓖麻、夹竹桃、曼陀罗等。

（二）生物毒素急性中毒的主要临床表现

1. 胃肠道症状 多种生物毒素中毒可导致胃肠道症状，又以经口摄入的毒素较多，如多种细菌毒素、真菌毒素引起的食物中毒，症状类似于胃肠炎，包括恶心、呕吐、腹泻、腹痛等。葡萄球菌肠毒素中毒发病后第一个症状是恶心，接着有呕吐、腹痛、腹泻等，呕吐是中毒的主要特征。呕吐毒素是一种真菌毒素，呕吐是该毒素中毒的主要症状。有些毒蘑菇中毒产生胃肠炎症状，多见于红菇属、乳菇属等。

2. 脏器损伤症状 生物毒素的急性中毒可能造成脏器损伤，产生相应的症状及病理学改变，最易受到损害的是肝脏和肾脏。黄曲霉毒素最重要的靶器官是肝脏，黄曲霉毒素中毒可引起肝细胞变性、坏死、出血、脂肪浸润、胆管增生等，产生黄疸。千里光属植物产生的双稠吡咯啶生物碱对肝脏具有选择性，可使肝脏水肿、坏死、纤维化、胆管增生等。秋水仙碱中毒可致肾脏实质退行性变性、肝脏脂肪变性。蓖麻毒素中毒可导致肝肾损伤，出现血尿、少尿、黄疸等症状。

3. 神经系统症状 有些生物毒素选择性的作用于神经系统，产生的典型的神经系统症状。肉毒毒素是一种典型的神经毒素，通过阻止神经递质（乙酰胆碱）的释放，影响神经冲动的传递，使神经肌肉松弛性麻痹而产生中毒症状，如眼睑下垂、口舌运动困难、骨骼肌无力，严重病例可以出现呼吸肌麻痹，这也是该毒素导致死亡的主要原因。河豚毒素也是一种神经毒素，通过阻断神经传导的钠离子通道产生毒性作用，中毒者表现为神经麻痹，首先是感觉神经麻痹，如嘴唇和舌头麻痹，接着是运动神经麻痹，最终可能导致呼吸中枢麻痹而死亡。乌头碱中毒的神经系统症状有四肢麻木、痛觉减弱或消失，迷走神经表现为先兴奋后抑制。有些毒蘑菇中毒产生类似乙酰胆碱作用的神经系统症状，如瞳孔缩小、流涎、流泪等。

（三）常见生物毒素急性中毒

1. 肉毒毒素中毒

（1）简介：肉毒梭菌是一类厌氧产芽胞的革兰阳性细菌，在厌氧环境中能产生一类毒性强烈的外毒素，即肉毒毒素。肉毒毒素是神经毒素，作用于神经肌肉接头的特殊感受器，阻碍乙酰胆碱的正常释放，影响副交感神经系统和其他胆碱能神经支配的生理功能。根据抗原性不同，肉毒毒素分为A、B、C（C1、C2）、D、E、F和G共7个血清型。人类肉毒毒素中毒主要由A、B和E型毒素引起，C、D型毒素引起禽、畜的中毒。

（2）临床表现：肉毒中毒潜伏期的长短由于人体摄入毒素的数量而不同，国内报道2～10天者占80%。肉毒中毒初期表现出明显的消化系统症状，如恶心、呕吐等，这是由于对消化道的刺激所致。与一般感染性食物中毒不同的是，肉毒中毒不伴有发热，血、尿、肝功能也多在正常范围。

肉毒毒素通过抑制神经递质（乙酰胆碱）的释放，影响神经冲动传导，导致神经肌肉松弛性麻痹。眼部肌肉麻痹出现较早，视力模糊、复视、眼睑下垂，口咽部肌肉麻痹导致张口、伸舌、咀嚼困难，语言障碍，检查可见咽反射减弱或消失。多数病例口干、唾液分泌减少。骨骼肌麻痹使患者全身乏力，这一症状出现最早，消失最晚。中毒较重的患者可能出现呼吸肌麻痹，是本病致死的原因。

（3）临床救治：使用肉毒毒素的抗毒素进行特异性治疗，抗毒素的使用越早越好，使用前要进行过敏试验。由于临床诊断通常不能区分中毒毒素的分型，因此，经常使用多价血清。治疗剂量、给药途径、次数、间隔时间和用药天数需根据病情决定。

针对症状进行对症治疗,通过催吐、导泻的方法排出毒素,对胃肠炎症状明显的患者及时补充液体,维持水、电解质平衡,出现呼吸困难时,给予氧气、气管插管等以维持呼吸通畅。

(4) 鉴定检测:肉毒毒素中毒可以通过肉毒梭菌和肉毒毒素的检测来确定,我国已经颁布了食品卫生国家标准检验方法(GB/T 4789.12—2003 食品卫生微生物学检验　肉毒梭菌及肉毒毒素检验),采用传统培养方法检测肉毒梭菌、小鼠生物法测定肉毒毒素,此外,有研究者报道用免疫学方法如胶体金试纸、免疫印迹方法检测肉毒毒素。怀疑为肉毒毒素中毒时,可以采集可疑食品、患者生物标本进行检测,以帮助诊断。

2. 米酵菌酸中毒

(1) 简介:椰毒假单胞菌酵米面亚种(简称椰酵假单胞菌),是我国学者于 1977 年在东北酵米面中毒样品中发现的,为革兰阴性、无色透明的杆菌。米酵菌酸是导致椰酵假单胞菌中毒的主要物质,是一种小分子毒素。我国东北将玉米、高粱米等加水浸泡 10～30 天,磨浆过滤,晾晒成粉,就是酵米面。1953 年陆续报道由于酵米面的制作、保存不当导致中毒的消息。1984 年,山东爆发了我国首起变质鲜银耳中毒,此后,全国十几个省陆续发现酵米面和银耳以外的多种中毒食品,包括糯米汤圆、马铃薯粉条、玉米淀粉、甘薯淀粉等,中毒原因均为米酵菌酸。据不完全统计,米酵菌酸中毒的病死率高达 40% 以上,是我国病死率最高的一种微生物毒素食物中毒。

(2) 临床表现:米酵菌酸中毒潜伏期一般为 2～10 小时,开始多为胃肠道刺激症状,如胃区不适、恶心呕吐、腹胀、腹痛等,呕吐物多为咖啡色,严重者可能出现脑型、肺型和肾型病变。脑型主要为神经症状,如头痛、头晕、表情淡漠、嗜睡,也有的极度不安、躁动、抽搐、惊厥以至昏迷。肝型主要表现为肝功异常、肝区痛、肝大、黄疸甚至肝性脑病。肾型主要表现为血尿、少尿甚至无尿,肾区痛,水肿甚至肾功衰竭。

(3) 临床救治:米酵菌酸中毒目前没有特异性解毒方法,主要对症治疗,如洗胃排毒、保护肝、脑、肾等重要脏器。

(4) 鉴定检测:对于椰酵假单胞菌引起的中毒,可以通过微生物和米酵菌酸进行鉴定。目前已建立了相应的国家标准检测方法,包括椰毒假单胞菌酵米面亚种的检验方法(GB/T 4789.29—2003 食品卫生微生物学检验　椰毒假单胞菌酵米面亚种检验)和银耳中米酵菌酸的测定(GB/T 5009.189—2003 银耳中米酵菌酸的测定),为了指导椰毒假单胞菌酵米面亚种中毒的处理,原卫生部颁布了《椰毒假单胞菌酵米面亚种食物中毒诊断标准及处理原则》(WS/T 12—1996)。

3. 河豚毒素中毒

(1) 简介:河豚毒素(tetrodotoxin,简称 TTX)是一种剧毒的神经毒素,主要存在于鱼纲硬骨鱼亚纲豚形目所属的近百种河豚中,也存在于虾虎鱼、蝾螈、织纹螺等多种生物体内,是一种生物碱类天然毒素。河豚毒素是一种氨基全氢喹唑啉化合物,分子式为 $C_{11}H_{17}O_8N_3$,相对分子质量为 319。河豚毒素结构独特,结构中含有一个碳环,一个胍基、6 个羟基和一个半缩醛内酯官能团。TTX 是一种毒性很强的毒素,其毒性比氰化钠强千倍以上。

(2) 临床表现:潜伏期约为 10 分钟至 4 小时,多在食后 0.5～3 小时发病。中毒早期患者就表现出明显的消化道症状,如上腹不适、口渴、恶心、呕吐、腹泻。河豚毒素中毒有明显的神经系统症状，中毒早期表现为嘴唇和舌尖发麻，手指及脚趾刺痛或麻木，继而全身麻木，严重者出现运动神经麻痹、四肢瘫痪，语言障碍、呼吸困难，甚至呼吸麻痹。循环系统症状主要为脉搏缓慢、血压下降、心律失常等。

（3）临床救治：河豚毒素中毒发病急，病死率高。目前，对于河豚毒素中毒没有特效药物，因此，临床救治主要采取尽早排毒以及维持生命体征等对症治疗。

尽快将胃肠中未吸收的毒素排出体外，以避免毒素的进一步吸收是中毒后处置的关键环节。可口服 1% 硫酸铜溶液 100ml 催吐，后用 1∶5000 高锰酸钾溶液或 0.5% 活性炭悬液洗胃，如果无法及时进行药物催吐，应立即用手刺激咽喉部催吐。为了清除肠道中的毒素，可进行高位灌肠。采用利尿剂、注射生理盐水或大量饮水等方法，使毒素通过尿液排出体外。

河豚毒素中毒引起神经麻痹，随着中毒的发展，可能累及呼吸中枢，发生呼吸困难，最后可能导致呼吸中枢完全麻痹，患者停止呼吸而死亡。若出现呼吸困难，通过给予氧气吸入、气管插管、中枢兴奋剂或人工呼吸等方法维持呼吸。

（4）鉴定检测：河豚毒素的检测方法有小鼠生物法、免疫学方法、仪器方法等，小鼠生物法易于开展，不需要特殊的仪器设备，免疫学方法相对简单快速，仪器方法准确、稳定，是定性、定量检测的优选方法。目前，已经建立了鲜河豚中河豚毒素测定（GB/T 5009.206—2007）、水产品中河豚毒素测定（GB/T 23217—2008）的国标方法，前者为酶联免疫吸附分析方法，后者为液相色谱 - 荧光检测法。上述国标方法对适用范围做了明确规定，如果超出适用范围，则需要对方法的有效性进行实验验证，尤其是样品提取净化方法。目前，河豚毒素的检测速度尚未快到可以支持临床诊断的程度，仅用于中毒事件原因调查。

4. 鱼胆中毒

（1）简介：草鱼、青鱼、鲢鱼、鳙鱼（胖头鱼）和鲤鱼等鱼类的胆有毒，熟食、生食、冲酒服用均可中毒，吞食一个重 2kg 鱼的鱼胆即可引起中毒，一个重 5kg 鱼的鱼胆即可死亡。研究发现，导致鱼胆中毒的有毒成分为鲤醇硫酸酯钠，耐热性强，主要损害肝、肾等器官。

（2）临床表现：潜伏期一般为 2～6 小时，最短半小时。多数患者有恶心、呕吐、上腹疼痛、腹泻等消化道症状。患者可表现出明显的肝肾损害，肝脏损害如肝脏肿大、触痛，黄疸、肝功能异常，严重者有腹水，甚至发生昏迷；肾脏损害可导致全身水肿，少尿甚至尿闭，严重者可发生尿毒症。心脏也可能受损，第一心音低钝，心动过缓，心脏扩大，严重者可心力衰竭。严重者可发生急性溶血，出现呕血、便血、皮下出血等，多数患者出现血红蛋白尿。部分患者有头痛、嗜睡，唇、舌及四肢发麻，末梢感觉障碍，眼球震颤，也可发生抽搐、昏迷。

（3）临床救治：催吐、洗胃、导泻的方法促进毒素排出。应用利尿剂如甘露醇等，促进毒素由尿排出，也可用透析的方法。对有脏器损伤的患者，应用肾上腺皮质激素，补充体液，防治肾衰竭及保护肝脏。

（4）鉴定检测：临床症状和流行病学是鱼胆中毒的主要诊断依据。研究者对鲤醇硫酸酯钠进行了分离鉴定，但总体上研究非常少，也很少用于临床诊断。

5. 蛇毒中毒

（1）简介：世界上有大约 2500 种蛇类，大约 500 种有毒，在有毒动物导致的中毒中，蛇类占首位，全世界三分之一的人口会受到蛇咬伤的威胁。全世界每年死于蛇伤的人约有 4 万～6 万，我国蛇伤发生率约为 0.3%。蛇的毒腺分泌蛇毒，经由排毒管排出，通过牙咬伤进入被咬者体内。蛇毒是半透明黏稠状液体，成分复杂，主要成分是蛋白质和多肽。按毒理学作用分为作用于神经系统的神经毒素和作用于血液循环系统的血液循环毒素，有些蛇毒两种性质兼有，属混合毒素。

（2）临床表现：有些蛇主要含有血液循环毒素，如五步蛇、烙铁蛇、竹叶蛇等，咬伤可导致局部严重肿胀，并迅速向近心端扩散。疼痛剧烈似刀割、火燎、针刺，局部可发生水疱、血疱和组织坏死，流血不止，全身多处出血。如发生溶血则表现为溶血性贫血、黄疸、血红蛋白尿。心脏呈中毒性心肌炎表现，心电图异常。

有些蛇主要含有神经毒素，如金环蛇、银环蛇、海蛇等，局部症状较轻，无渗出液，有时仅有麻木感。全身症状在 1～3 小时后出现，主要表现为骨骼肌麻痹，起初累及的是颈部、眼肌及口咽部肌肉，出现眼睑下垂、复视、吞咽困难等。继而向躯干发展，可出现呼吸肌麻痹。另外，可出现嗜睡、大小便失禁、抽搐等症状。

有些蛇同时含有血液循环毒素和神经毒素，如眼镜王蛇、眼镜蛇、蝮蛇等，咬伤可同时出现局部和全身中毒症状，中毒症状因中毒程度及蛇的种类有所不同。

（3）临床救治：被蛇咬伤后，要在第一时间采取措施防止毒液扩散和吸收，在近心端用橡胶带、胶管、布条等结扎，结扎带下要垫布片，松紧适度。一般在口服蛇药 30 分钟后或注射抗蛇毒血清 10 分钟后松开。

对伤口进行局部处理，及时冲洗伤口，一般用 2% 高锰酸钾液或过氧化氢溶液等，也可用清水、肥皂水。神经毒类、混合毒类蛇伤可切开伤口，从近心端向伤口反复挤压 15～20 分钟，边挤边洗。神经毒类和混合毒类中毒可于伤口处注射胰蛋白酶以分解毒蛋白，或使用乙二胺四乙酸二钠以络合毒蛋白使其失去活性。

进行全身治疗，抗蛇毒血清为特效药，分为单价和多价，注射前必须做皮肤过敏试验，抗血清的用量根据中毒程度确定。

（4）鉴定检测：已经发展了多种蛇毒检测方法，如放射免疫法、免疫电泳法、酶联免疫吸附分析等，但由于毒蛇种类多，所含有毒成分复杂，通过检测某种或几种物质诊断蛇毒中毒意义有限，临床症状和流行病学是蛇毒中毒的主要诊断依据，必要时可以考虑进行蛇毒测定，但要考虑检测方法的适用性。

6. 蜂毒中毒

（1）简介：蜂毒是蜂类动物体内产生的一类毒素，通过蜇刺注入人体及其他动物体内，使其中毒。蜂毒成分复杂，目前已知大约含有 40 种组分，包括酶类、肽类和小分子物质。酶类中的葡萄糖苷酶和酸性磷酸单酯酶都是无毒酶类，透明质酸酶和溶血磷脂酶与蜂蜇伤引起的过敏反应有关。肽类中的蜂毒肽具有溶血作用，蜂毒神经肽能作用于中枢神经系统，另外有多种肽类有消炎作用，如阿度拉平具有止痛消炎的作用，四品肽有前列腺素样消炎作用。低分子量物质中的组胺、乙酰胆碱是蜂蜇引起疼痛的物质。

（2）临床表现：蜂毒的组分很复杂，产生的毒性作用不同，蜂毒中毒的主要症状是过敏反应，也可产生溶血及神经症状。皮肤被蜂刺伤后立即有灼痒和刺痛感，不久局部红肿，发生风团或水疱，被蜇伤处中央有一瘀点，可有折断的毒刺，如多处被蜇伤，可产生大面积显著的水肿，有剧痛。严重者除有局部症状外还出现不同程度的全身症状，如畏寒、发热、头晕、头痛、恶心、呕吐、心悸、烦躁或出现抽搐、肺水肿、虚脱、昏迷或休克，常于数小时内死亡或经数日后死去。国内黄蜂蜇伤发生过敏性休克死亡已有数例报告，还有报告蜂蜇伤发生血红蛋白尿引起肾功能衰竭的病例。

（3）临床救治：目前还没有对蜂毒特异性的抗血清，对于蜂毒中毒一般主要以治疗过敏症的药物为主，如注射钙制剂、肾上腺素或皮质类固醇。严重的全身性过敏反应应作为急症病例处理，特别是出现循环和呼吸障碍时，应立即注射肾上腺素，出现咽喉水肿时，应插管保持气道畅通。对于严重的、危及生命的病人，可用毒素进行免疫治疗。

（4）鉴定检测：蜂毒中毒的诊断主要依据临床症状和流行病学，蜂毒的分离鉴定在临床应用很少。

7. 毒蕈（毒蘑菇）中毒

（1）简介：蘑菇属于真菌，现已知约有三千多种，其中有些蘑菇有毒，我国的毒蘑菇有100种左右，最常见的是褐鳞环柄菇、肉褐鳞环柄菇、白毒伞、鳞柄白毒伞等10多种。蘑菇毒素有许多种，毒肽主要为肝脏毒性，毒性强，作用缓慢；毒伞肽为肝肾毒性，作用强；毒蝇碱的作用类似于乙酰胆碱；光盖伞素可引起幻觉和精神症状；鹿花毒素可破坏红细胞。

（2）临床表现：由于毒蘑菇的种类不同，所含有毒成分不同，中毒的临床表现也不同，一般分为胃肠炎型、神经精神型、溶血型以及内脏损害型。

胃肠炎型中毒潜伏期约为0.5～6小时，表现为恶心、呕吐、腹痛和剧烈腹泻。腹痛是以脐区或上腹部为中心的阵发性疼痛，有的呈绞痛。腹泻为水样便，每日3～5次，多者10余次。吐泻严重者可导致脱水，引起电解质紊乱和周围循环衰竭。

神经、精神型中毒的典型症状与乙酰胆碱作用相似，如瞳孔缩小、流涎、流泪、出汗和脉搏缓慢等，部分患者还有胃肠炎症状，重症患者伴有血压下降、呼吸不稳、谵语、抽搐、昏迷、精神错乱、幻视和幻觉。

溶血型中毒在进食1～2小时后开始出现明显的消化道症状，包括腹胀、腹痛、剧烈呕吐、腹泻，患者有头痛、倦怠、肝脾肿大、肝区疼痛、黄疸、血红蛋白尿等症状或体征，严重者出现心律不齐、抽搐，有时可引起坏死性肾小管变性，发生急性肾衰竭。

内脏损害型中毒的潜伏期为6～72小时，以24小时内发病居多，该型中毒病死率很高，约为50%～95%。患者首先表现为恶心、呕吐、腹痛、腹泻等胃肠炎症状，此类症状持续1～2天后逐渐缓解，出现短暂无症状期。大约进食后2～3天，患者出现内脏损害，以肝、肾、脑、心为主，肝损害最为严重，肝大、黄疸、肝功能异常，严重者可发生急性或亚急性肝性脑病。严重的肾脏损伤可表现为血肌酐、尿素氮明显升高，少尿、无尿、血尿、蛋白尿等。此期可发生弥散性血管内凝血，表现为呕血、咯血、皮肤黏膜出血等。内脏损害期重症患者可死亡。内脏损害期后患者可能出现烦躁不安、嗜睡、抽搐等精神症状，重者患者最后昏迷而死亡。有的患者经过2～3周，中毒症状逐渐消失而好转，有的要经过更长时间，预后良好。

（3）临床救治：为了阻止进一步吸收毒素，要及时催吐，并尽快洗胃，或给予导泻剂。为了加快血液中毒素的排出，可用血液灌流、透析等方法。

阿托品可用于治疗神经精神型中毒患者。对毒伞、白毒伞等引起肝脏或多功能脏器损伤者，可应用巯基络合剂。多数轻微的精神异常可自愈，无须药物治疗，但对严重精神分裂的患者，要及时给予抗精神病治疗。对于溶血型中毒及其他重症中毒病例，特别是有中毒性心肌炎、中毒性脑炎、严重肝损害及有出血倾向的病例，使用肾上腺皮质激素，对有精神症状者慎用。

对胃肠炎症状，积极纠正脱水、酸中毒及电解质紊乱，对肝损害者给以保肝治疗，有惊厥或抽搐者应予镇静或抗惊厥治疗。

（4）鉴定检测：蘑菇毒素成分复杂，有用高效液相色谱、质谱等方法开展鹅膏肽类毒素检测的报道，但蘑菇毒素的分析检测尚未用于临床诊断。现场可采集可疑毒蘑菇，并将其影像资料及标本，传递至后方专门机构进行物种鉴定，以明确病因。

8. 蓖麻中毒

（1）简介：蓖麻是大戟科植物，我国各地均有栽培，蓖麻种子中的蓖麻毒素和蓖麻碱是导致蓖麻中毒的主要物质，蓖麻毒素是一种细胞原浆毒，可损害肝、肾等实质细胞，并有凝集溶解红细胞的作用。儿童食入生蓖麻籽4～5粒即可死亡，煮沸2小时可以去毒。

（2）临床表现：蓖麻中毒多在食后3～24小时发病。患者咽喉及食管有烧灼感，恶心，持续性呕吐，腹痛，可有血性粪便。蓖麻毒素可导致肝肾等实质细胞损害，发生浊肿、出血及坏死等，患者可出现血尿、少尿或尿闭，肝功能损害可表现为黄疸。中毒严重者可有血压下降、休克等循环系统症状。

（3）临床救治：通过洗胃、催吐、导泻、透析的方法，排出消化道及血液中的毒素。口服蛋清、冷牛奶、冷米汤等，以保护胃黏膜。进行对症治疗，如维持水电解质平衡，对肝脏损伤患者进行保肝治疗，惊厥患者给予抗惊厥处理。

（4）鉴定检测：蓖麻毒素是导致蓖麻中毒的主要原因，已经发展了多种免疫学方法、仪器方法，已经制定了出入境检验检疫行业标准（SN/T 1763.3—2006），用胶体金免疫层析和酶联免疫吸附分析测定蓖麻毒素，也有报道用质谱检测蓖麻毒素。通过专家系统进行物种鉴定也是蓖麻毒素中毒的重要鉴定手段。

9. 马桑中毒

（1）简介：马桑分布于云南、贵州、四川、湖北、陕西、甘肃、西藏等地，属灌木，马桑全株有毒，尤以嫩叶及未成熟的果实毒性最大。有报道人误食马桑青果15～60g可致中毒。马桑的有毒成分主要为马桑内酯类化合物，如马桑毒素、羟基马桑毒素、马桑宁、马桑亭等。马桑毒素主要影响中枢神经系统抑制性触突传导过程，阻断脑和脊髓中γ-氨基丁酸对受体的作用，是γ-氨基丁酸受体拮抗剂。

（2）临床表现：马桑中毒潜伏期约为0.5～3小时，一般在1小时左右。发病初期表现为恶心、呕吐、流涎、头晕、头痛、胸闷、乏力、腹部不适、腹痛等症状，偶有腹泻，少数患者出现全身瘙痒。病情较重者还可出现精神萎靡、烦躁、血压升高、呼吸加快、四肢及全身抽搐等症状。严重中毒患者可出现频繁抽搐、癫痫持续状态、高热、昏迷、瞳孔对光反射迟钝或消失、窦性心动过速或过缓，呼吸道分泌物增多，肺内可闻及湿性啰音，甚至出现呼吸心搏骤停而导致死亡。

（3）临床救治：采取洗胃、导泻等措施，防止毒素的吸收。如出现惊厥等可用苯巴比妥钠等抗惊厥药物进行对症治疗。

（4）鉴定检测：马桑中毒诊断的主要依据是临床症状和流行病学，对马桑内酯类化合物的分析检测研究较少，可通过专家系统对可疑植株进行鉴定。

10. 乌头中毒

（1）简介：乌头属植物为木兰亚纲毛茛目毛茛科（ranunculaceae）植物，乌头属植物约有250种。乌头属植物多全株有大毒，根最毒，种子次之。乌头属主要含二萜类生物碱，如乌头碱（aconitine）。乌头碱小鼠皮下注射 LD_{50} 为0.26～0.29mg/kg，灌胃为1.8mg/kg。

（2）临床表现：乌头的有毒成分是二萜类生物碱，其中毒性最大的是乌头碱。乌头碱主要作用于神经系统和心血管系统。乌头碱吸收快,中毒极为迅速,潜伏期一般为 10 分钟至 2 小时,可出现口唇及四肢麻木、恶心、呕吐、心悸等症状,重症患者可出现恶性心律失常、抽搐、昏迷等,甚至死亡。

（3）临床救治:临床救治以洗胃等清除毒物及对症处理为主,特别是由于乌头中毒所致的心律失常特点为多样易变,故应行心电图检查及开展心电监护,根据发生心律失常的类型,给予相应的抗心律失常药物等进行积极防治。

（4）检测方法:液相色谱 - 质谱方法检测乌头碱多用于中药毒性研究,乌头碱中毒的诊断以临床症状和流行病学为主要依据,必要时可采集标本进行乌头碱检测,但必须考虑检测方法的适用性。如果能保留可疑植株或影像,可通过后方专家系统进行物种鉴定支持。

第三章 >>>

中毒事件卫生应急处理技能

第一节　个体防护的培训及演习、演练

一、个体防护装备的科学应用

正确合理的储备、使用个体防护装备是保证现场处置专业人员生命安全与健康的关键，现场处置的专业人员要具有系统全面了解并掌握个体防护装备储存、维护、使用方面知识，从而在保护自己的生命安全与健康基础上，完善处置化学中毒突发公共卫生事件。

（一）科学选择

根据化学中毒现场情况，如化学物质理化特性、毒性大小等、中毒现场等因素，根据区域划分等情况、科学、合理选择针对性化学中毒防护装备，避免防护不足或防护过度。

（二）系统配置

化学中毒防护是一个系统防护，相关防护装备应该配合使用才能形成一个完整的防护体系，单一或非系统使用某项防护装备很难起到安全的防护效果，如液氯中毒现场，仅使用半面罩，而不考虑眼睛、黏膜的防护。防护装备的详细配置使用原则请参照 A、B、C、D 级分级防护准则。

（三）使用检验

在防护装备使用前，应该根据各防护装备的具体要求，进行必要的检查，除一般的外观、形状检查外，还要做一些专业的检查，如面具的适合性检验、密合性测试，气密性防护服（A 级防护服）的压力测试等，所有防护装备应该定期、参照厂家提供的说明书要求，进行必要的检验。

适合性检验不是检验呼吸防护面具的性能，而是检验面罩（包括口罩、全面罩、半面罩）与每个具体使用者面部的密合性。一般在呼吸防护面罩的检验认证过程中，依据标准对面罩进行有关密合性的检验。在选择面罩时，首先可以根据每款面罩提供的号型，根据脸形大小进行粗略选择，然后再借助适合性检验确认是否能够密合。适合性检验分定性和定量两种类型：

定性适合性检验：受试者佩戴好面罩后，借助喷雾装置将经过特殊配比的苦味剂或其他液体在周围环境中进行喷雾，在确认使用者能够尝到试剂味道的前提下，依靠使用者对检验喷雾的味觉，判断面罩内是否能够尝到喷雾，如果尝不到，一般可以判断面罩密合。如

使用者在适合性检验中能够尝到味道,说明两种可能性,一是面罩型号不适合,二是面罩佩戴或调节方法不当。为每次检验失败都提供第二次检验的机会,通过调节头带松紧、面罩位置、鼻夹松紧等再重复检验。如果仍然有味道,说明该面罩不适合使用者,其应选择其他型号或品牌的防护面具了。定性适合性检验设备比较简便,实施比较方便。

定量适合性检验:除定性适合性检验外,如需要详细了解全面罩的使用情况,需要依靠定量适合性检验来判断面罩的适合性,建议联系面罩供货商提供有关服务,或者送第三方专业检验机构对适合性进行检验,并出具检验报告。根据 GB/T 18664—2002《呼吸防护用品的选择、使用与维护》的要求,适合性检验应在首次使用一款呼吸防护面罩的时候做,以后每年进行一次。适合性检验应由提供呼吸防护用品的单位提供。

(四)正确穿脱

严格参照个体防护服装说明书要求穿戴,注意穿戴次序,同时在脱卸个体防护装备时,也须按照说明书要求,顺序脱卸。脱卸后的防护装备注意洗消处理,避免发生环境危害事件。以下以 A、C 级防护服为例介绍一般防护装备的正确穿脱顺序。

1. A 级防护装备穿脱顺序

注意事项:在着装前必须对 A 级防护服表面和各个连接处仔细检查,检查后进行压力测试,确保服装完好。检查携气式空气呼吸器气瓶及其连接,确认没有破损。如环境温度低,还应在防护服目视镜里面涂上防雾剂;防护服内穿长衣裤,去除笔、首饰、刀等硬物或尖锐物品;着装时需要有另外一个人帮助。

A、B 级防护装备着装顺序:

(1)在着装前必须对防护服进行检查和压力检测,确保服装完好;着装要有另外一个人帮助;

(2)如环境温度低,要在防护服目视镜里面涂上防雾剂;

(3)防护服内穿长衣裤,衣裤上不要有笔、首饰、证章等可能损坏防护服的物品;

(4)脱掉鞋(穿附带有长筒靴的防护服时可省去这一步),袜子套在裤脚上;

(5)按要求检查携气式个体防护器及其连接,但此时不要佩戴;

(6)将双脚放入外套靴里,拉下套靴上面的罩,将裤子提起,站起扎上腰带;

(7)打开空气供应装置,佩戴面罩,确定供气系统工作正常;

(8)将手臂和头放入防护服里,拉上拉链,合上拉链覆盖;

(9)助手检查确定拉链及拉链覆盖是否拉紧,面罩视野是否清晰,所有空气管路是否紧密结合;

A、B 级防护装备脱去顺序:

(1)在气瓶尚有足够空气时离开工作现场,脱去装备也需要有另外一个人帮助,此人应根据现场要求穿戴一定级别的防护装备。

(2)如果在现场解除了有毒化学物、致病微生物等,要在脱去前用水冲洗(或消毒液)等方法去除致病物;

(3)按穿防护服相反的顺序脱去防护服,脱去时勿接触防护服上可能沾染有化学物的地方;

(4)如果可能,对防护服进行全面清洗,检测以备再次使用;

(5)如果防护服不能进行洗消,应用安全的方法将防护服抛弃。

2. C级防护装备穿脱顺序

C级防护装备着装顺序：

（1）参照产品说明安装滤盒，检查防护服表面是否有破损，确认其完好；

（2）佩戴呼吸防护器，以半面罩为例，检查面罩佩戴后气密性；

（3）佩戴眼罩；

（4）穿防护服，戴帽子，不能将头发露在外面；

（5）穿防护靴；

（6）戴防护手套；

C级防护装备脱去顺序：

（1）摘帽子，脱去防护服；

（2）连同防护服一同脱去防护靴和防护手套，脱的过程中手不能触摸到防护服及防护手套、防护靴的外表面；

（3）从后面摘掉眼罩；

（4）从后面摘掉半面罩。

（五）维护保养

建立定期检查和维护制度，注意防护装备的维护与保养，参考厂家提供的相关资料进行清洗、存放，并按期更换，确保配备的个体防护装备保持良好的使用状态，并随时可用。使用前检查各零部件完整性及其性能，查看维护与保养记录。

在使用个人防护用品中要注意防止失效，经常更换滤料，保持个人防护用品的清洁卫生等。

如，一般讲，对于防尘口罩或面罩，使用者至少应在感觉呼吸阻力明显增加的情况下更换过滤元件，因为随着使用时间的增加，颗粒物不断在滤料上累积，导致阻力升高，降低使用的舒适性。对于随弃式（或称简易式）口罩，应整体废弃。对于防毒面具的使用，应根据防护的气体或蒸气的种类和浓度水平，预测所选用的过滤元件的使用寿命，建立定期更换的时间表，按时更换。因此，定期检测作业现场有害气体浓度，不仅可评价现场是否达到职业卫生标准，是否需要进一步的呼吸能防护，还对使用呼吸防护用品，定期更换过滤元件非常重要。单凭使用者对有害气体的味觉判断失效是非常不安全的，不仅因为有些有害气体的味觉浓度比较高，往往闻到的浓度已经超过安全限值（如苯），更有一些气体完全没有味道（如一氧化碳），或在穿透时没有警示性（如硫化氢）。

（六）技术培训

建立防护训练制度，确保每人能够熟练佩戴和摘脱个体防护装备，了解在防护条件下实施处置作业的能力，掌握对装备使用过程中突发故障的紧急处理方法。定期主办（举办）防护装备的使用与维护技术培训，做到科学配置、正确使用、定期维护。建立考评制度，将队伍和人员的防护考核列入应急质量管理体系。培训与训练内容应包括：

1. 个体防护装备的防护原理；

2. 等级防护装备的组成、适用范围、局限性；

3. 个体防护装备的选配、使用和维护方法；

4. 个体防护装备适合性检查方法，确定每个人员选用装备型号和有效性；

使用个体防护装备时还应该注意防护等级越高，对使用者的工作负荷就越大同时影响工作效率，并且生理舒适性也越差。因此，在特定突发事件中，为事件处置人员确定适宜的等级防护装备尤为关键，这要求能够准确地鉴别特定事件的危害性质、危害水平和危害区域。

在危害性质和危害水平已知的条件下，等级防护也是可以灵活运用的。如：若不存在任何的皮肤毒性或腐蚀性化学品，可以仅采用适宜等级的呼吸防护装备和辅助性工作防护用品（如防护手套）。

（七）技术演练

无论是应急人员还是管理者都应理解，化学中毒事件现场环境极其复杂，应急内容和工作强度难免发生变化，因此对应急人员事前进行培训和定期演练是非常必要的。

二、个体防护装备的限制性因素

个体防护装备自身和对防护人员都有多方面的限制或问题，突出地表现在以下方面：

1. 不同类型的个体防护装备有不同的防护能力、水平和时间，但这种防护能力、水平和时间都有其一定的限度，如过滤式呼吸器不能应用于缺氧环境。

2. 个体防护装备的防护效能还同选用装备的适合性、匹配性、使用熟练程度有密切关系。

3. 由于重量、屏障性、膨体性等问题，个体防护装备对使用者的作业能力和效率会产生不同程度的影响。

4. 由于不良的散热和排汗能力，个体防护装备施加了严重的热负荷；在没有辅助冷却装置的情况下，防护等级和环境温度越高，使用者的热负荷越严重，甚至仅能维持不足半小时的作业时间。

5. 由于综合的影响，防护人员还可能出现严重的心理不适反应。

6. 一些面型异常、呼吸系统疾病不适于使用呼吸防护装备。

7. 一些呼吸防护用品可能不能适用于矫正视力人员。

三、个体防护的评估

选择适合的个体防护装备还有经过科学的评估，以评价相关装备能否满足应急处置人员基本防护需求。个体防护装备评估的内容主要包括防护性能（对代表性工业有毒化学品或材料、化学毒剂的防护能力等）和适用性（使用时间、匹配性、负荷等）。

四、个体防护主要常见错误点评

（一）储备及选用不当

储备选用不当主要是指应急管理者没有科学评估可能遇到的事件危害因素，不能合理储备选用个体防护装备，以至于出现需要时无相应的个体防护装备可用或选用错误的个体防护装备，因而不能正确执行处置任务的情况。如在防护储备库中，配置了所有类型的呼吸防护面具与过滤元件不配套，气体中毒却选用防颗粒物的口罩。

（二）防护不足

防护不足指为使用者配备的个体防护装备不能防护事件现场环境中存在有害物质或者是不能防护事件现场环境中存在的高浓度有害物质，防护不足意味着没有为应急人员提供有效的防护，以至于危害其生命健康与安全。如在氨中毒现场的氨气浓度高于立即致死浓度,仅使用过滤式呼吸器来进行呼吸防护。

(三)防护过度

防护过度主要指选用的个体防护装备超出了事件现场环境对有害因素防护需求,防护过度可导致应急人员处于严重的生理不适状态(如过热)、限制作业效率,并降低了个体防护装备使用寿命。如在氨中毒现场的冷区,穿戴或使用B级防护服和动力送风呼吸防护装置。

(四)维护不当

防护装备在使用前必须进行正确的维护与定期的检验,如果缺乏正确的维护或必要的检验,会导致防护效率下降或失去防护效果。如在氨气泄漏现场的热区或暖区,穿戴未经过气密性检验的A级防护服。

(五)使用错误

正确使用防护装备是保证保护效率的基础,如果未参照使用说明,而错误地使用防护装备,达不到应有的防护效率,甚至根本无防护作用。如使用全面罩时仍佩戴框架眼镜,无法保证面罩的密合性。

(六)处置错误

当从处置现场撤退到安全区域,需要脱卸防护装备时,如果未按使用说明要求正确地脱卸,并进行必要的洗消处置已经穿戴的个体防护装备时,可能造成不必要的个体伤害或形成二次污染事件。如从热区撤退后,虽然正确脱卸专用防护服装,但未进行必要的洗消导致二次中毒事件。

五、氨中毒现场医疗卫生应急人员个体防护案例

常见突发中毒事件现场处置医疗卫生应急人员的防护方案可参考《突发中毒事件医疗卫生应急人员防护导则》附件2中内容。

(一)处置总则

氨(NH_3)是一种刺激性气体。氨中毒现场救援时应首先注意确保处置人员的安全,同时采取必要措施避免中毒人员受到进一步伤害,降低公众健康受到威胁。现场救援和调查工作要求必须2人以上协同进行。应排除现场存在其他有毒气体和易燃易爆气体的存在,若同时存在其他有毒物质,应参考其他应急救援技术方案。

(二)防护方案

进入氨气浓度较高的环境内(如出现昏迷/死亡病例或死亡动物的氨气泄漏核心区域,或现场快速检测氨气浓度高于$360mg/m^3$),必须采用A级防护,即自给式空气呼吸器(SCBA)和A级防护服,并携带氨气气体报警器;进入氨气泄漏周边区域,或现场快速检测氨气浓度在$30\sim360mg/m^3$之间,可采用C级防护,即全面罩防毒面具配适合的过滤元件,并佩戴氨气气体报警器,穿戴C级防护服、化学防护手套和化学防护靴。进入已经开放通风,且现场快速检测氨气浓度低于$30mg/m^3$的环境,对个体防护装备无特殊要求。

现场洗消人员在给液氨/高浓度氨气灼伤病人洗消时,应采用C级防护,即全面罩防毒面具配适合的过滤元件、C级防护服、化学防护手套和化学防护靴。

医疗救护人员在现场医疗区救治中毒病人时,可采用D级防护,戴乳胶或化学防护手套和防护眼罩。

氨中毒现场PPE选配汇总参见(表3-1)。

表3-1 氨中毒现场PPE选配汇总表

防护类型	PPE说明		
	A级	C级	D级
呼吸防护	SCBA	全面罩防毒面具，过滤元件满足以下要求：防氨气和颗粒物的综合防护过滤元件，或防包括氨气在内的多用气体和颗粒物的多功能综合防护过滤元件。如： (1) 符合GB 2890—1995的4L号罐（灰+白道标色） (2) 符合GB 2890—2009的防含K类气体和至少P2级别的颗粒物（含绿+粉色标色） (3) CE认证防含K类气体和P3级别的颗粒物 (4) NIOSH认证防含碱性气体和P100级别的颗粒物	无特殊要求
皮肤防护	A级化学防护服、化学防护手套、化学防护靴	C级化学防护服，化学防护手套和化学防护靴	工作服，乳胶或化学防护手套
眼睛防护	已包括		防护眼罩
气体报警	氨气报警器		不需要

第二节 中毒样品的采集、保存和快速检测方法演练

一、目的

为了促使现场工作人员掌握现场样品采集和现场检测的关键，并能熟练应用。

二、原则

演练应具有针对性和可操作性。

三、现场场景设计原则

场景设计应尽可能具有典型性，一般选择我国多发的引起急性中毒气体或毒物作为演练目标设定现场，场景设定应设立相对固定的持续的污染源作为检测对象。

四、通知的要求

采用多种技术手段实施通知，通知的信息内容可以根据演练目的和演练对象的技术水平确定通知的信息含量，以供演练对象对现场信息的初步了解；可以通过提供现场信息的量多或量少以增加现场演练的难度，如中毒的原因是否明确？污染源是否明确？污染区域是否确定？

五、技术方案

1. 是否制定技术方案。一般应提供针对突发事件的通用技术方案和针对演练事件的技术方案。

2. 技术方案的全面性，是否涵盖全面；技术方案应确定现场工作的程序，并对检测目标、

检测依据和技术要求、人员配置与分工、仪器设备配置，以及防护用品的配置等进行明确。

3. 技术方案的正确性和可操作性；人员配置合理，具有现场采样和检测的技术人员，并分工明确；仪器设备的配置应针对现场情况，配置全面。检测依据选择正确，适用于现场快速检测，一般应选择国家标准、国际标准、权威或文献方法以及建立的非标方法。配置的防护用品适用于现场污染源的防护，可以有效保护检测人员的健康和保障工作的进行。

六、现场操作考核要点

1. **工作程序正确** 到达现场可以依据工作程序开展应急检测工作，程序正确，工作高效；

2. **防护用品佩戴的正确性** 现场工作人员可以正确佩戴个体防护用品。

3. **技术方案的有效实施** 现场人员依据技术方案开展应急检测工作。

4. **污染源的确定正确性评估** 对污染源的确定正确，可以对区域的划分提供有效的技术支撑。

5. **样品采集容器的选择正确** 样品采集操作正确，记录信息及时准确。

6. **检测仪器设备状态良好** 不缺少配件，到达现场可以很快进入工作状态检测人员对现场检测仪器操作熟练，过程正确。

7. **检测操作过程记录规范** 检测操作过程的记录及时，记录信息充分。

8. **检测结果准确** 检测结果定性定量准确，结论正确。

第三节 现 场 洗 消

中毒事件现场往往存在有各种污染物，污染区内的公众及救援人员离开污染区时必须经过洗消处理。国家医学救援体系规划和装备是以车载平台为基础，故本节以车载洗消系统为例介绍相关技术。

一、洗消系统（车辆）简述

（一）主要用途

洗消车是专门用于遇有突发事件时，完成对遭到化学等有毒有害物质污染的人员及伤病员进行院前清洗消毒，防止污染扩散的装备。

（二）组成及功能

洗消车主要由供水加热系统、污水收集系统、供暖系统、照明系统、洗消设施、供电系统、充气帐篷及自动补压系统等部分组成，可完成对单人或多人污染的洗消工作。污水收集由污水收集泵、污水管路、封闭式污水袋、吸尘吸水机组成，污水袋可串联多个使用，对洗消污水只做集中收集不做处理。

其构造如图3-1所示。

（三）洗消系统（车辆）的展开

洗消系统的现场展开，考虑应在中毒事件现场的上风方向，或至少不是在下风方向实施。在洗消区内要有明显的标志并且实行个人和交通的管制，尽可能减少二次污染。

1. **展开步骤** 首先启动车载发电机，打开系统电源，利用车载升降机取出洗消帐篷、担架和洗消耗材。连接水电管路，启动鼓风机展开两顶伤病员洗消帐篷。车载洗消机、暖风

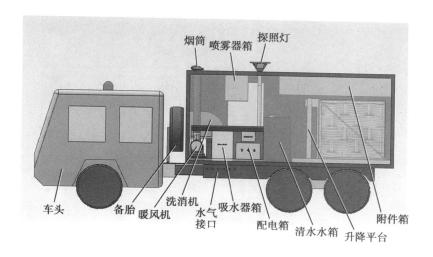

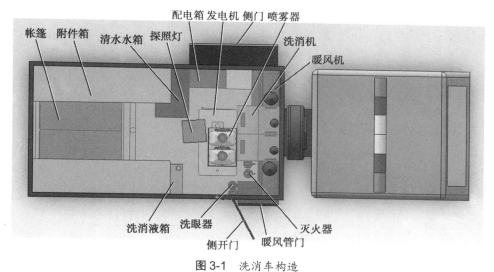

图 3-1　洗消车构造

机同步启动。配置伤病员洗消担架滑轨、洗眼器、照明、洗消耗材箱等。安装废液收集装置（图 3-2）。

2. **洗消帐篷安装**　采用充气式帐篷，该帐篷采用结构框架（充气式）形式，框架采用 PVC 双涂层高强复合布，蓬布采用 PVC 单层高强迷彩布。根据洗消流程分三个室，即去污室、洗消室、更衣室，另在设计时为增加作业量，设置了两个洗消通道。帐篷内被分为 6 个小房间，每室的长度为 2.7m，宽 2.4m。中间为洗消室，中间增加了两个气柱，形成水池，可存污水并收集，详见下图。该帐篷长 8.54m，宽 4.8m，高 2.7m（标配），约 40m²。（图 3-3）

3. **洗消担架**　洗消担架（图 3-4）由担架和担架床组成。采用铝合金材料，可折叠，担架面为 PVC 涂层的网格布面，网孔大小为 2mm×2mm。主要用于对重伤病员洗消作业。担架床组合后贯穿去污、洗消和更衣三个室，方便伤病员的洗消与移动。

4. **其他**　包括污物桶，水桶，衣物塑料保存箱（袋），剪刀、水桶（10L），毛刷，海绵块，毛巾，床单，拖鞋等，以及按照任务的设定准备适量的清洁衣物。

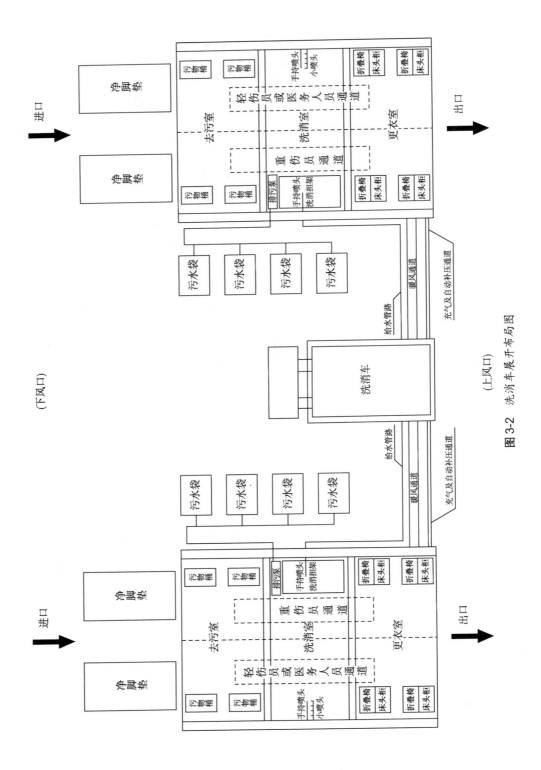

图 3-2 洗消车展开布局图

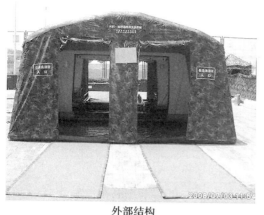

外部结构

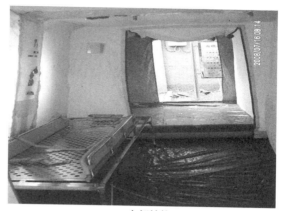

内部结构

图 3-3 洗消帐篷

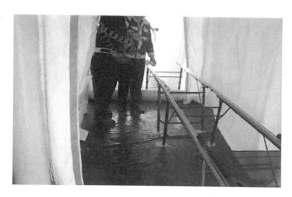

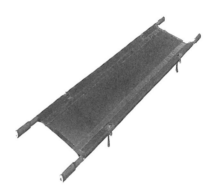

图 3-4 洗消担架

二、伤病员洗消演练

（一）人员分组与防护

在两组洗消帐篷全部展开情况下，承担洗消任务的人员至少需要 9 人，其中一人负责控制保障系统，其他 8 人分为 2 个小组，另配备 2 组担架 4 名担架人员，承担展开和伤病员洗消任务。一般在洗消车辆和洗消帐篷展开后穿戴防护服，洗消室内人员特别要注意防护手套、防护靴的防护性能。在更衣室内人员防护级别可相对降低。

（二）洗消流程

1. 去除污染物

（1）表面除污处理。使用军用毒剂消毒包（过去亦称军用毒剂消毒手套），依次轻轻拍打伤病员身体暴露皮肤、面具、衣服表面和污染担架，重点对有明显液滴或油状毒物的位置进行拍打和吸附，去除体表沾染的毒物。

（2）染毒衣物处理。脱去（剪开）伤病员衣服（包括贴身内衣）、鞋袜，将污染衣物放入专用密封袋封存。

（3）将伤病员贵重物品装入贵重物品袋，并登记和标记。

（4）如面部佩戴防毒面具或防护口罩，全身冲洗后再摘下伤病员防护物品。

2. 皮肤洗消

（1）用大量流动清水冲洗全身，充分清洗暴露、易污染部位及毛发。

（2）对于污染较严重的部位，如伤口和染毒皮肤，应当适当延长洗消时间，并用肥皂水或其他洗消液洗消。

（3）眼睛冲洗：使用生理盐水或洁净水冲洗眼结膜，后滴入抗生素眼药水。

3. 更换担架和衣服 洗消后的伤病员，应当更换清洁区内的清洁担架和干净衣服，而后送至检伤分类组进行伤病员检伤分类工作。

（三）洗消注意事项

1. 洗消人员必须经严格的化学防护专业训练，熟练掌握化学毒剂医学防护理论及防护装备、消毒装备性能。

2. 及时洗消对挽救生命至关重要，应在染毒后第一时间尽快实施洗消。

3. 洗消人员应加强自身防护，进行洗消时穿戴相应级别的防护器材。

4. 洗消时，身体避免与染毒物体直接接触，不要在洗消场所饮水、进食、吸烟等。

5. 备有急救药品和抢救器材，应对在洗消过程中伤病员出现伤情恶化。

6. 洗消人员结束洗消任务后，应进行全身洗消。

7. 洗消废水应收集，经消毒处理后方可排放。

8. 帐篷尽量选择平整并且磨损较小的场地展开，避免触碰尖锐物体；每次使用后必须清洗干净，擦干晾晒后方能收放。

（四）衣服的剪开方法

内外衣的剪开方法基本相同，在去除所有其他的衣物后再脱去内衣。去掉外衣时，沿着止血带、绷带和夹板剪开外衣。为了防止内衣被污染，在每剪完一刀后，剪刀要在5%次氯酸盐溶液中浸泡。

1. 剪开外上衣

（1）拉开上衣拉链。

（2）从两侧袖子手腕处向上剪开袖子至腋窝，然后再剪到颈部。

（3）把左右两侧胸部的衣服向外翻转下来，使得衣服内面朝外。

（4）将衣服塞进手臂和胸部之间。

（5）另一侧外衣的操作同上步骤。

2. 剪开外裤

（1）在裤子翻边沿着裤腿的内接缝剪开至左腿腰部。

（2）右侧沿裤腿的内接缝剪开至略低于裤子拉链处，然后横向剪至第一刀剪开处。

（3）将裤子的两半从伤病员身上脱下，放在污染的担架上。

（4）将裤子的两半塞在身体两侧和包卷起上面的裤子放到两腿之间的下方。

（五）必要手势

为克服全身防护给交流的困难，便于更好执行洗消任务，特规定洗消区内的手势如下。

右臂举起，手掌心向下置于头顶，表示需要洗消人员的帮助（图3-5）。

右臂放于胸前，手握拳拇指向上，已经洗消完毕（图3-6）。

右臂放于胸前，手握拳拇指向下，尚未洗消（图3-7）。

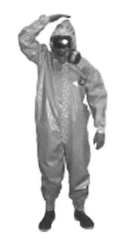

图 3-5　手势：需要帮助

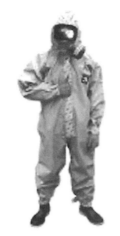

图 3-6　手势：已经洗消

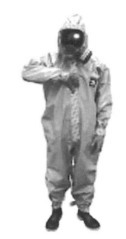

图 3-7　手势：尚未洗消

三、救援人员洗消演练

救援人员应当遵循未经过洗消的人员不能进入清洁区的原则。对于其随身带入污染区的设备、器材，在进行人员洗消前，必须留在洗消区入口处，由洗消人员进行专门处理。救援人员的洗消，应在专业洗消人员的配合下，依据其所着的防护服种类进行。

1. 透气式防护服　首先对有明显液滴或油状毒物污染的表面进行洗消，具体做法是由洗消人员使用军用毒剂消毒包依次轻轻拍打衣服表面，吸附去除沾染的毒物，再依次协助救援人员脱去手套、上衣、裤子和靴套，最后脱去面具，放入污物袋中进一步处理。

2. 非透气式防护服，其洗消程序为　用大量清水冲洗，如果表面有严重的污染物，用相应的洗消液洗消。

第四节　中毒事件调查处理案例推演

一、案例一：以中毒控制策略为主要演练目标（毒鼠强危害控制）

角色：

角色1：专家咨询委员会委员——突出控制策略

角色2：疾病预防控制中心专家

角色3：临床急诊科医师

使用方式：通过听课，讨论，资料查阅现场组织答案。

（一）场景描述

时间	现象或事件	应对要点描述
1988—1991年	1. 沈阳化工研究院生产新的灭鼠剂 2. 两位生产线工人出现以精神症状为突出表现的疾病 3. 文献毒鼠强中毒的报道	

续表

时间	现象或事件	应对要点描述
1991—1997 年	1. 部分地区特殊的地方病发生 2. 逐步蔓延的以抽搐为特征的"怪病",涉及 6 个省区,仅此区域内死亡超过 30 人	
1997 年	广西不明原因抽搐病因明确 河南、湖南、江西、广东等省区发生同类事件,均为毒鼠强	
1999—2001 年	集贸市场销售鼠药中毒鼠强占有量从 1/3 急速上升到 80%	
2002 年	南京重大毒鼠强中毒事件 同期湖南、广东、北京毒鼠强中毒事件	
2004 年	两高司法解释	
2005 年	事件减少,发病人数减少,死亡人数减少	

(二)评语

二、案例二:病因调查为主要演练目标(盐霉素)

时间 (2008 年 3 月)	现象或事件	应对要点描述
15 日	1. 理化检测工作的困惑 2. 线索的发现 3. 收集方法	
16 日	1. 调查启动方式及关键步骤把握 2. 线索扩大 3. 证据核实	
17 日	1. 现场工作启动 2 现场证据采集 3. 现场调查对下一步工作的影响	
19 日	病因假设的建立 证据补充	
20 日	实验室证据及应用	
21 日	病因结论	
22 日	经验,教训	

以组为单位展开讨论。请各个角色讨论前查找相关资料并进行分析。讨论中要充分表达角色的执行细节,并对角色衔接进行商讨。

1. 线索发现及危害风险评估。
2. 数据收集和判断。
3. 临床处理:诊断、治疗。
4. 流行病调查设计及实施。
5. 实验研究设计及落实。

6. 病因提出及验证。

7. 控制策略。

8. 分析事件处理得失。

第五节　突发中毒事件现场医学救治技术演练

为了快速、有效、安全地实施突发中毒事件现场医学救治，救援人员应熟悉并掌握突发中毒事件现场医学救治流程，以及现场医学救治原则和处置内容。了解现场救援救治器材的展开与使用方法。

一、现场医疗救援队伍展开演练

通过演练现场实际操作练习，熟悉救援队展开区域划分、帐篷的展开和撤收方法以及设备、器材搬运顺序和位置，从而掌握医疗救援队现场快速展开流程和方法。

（一）区域划分

救援队展开区域由现场救援指挥部指定，一般是在染毒现场上风向，在半污染区与清洁区交界处设置（图3-8）。按照救援流程设洗消分类站、洗消区、检伤分类站、救治区和后送站，需用指示牌进行区分。其中洗消区可进一步分为轻伤员洗消和重伤员（担架伤员）以及救援人员洗消；分类站可根据伤员数量设置为2个或多个；救治区可进一步分为重伤员与轻伤员救治区。同时要预留充分的场地为救护车停泊使用，也应建立临时停尸场所。以洗消区中间为界分为半污染区（温区）和清洁区（冷区）。

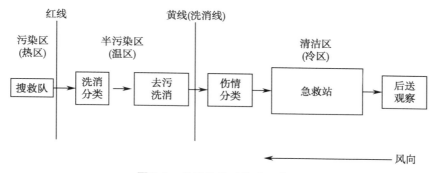

图 3-8　救援队展开位置示意图

（二）展开流程及方法

救援队抵达现场后迅速展开，需要精心计划、分工合作、合理布局。

1. **车辆停靠位置**　根据任务确定车辆数量及功能，按照抵达现场的位置确定车辆行进顺序。为了能在抵达地点后迅速展开，到达指定地域后，救援队指挥员受领任务，然后指挥车辆按照救援队各组展开位置调度车辆，一般洗消车在前，其后是乘员车和设备器材运输车，最后是救护车。洗消车和设备器材运输车在展开位置部署，救护车在后送位置停靠。注意与伤员通道与后送车辆通道的合理布局。

2. **警戒线与标志牌设置**　救援队展开的同时，设置警戒线和方向牌。一般设置整个救援区域和伤员通道警戒线，防止污染伤员误入清洁区。各救援小组设置相应的指示牌。

3. **帐篷搭建与各站点设置**　帐篷搭建需要多人合作，按照要求和步骤搭建。一般是先简单清理场地，然后铺设地布、搭建帐篷，最后固定。无须搭建帐篷的如分类站，需要该组人员将物资合理排放，并设置明确的标志牌。

4. **设备器材搬运与安装**　设备器材的箱组在车辆内装载时，按照展开时的顺序摆放以便搬卸展开。事先明确搬卸顺序、摆放位置、安装方法和负责人。

5. **展开结束报告**　各组展开完毕后，应及时报告救援队指挥员，指挥员待全队展开达到接受伤病员状态后，向现场指挥部包括。

二、污染条件下的紧急救治演练

原则上医疗救援队不进入污染区实施救治，一般在洗消后救治。未洗消伤病员情况危急时需要紧急救治时，要求在救援队员在防护状态下施救。主要包括呼吸器、监护仪、吸引器、止血带、颈托、夹板等使用技术。

1. **救援人员防护**　救援人员在全身防护下会遇到与其他救援人员沟通困难，操作视野受限，以及双手戴橡胶手套无法实施精细动作等问题。

2. **操作步骤**　以简易呼吸器使用为例，参照以下步骤：

（1）紧急状态的判断：拍打伤病员脸颊判断有无意识，使用便携式监护仪检测生命体征。

（2）呼吸器的佩戴：发现伤病情危急需要使用呼吸器，通过手势示意助手准备呼吸器，然后给伤病员佩戴。

（3）使用记录：所有操作均需要填写伤票或伤情记录。包括使用时间、方法等，并随伤病员后送。

三、检伤分类演练

检伤分类的目的是合理利用事件现场有限的医疗救援人力、物力、对大量伤病者进行及时有效的检查、处置、挽救尽可能多的生命，最大限度地减轻伤残程度，以及安全、迅速将全部患者转运到有条件进一步治疗的医院。

（一）常用群体伤情分类法

目前现场群体性检伤通常采用"五步检伤法"、"简明检伤分类法"和国际上通用的 START 分类方法。

1. **五步检伤法**

（1）气道检查：首先判定呼吸道是否通畅、有无舌后坠、口咽气管异物梗阻或颜面部及下颌骨折，并采取相应措施保持气道通畅。

（2）呼吸情况：观察是否有自主呼吸、呼吸频率、呼吸深浅或胸廓起伏程度、双侧呼吸运动对称性、双侧呼吸音比较以及患者口唇颜色等．如疑有呼吸停止、张力性气胸或连枷胸存在，须立即给予人工呼吸穿刺减压或胸廓固定。

（3）循环情况：检查桡、股、颈动脉搏动，如可触及则收缩压估计分别为 10.7kPa（80mmHg）、9.3kPa（70mmHg）、8.0kPa（60mmHg）左右；检查甲床毛细管再灌注时间（正常为 2 秒钟）以及有无活动性大出血。

（4）神经系统功能：检查意识状态、瞳孔大小及对光反射、有无肢体运动功能障碍或异常、昏迷程度评分。

（5）充分暴露检查：根据现场具体情况，短暂解开或脱去伤病员衣服充分暴露身体各部，进行望、触、叩等检查，以便发现危及生命或正在发展为危及生命的严重损伤。

2. 简明检伤分类法　是国际上通用的检伤分类方法，又称 START（simple triage and rapid treatment）检伤分类法。此分类方法以红色代表伤情严重，需要优先救治；黄色伤情中度，可延迟救治；绿色代表伤情较轻，可最后处置；黑色代表死亡或濒临死亡，不需要积极处置。主要依据呼吸、血液循环和神经精神状态情况判断伤情。

（1）行动检查：所有自行行走伤员判断为轻度，给绿色标志。

（2）呼吸检查：为所有不能行走的伤者进行呼吸检查；如有需要先保持气道畅通（须同时小心保护颈椎），可用提颌法等；呼吸在 30 次/分以上判断为重度，给予红色标志。如无呼吸则给予黑色标志，判断为死亡。

（3）循环检查：呼吸在 30 次/分以下，检查桡动脉或微血管血液循环回流时间；任何循环不足（不能感觉到桡动脉跳动或微血管血液循环回流时间大于 2 秒），则判断为重度，给予红色标志。

（4）精神神经检查：如桡动脉搏动可触及，或检查末梢循环充盈时间小于 2 秒，则进一步检查精神神经系统。如能按照指令做动作或回答问题，则判断为轻度，给绿色标志；如不能按照指令做动作或回答问题，则判断为重度，给予红色标志。

不属于上述伤情的伤员判断为中度，给予黄色标志。

此分类方法可以表达为 3-9 图示。

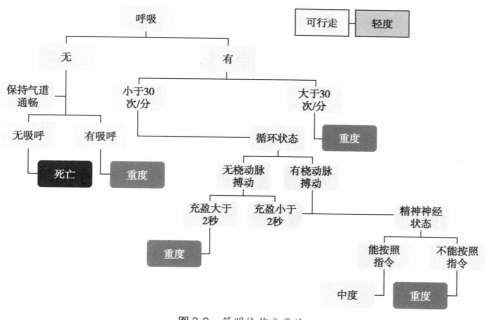

图 3-9　简明检伤分类法

（二）化学损伤的检伤分类方法

由于不同毒物损伤的靶器官不同，因此，表现出的症状与体征也不尽相同。特别要注意区分处于潜伏期和心因性反应的伤病员。因此，化学损伤伤病员一般需要观察 24 小时。

除了注意损伤伤情外，在初次分类时，污染程度的判断也是对洗消和诊治非常重要的。另需要指出的是在防护的情况下完成检伤分类工作难度较大。

（三）化学损伤现场检伤分类注意事项

1. 由具有一定化学损伤和创伤救治经验的高年资医师承担。

2. 未洗消伤员的检伤分类人员要进行全身防护。

3. 现场检伤分类的主要目的是救命，判断是否需要立即给以抗毒剂十分重要；诊断危及生命的中毒程度和严重复合伤需要立即处理的伤情如：需要保持气道通畅、保护颈椎和控制体外出血等。

4. 伤情检查与判断应认真、迅速，方法应简单、易行。

5. 检伤人员须时刻关注全体伤病员，而不是仅检查、救治某个危重伤病员，应处理好个体与整体、局部与全局的关系。

6. 对危险重伤病患者需在不同的时段由分类人员反复检查、记录并对比前后检查结果。应多次分类，洗消前后和接受了早期急救处理、脱离危险境后，应进行复检。复检对于昏迷、聋哑或小儿伤病员更为需要。

7. 检伤时应选择合适的检查方式，尽量减少翻动伤病员者的次数，避免造成"二次损伤"（如脊柱损伤后不正确翻身造成医源性脊髓损伤）。还应注意，检伤不是目的，不必在现场强求彻底完成，如检伤与抢救发生冲突时，应以抢救为先。

8. 检伤中应重视检查那些"不声不响"、反应迟钝的伤病患者，因其多为真正的危重患者。

9. 双侧对比是检查伤病患者的简单有效方法之一，如在检查中发现双侧肢体出现感觉、运动、颜色或形态不一致，应高度怀疑有损伤存在的可能。

参考文献

[1] 卫生部卫生应急办公室. 突发中毒事件卫生应急预案及技术方案（2011版）. 北京：人民卫生出版社，2011.

[2] 中国标准出版社全国个体防护标准化技术委员会，中国标准出版社第二编辑室. 个体防护装备标准汇编. 北京：中国标准出版社，2006.

[3] 余启元. 个体防护装备技术与检测方法. 广州：华南理工大学出版社，2006.

[4] 夏艺，夏云凤. 个体防护装备技术. 北京：化学工业出版社，2008.

[5] 顾晓军. 农药风险评估原理与方法. 北京：中国农业科学技术出版社，2008：346.

[6] 中华人民共和国卫生部. 卫生部关于印发《卫生部突发中毒事件卫生应急预案》的通知. 2011.

[7] 王心如. 毒理学基础. 北京：人民卫生出版社，2007.

[8] 克拉斯森 Klaassen Curtis D. 卡萨瑞特道尔毒理学. 北京：人民卫生出版社，2005.

[9] Graham J D. Historical perspective on risk assessment in the federal government. Toxicology，1995，102（1-2）：29-52.

[10] Van Leeuwen Cornelis Johannes. 化学品风险评估. 北京：化学工业出版社，2010.

[11] Nrc. Risk assessment in the Federal Government：Managing the Process. Washington DC：National Acadamy Press，1983.

[12] Brunekreef B. Environmental epidemiology and risk assessment. Toxicol Lett，2008，180（2）：118-122.

[13] 李立明. 流行病学. 北京：人民卫生出版社，2007.

[14] 王雅楠，宋殿荣. 胚胎毒性体外试验的研究进展. 国际生殖健康 / 计划生育杂志，2010，29（4）：277-280.

[15] Pohl H R，Abadin H G. Utilizing uncertainty factors in minimal risk levels derivation. Regul Toxicol Pharmacol，1995，22（2）：180-188.

[16] 赵启宇，阚海东，Lynnehaber，等. 危险度评价最新进展. 中国药理学与毒理学杂志，2004，18（2）：152-160.

[17] 任引津，张寿林，倪为民，等. 实用急性中毒全书. 北京：人民卫生出版社，2003.

[18] 谭红专. 现代流行病学. 第2版. 北京：人民卫生出版社，2008.

[19] 赵仲堂. 流行病学研究方法与应用. 第2版. 北京：科学出版社，2011.

[20] 何凤生. 中华职业医学. 北京：人民卫生出版社，1999.

[21] 陈新谦. 新编药物学. 北京：人民卫生出版社，2003.

[22] 李焕德. 解毒药物治疗学. 北京：人民卫生出版社，2001.

[23] 宋文宣. 实用内科药物治疗学. 北京：人民卫生出版社，2000.

[24] 陆再英,钟南山. 内科学. 第7版. 人民卫生出版社,2008:922.

[25] 沈洪,于学忠. 急诊医学. 人民卫生出版社,2008:71.

[26] 王一镗. 王一镗急诊医学. 人民卫生出版社,2010:1243-1244.

[27] 陆一鸣. 急性中毒的血液净化治疗:方法与指征. 继续医学教育,2006,20(24):82-86.

[28] 张春华,王世相. 血液净化方法在急性中毒中的应用. 中国血液净化,2006,5(2):87-90.

[29] 李毅,彭鹏. 血液净化技术在急性中毒救治中的临床应用. Chinese general practice,2009,12(4B):666-668.

[30] 胡加昌,李艳辉. 血液净化疗法在急性中毒中的应用. 中华急诊医学杂志,2005,14(6):525-526.

[31] 陆一鸣. 重视提高急性中毒的救治水平. 中华急诊医学杂志,2004,13(7):437-438.

[32] 宋维,欧阳艳红. 急性中毒诊治现状与进展. 中华急诊医学杂志,2010,19(4):447-448.

[33] 宋维,姚津剑,朱江,等. 海南急性中毒诊断与治疗共识. 海南医学,2011,22(10):134-140.

[34] 陈芝,王汉斌,杨红军,等. 血液灌流治疗药物中毒的临床疗效研究. 中华内科杂志,2004,43(8):611-613.

[35] 田英平,邱泽武. 百草枯中毒的救治. 中国实用内科杂志,2007,27(15):1166-1169.

[36] 涂燕红,秦晓新. 血液灌流治疗百草枯中毒的Meta分析. 中国工业医学杂志,2009,22(3):231-233.

[37] 菅向东,杨晓光,周启栋,等. 中毒急危重症诊断治疗学. 人民卫生出版社,2009:249-259.

[38] 血液净化标准操作规程(2010版). 中华人民共和国卫生部,2010.61-148.

[39] Winchester JF. Dialysis and hemoperfusion in poisoning. Adv Ren Replace Ther,2002,9(1):26-30.

[40] Nenov VD,Marinov P,Sabera J,et al. Current application of plasma in clinical toxicology. Nephrol Dial Transplant,2003,18(5):56-58.

[41] Kan G,Jenkin I,Rangan G,et al. continuous haemodiafiltration compared with intermittent hemodialysis in the treatment of methanol poisoning. Nephrol Dial Transplant,2003,18(12):2665-2667.

[42] Menghini VV,Albright RC. Treatment of lithium intoxication with continuous venovenous hemodiafiltration. Am J Kidney Dis,2000,36(2)E21:1-4.

[43] 徐麦林. 血液净化疗法在急性中毒抢救中的应用现状. 中国工业医学杂志,1996,9(3):176-178.

[44] 中华人民共和国卫生部. GBZ 53—2002职业性急性甲醇中毒诊断标准.

[45] 中华人民共和国卫生部. GBZ 44—2002职业性急性砷化氢中毒诊断标准.

[46] 马中富,王瑞儒,宋祖军. 急诊医学. 军事医学科学出版社,2007:429-509

[47] S.K. Jindal. Oxygen Therapy. 2th ed. New Delhi:Jaypee Brothers Medical Publishers,2008.

[48] Allan H. Goroll,Albert G. Mulley. Primary care medicine:office evaluation and management of the adult patient. 6th ed. Philadelphia:Lippincott Williams & Wilkins,2009.

[49] 高春锦,杨捷云,翟晓辉. 高压氧医学基础与临床. 北京:人民卫生出版社,2008.

[50] 蔡柏蔷,李龙芸. 协和呼吸病学. 北京:中国协和医科大学出版社,2011.

[51] Jack D. Fulmer,Gordon L. Snider. ACCP-NHLBI National Conference on Oxygen Therapy. Chest,1984(86):234-247.

[52] ARDS Definition Task Force. Acute respiratory distress syndrome:the Berlin Definition. JAMA,2012,307(23):2526-2533.

[53] 陈庆宁. 实用生物毒素学. 北京:中国科学技术出版社,2001.

[54] 罗迪安译. 有毒动物和动物毒素. 北京:科学出版社,1981.

[55] 孟昭赫,张园柱,宋圃菊. 真菌毒素研究进展. 北京:人民卫生出版社,1979.